国家卫生和计划生育委员会"十二五"规划教材
全国高等医药教材建设研究会"十二五"规划教材
科研人员核心能力提升导引丛书
供研究生及科研人员用

医学哲学

Philosophy of Medicine

主 编 柯 杨 张大庆

副主编 赵明杰 段志光 罗长坤 刘 虹

编 者 （以姓氏笔画为序）

王一方 北京大学
边 林 河北医科大学
刘学礼 复旦大学
刘 虹 南京医科大学
严金海 南方医科大学
张大庆 北京大学
张 宁 第三军医大学
张新庆 北京协和医学院
李 琰 四川大学
杨海燕 北京大学
罗长坤 第三军医大学
柯 杨 北京大学
段志光 山西医科大学
赵明杰 大连医科大学
唐文佩 北京大学
夏媛媛 南京医科大学

U0386423

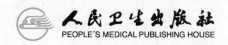

人民卫生出版社
PEOPLE'S MEDICAL PUBLISHING HOUSE

图书在版编目（CIP）数据

医学哲学/柯杨,张大庆主编.—北京:人民卫生出版社,
2014

ISBN 978-7-117-19732-8

Ⅰ.①医… Ⅱ.①柯…②张… Ⅲ.①医学哲学-研究生-
教材 Ⅳ.①R-02

中国版本图书馆 CIP 数据核字(2014)第 209334 号

人卫社官网　www.pmph.com	出版物查询,在线购书	
人卫医学网　www.ipmph.com	医学考试辅导,医学数据库服务,医学教育资源,大众健康资讯	

医学哲学

主　　编:柯　杨　张大庆
出版发行:人民卫生出版社(中继线 010-59780011)
地　　址:北京市朝阳区潘家园南里 19 号
邮　　编:100021
E - mail:pmph @ pmph.com
购书热线:010-59787592　010-59787584　010-65264830
印　　刷:三河市宏达印刷有限公司
经　　销:新华书店
开　　本:850×1168　1/16　印张:13
字　　数:393 千字
版　　次:2014 年 10 月第 1 版　2014 年 10 月第 1 版第 1 次印刷
标准书号:ISBN 978-7-117-19732-8/R·19733
定　　价:56.00 元

打击盗版举报电话:**010-59787491**　E-mail:**WQ @ pmph.com**
(凡属印装质量问题请与本社市场营销中心联系退换)

主 编 简 介

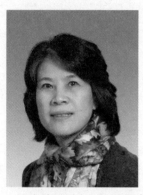

    柯 杨 教授,研究员,博士生导师,现任北京大学常务副校长、医学部常务副主任,分管北京大学医学部全面工作。现任第十二届全国政协委员、国务院学位委员会委员,中华医学会副会长,国务院医改咨询专家委员会委员,国务院学位办研究生教育医药科工作委员会主任委员,教育部全国督学,中国学位与研究生教育学会常务理事,教育部基础教育指导委员会主任委员,中国高等教育学会常务理事,中国环境诱变剂学会理事长,全国高等学校医学研究生卫生部规划教材评审委员会常务委员,21 世纪全球医学卫生教育专家委员会委员,《北京大学学报(医学版)》常务副主编。

    柯杨教授在医学教育教学、医疗体制改革方面,积极调查研究,建言政府,并带领团队在我国医学教育及医疗卫生体制改革中发挥了推动作用。全面推进医学课程体系改革,并强调将医学人文精神的培养贯穿始终。在科研方面,主要研究方向为上消化道恶性肿瘤发病的环境及遗传因素。作为第一承担人主持国家 863 高技术重点项目、国家自然基金重点项目等。发表中英文论文 90 余篇,其中管理研究论文 20 余篇,学术研究论文 70 余篇,引用率达 1000 多次。已培养研究生 50 余名。申请国内外专利 11 项。获国家级教学成果奖等省部级以上奖项 11 项。

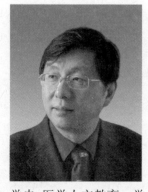

    张大庆 北京大学医学史研究中心教授、主任,北京大学医学部公共教学部主任,北京大学医学人文研究院院长,北京大学医学图书馆馆长。学术专著有《中国近代疾病社会史》、《医学史十五讲》、《医学人文学导论》等。在 *Lancet*,*Hastings Center Report*,中国科技史杂志,自然科学史研究,自然辩证法通讯等国内外重要学术期刊发表论文百余篇。其主编的《医学史》获北京市高校精品教材、国家"十一五"规划教材;主讲医学史课程获 2007 年北京市精品课程。主要研究领域为西方医学思想史,特别是现代医学思想史和西方医学文化史;中国近现代医学史,特别是近代西方医学在中国的传播;医学伦理学/生命伦理学史;医学人文教育。学术兼职:中国科学技术史学会副理事长兼医学史专业委员会主任、中国自然辩证法研究会副理事长兼医学哲学专业委员会主任、教育部医学人文素质课程指导委员会副主任。

全国高等学校医学研究生规划教材
第二轮修订说明

为了推动医学研究生教育的改革与发展,加强创新人材培养,自2001年8月全国高等医药教材建设研究会和原卫生部教材办公室启动医学研究生教材的组织编写工作开始,在多次大规模的调研、论证的前提下,人民卫生出版社先后于2002年和2008年分两批完成了第一轮五十余种医学研究生规划教材的编写与出版工作。

为了进一步贯彻落实第二次全国高等医学教育改革工作会议精神,推动"5+3"为主体的临床医学教育综合改革,培养研究型、创新性、高素质的卓越医学人才,全国高等医药教材建设研究会、人民卫生出版社在全面调研、系统分析第一轮研究生教材的基础上,再次对这套教材进行了系统的规划,进一步确立了以"解决研究生科研和临床中实际遇到的问题"为立足点,以"回顾、现状、展望"为线索,以"培养和启发研究生创新思维"为中心的教材创新修订原则。

修订后的第二轮教材共包括5个系列:①科研公共学科系列:主要围绕研究生科研中所需要的基本理论知识,以及从最初的科研设计到最终的论文发表的各个环节可能遇到的问题展开;②常用统计软件与技术介绍了SAS统计软件、SPSS统计软件、分子生物学实验技术、免疫学实验技术等常用的统计软件以及实验技术;③基础前沿与进展:主要包括了基础学科中进展相对活跃的学科;④临床基础与辅助学科:包括了临床型研究生所需要进一步加强的相关学科内容;⑤临床专业学科:通过对疾病诊疗历史变迁的点评、当前诊疗中困惑、局限与不足的剖析,以及研究热点与发展趋势探讨,启发和培养临床诊疗中的创新。从而构建了适应新时期研究型、创新性、高素质、卓越医学人才培养的教材体系。

该套教材中的科研公共学科、常用统计软件与技术学科适用于医学院校各专业的研究生及相应的科研工作者,基础前沿与进展主要适用于基础医学和临床医学的研究生及相应的科研工作者;临床基础与辅助学科和临床专业学科主要适用于临床型研究生及相应学科的专科医师。

全国高等学校第二轮医学研究生规划教材目录

13	医学分子生物学实验技术（第3版）	主 编	药立波		
		副主编	韩骅	焦炳华	常智杰
14	医学免疫学实验技术（第2版）	主 编	柳忠辉	吴雄文	
		副主编	王全兴	吴玉章	储以微
15	组织病理技术（第2版）	主 编	李甘地		
16	组织和细胞培养技术（第3版）	主 审	宋今丹		
		主 编	章静波		
		副主编	张世馥	连小华	
17	组织化学与细胞化学技术（第2版）	主 编	李 和	周 莉	
		副主编	周德山	周国民	肖 岚
18	人类疾病动物模型（第2版）	主 审	施新猷		
		主 编	刘恩岐		
		副主编	李亮平	师长宏	
19	医学分子生物学（第2版）	主 审	刘德培		
		主 编	周春燕	冯作化	
		副主编	药立波	何凤田	
20	医学免疫学	主 编	曹雪涛		
		副主编	于益芝	熊思东	
21	基础与临床药理学（第2版）	主 编	杨宝峰		
		副主编	李学军	李 俊	董 志
22	医学微生物学	主 编	徐志凯	郭晓奎	
		副主编	江丽芳	龙北国	
23	病理学	主 编	来茂德		
		副主编	李一雷		
24	医学细胞生物学（第3版）	主 审	钟正明		
		主 编	杨 恬		
		副主编	易 静	陈誉华	何通川
25	分子病毒学（第3版）	主 编	黄文林		
		副主编	徐志凯	董小平	张 辉
26	医学微生态学	主 编	李兰娟		
27	临床流行病学（第4版）	主 审	李立明		
		主 编	黄悦勤		
28	循证医学	主 编	李幼平		
		副主编	杨克虎		

29	断层影像解剖学	主 编	刘树伟		
		副主编	张绍祥	赵 斌	
30	临床应用解剖学	主 编	王海杰		
		副主编	陈 尧	杨桂姣	
31	临床信息管理	主 编	崔 雷		
		副主编	曹高芳	张 晓	郑西川
32	临床心理学	主 审	张亚林		
		主 编	李占江		
		副主编	王建平	赵旭东	张海音
33	医患沟通	主 编	周 晋		
		副主编	尹 梅		
34	实验诊断学	主 编	王兰兰	尚 红	
		副主编	尹一兵	樊绮诗	
35	核医学（第2版）	主 编	张永学		
		副主编	李亚明	王 铁	
36	放射诊断学	主 编	郭启勇		
		副主编	王晓明	刘士远	
37	超声影像学	主 审	张 运	王新房	
		主 编	谢明星	唐 杰	
		副主编	何怡华	田家玮	周晓东
38	呼吸病学（第2版）	主 审	钟南山		
		主 编	王 辰	陈荣昌	
		副主编	代华平	陈宝元	
39	消化内科学（第2版）	主 审	樊代明	胡品津	刘新光
		主 编	钱家鸣		
		副主编	厉有名	林菊生	
40	心血管内科学（第2版）	主 编	胡大一	马长生	
		副主编	雷 寒	韩雅玲	黄 峻
41	血液内科学（第2版）	主 编	黄晓军	黄 河	
		副主编	邵宗鸿	胡 豫	
42	肾内科学（第2版）	主 编	谌贻璞		
		副主编	余学清		
43	内分泌内科学（第2版）	主 编	宁 光	周智广	
		副主编	王卫庆	邢小平	

44	风湿内科学（第2版）	主编	陈顺乐 邹和健
45	急诊医学（第2版）	主编	黄子通 于学忠
		副主编	吕传柱 陈玉国 刘 志
46	神经内科学（第2版）	主编	刘 鸣 谢 鹏
		副主编	崔丽英 陈生弟 张黎明
47	精神病学（第2版）	主审	江开达
		主编	马 辛
		副主编	施慎逊 许 毅
48	感染病学（第2版）	主编	李兰娟 李 刚
		副主编	王宇明 陈士俊
49	肿瘤学（第4版）	主编	曾益新
		副主编	吕有勇 朱明华 陈国强
			龚建平
50	老年医学（第2版）	主编	张 建 范 利
		副主编	华 琦 李为民 杨云梅
51	临床变态反应学	主审	叶世泰
		主编	尹 佳
		副主编	洪建国 何韶衡 李 楠
52	危重症医学	主编	王 辰 席修明
		副主编	杜 斌 于凯江 詹庆元
			许 媛
53	普通外科学（第2版）	主编	赵玉沛 姜洪池
		副主编	杨连粤 任国胜 陈规划
54	骨科学（第2版）	主编	陈安民 田 伟
		副主编	张英泽 郭 卫 高忠礼
			贺西京
55	泌尿外科学（第2版）	主审	郭应禄
		主编	杨 勇 李 虹
		副主编	金 杰 叶章群
56	胸心外科学	主编	胡盛寿
		副主编	孙立忠 王 俊 庄 建
57	神经外科学（第3版）	主审	周良辅
		主编	赵继宗 周定标
		副主编	王 硕 毛 颖 张建宁
			王任直

58	血管淋巴管外科学（第2版）	主　编	汪忠镐		
		副主编	王深明	俞恒锡	
59	小儿外科学（第2版）	主　审	王　果		
		主　编	冯杰雄	郑　珊	
		副主编	孙　宁	王维林	夏慧敏
60	器官移植学	主　审	陈　实		
		主　编	刘永锋	郑树森	
		副主编	陈忠华	朱继业	陈江华
61	临床肿瘤学	主　编	赫　捷		
		副主编	毛友生	沈　铿	马　骏
62	麻醉学	主　编	刘　进		
		副主编	熊利泽	黄宇光	
63	妇产科学（第2版）	主　编	曹泽毅	乔　杰	
		副主编	陈春玲	段　涛	沈　铿
			王建六	杨慧霞	
64	儿科学	主　编	桂永浩	申昆玲	
		副主编	毛　萌	杜立中	
65	耳鼻咽喉头颈外科学（第2版）	主　编	孔维佳	韩德民	
		副主编	周　梁	许　庚	韩东一
66	眼科学（第2版）	主　编	崔　浩	王宁利	
		副主编	杨培增	何守志	黎晓新
67	灾难医学	主　审	王一镗		
		主　编	刘中民		
		副主编	田军章	周荣斌	王立祥
68	康复医学	主　编	励建安		
		副主编	毕　胜		
69	皮肤性病学	主　编	王宝玺		
		副主编	顾　恒	晋红中	李　岷
70	创伤、烧伤与再生医学	主　审	王正国	盛志勇	
		主　编	付小兵		
		副主编	黄跃生	蒋建新	

全国高等学校第二轮医学研究生规划教材
评审委员会名单

前　言

医学哲学作为医学院校研究生教育的一门课程已逾三十载。"三十而立",在前辈学者的辛勤耕耘下,中国的医学哲学教学与研究取得了丰硕的成果。中国的医学哲学起源于20世纪50年代的自然辩证法研究,不过直至1979年,自然辩证法才作为理工农医类研究生的正式课程,旨在用马克思主义的理论、观点与方法来研究自然科学中的哲学问题,并作为一门思想政治课程来培育研究生的自然观、科学观与方法论。20世纪80年代后,随着国家的改革开放以及医学技术的迅猛发展,当代医学所面临的挑战成为医学界自然辩证法学者不得不回答的问题,于是,在自然辩证法这个跨学科的研究领域孕育出了医学伦理学(或生命伦理学)、医学社会学、社会医学、卫生法学、卫生经济学等诸多学科,而医学哲学作为医学辩证法的主体,在学科建制化方面得以完善:成立了医学哲学专业委员会、创办了《医学与哲学》杂志、大学设立了医学辩证法(或医学哲学)教研室。1985年彭瑞骢主编的《医学辩证法》出版,作为全国高等医学院校的选修课教材。此外,还有元文玮的《医学辩证法》、艾钢阳的《医学论》、常青主编的《医学方法概论》、刘奇和贺新华主编的《自然辩证法概论》、冯显威主编的《医学科学技术哲学》、贺达仁编著的《医学科技哲学导论》、刘虹编著的《医学辩证法概论》及刘虹等主编的《新编医学哲学》一系列教材的出版。

进入21世纪后,医学技术发展与人类健康需求所引发的问题,需要我们重新审视与反思生命的本质究竟是什么?我们应当如何对待死亡?在组学时代怎样理解生命的复杂性?大数据是否会颠覆传统的医疗保健?转化医学、循证医学、叙事医学、生态医学等概念的兴起将意味着新医学模式的重建?全球化进程中如何平衡卫生资源与社会公正?这些新问题都需要医学哲学的回应与阐明,也需要未来一代医务人员思考和抉择。为此,全国医学专业学位研究生教育指导委员会决定在新出版的全国医学专业学位研究生系列教材中增设《医学哲学》,为医学研究生自然辩证法课程提供参考。

本书的编写得到了全国医学专业学位研究生教育指导委员会的高度重视和支持,柯杨教授对教材的编写提出了指导意见并审读了编写大纲,中国自然辩证法研究会医学哲学专业委员会将教材的编写作为学会学术建设的一项重要工作,组织了学会多名专家学者参与编写工作。2013年中国自然辩证法研究会医学哲学专业委员会在重庆第三军医大学开会期间,举行了《医学哲学》教材审稿会,会上专家学者对教材编写中出现的问题进行了深入的讨论并进一步统一了思路与策略。本书的大纲由柯杨、张大庆确定,各章的编写人员为:导言(柯杨、张大庆)、第一章(王一方)、第二章(唐文佩)、第三章(杨海燕)、第四章(刘学礼)、第五章(刘学礼)、第六章(段志光)、第七章(赵明杰)、第八章(罗长坤、张宁)、第九章(夏媛媛)、第十章(刘虹)、第十一章(严金海)、第十二章(李琰)、第十三章(边林)、第十四章(张新庆)。

《医学哲学》是第一部全国医学专业学位研究生规划教材,在编写过程中编者们充分汲取了前人的成果,但无论在体例上或内容上均有所创新,同时不可避免地可能存在缺点或疏漏,我们期待在教材的使用过程中听到读者们的批评与建议。

目 录

导 言

医学哲学是对医学科学和医疗实践中蕴涵问题的反思。医学哲学有着悠久的历史。人类的生老病死是医学探究永恒的主题,而生命与死亡的意义、健康与病痛的价值则始终是哲学追问的无尽源泉。

一、概述

在讨论医学哲学的概念之前,首先应考察医学哲学这一组合词涉及医学和哲学之间的三种关系:医学与哲学(philosophy and medicine),医学中的哲学(philosophy in medicine),医学的哲学(philosophy of medicine)。所谓"医学与哲学":即医学与哲学都共同关注的问题,例如意识问题、心身问题、知觉和语言问题。医学与哲学可基于自身的学科特性来探讨,同时可借鉴两个学科概念资源来解释或解决问题,例如当代生物医学前沿的蛋白质组学、疾病基因组学等,为哲学的还原论与整体论论争提供了丰富的理论资源,而科学哲学的"范式"理论为解释医学模式的转变奠定了理论基础。"医学中的哲学"是指医学研究、医疗实践及卫生政策中所涉及的哲学问题,例如医学研究的方法论、临床决策以及卫生政策伦理等。而"医学的哲学"则是指应用哲学的思想与方法——批判性反思、辩证推理,来揭示医学的价值和目的,追问医学中所涉及根本性问题,哲学家在医疗场所作为教育家和训练有素的思想家,审视与反思医生的日常活动,例如健康与疾病的概念、生命与死亡的意义、医患关系的本质等。因此,医学哲学是一门研究医学和卫生保健领域的形而上学、认识论和方法论的学科。

所谓医学的形而上学即阐明人们如何理解医学的基本问题,也就是人们的医学观。形而上学一词来自古希腊语"τα μετα τα φυσικα"意思是"在自然之后",中文的翻译取自《易经》"形而上谓之道"的含义。分析与理解医学的形而上学问题,研究人们的医学观念具有重要的理论与实践意义,例如,医学的目的、生命与死亡的价值,健康与疾病的意义等抽象问题,以及自身免疫反应是生理过程还是病理状态,干细胞(stem cells)的含义究竟是"全能"(toti-)还是"多能"(pluri- or multi-)或是"潜能"(uni-potency)以及"原初"(progenitor)的细胞形态等具象问题。形而上学探求的是医学目前尚不处理或不能处理的问题,是医学的"元"科学(proto-scientific 和 meta-scientific)问题。科学发展的历史就是各门科学从哲学中不断分化、独立的历史,最早独立出来的是几何学,之后是物理学、化学、生物学、心理学,20世纪50年代后,逻辑学也随着计算机科学的建立而从哲学中独立出来。

尽管各门学科不断从哲学中分化出去,但又留给哲学一些独特的问题,有些甚至是永远需要面对的问题[1]。这便是一般形而上学(metaphysica generalis)的问题,即本体论(ontology)问题,即研究存在者的本质规定,讨论事物的一般性质。在医学史上,疾病的本体论,即疾病究竟是什么始终是一个争论不休的问题。是否存在着独立的疾病实体?患者是一个机械性的躯体还是一个完整的人?19世纪法国医学家特鲁瑟(Armand Trousseau,1801~1867)提出"没有疾病,只有患者"的观点,认为并不存在脱离个体患者的抽象疾病,而疾病实在论者则主张疾病实体的存在,并可通过疾病分类学来认识、诊断和治疗疾病。不过,问题并不是如此简单,例如在精神疾病和心身疾病的问题上,疾病的本体论问题依然存在着激烈的争论。

医学认识论是研究医学知识的理论。医学认识论试图回答医学知识是什么,我们能知道什么医学知识,我们如何获得医学知识,什么是医学理论或医学假说,以及如何判断医学理论的真理性等等。这些分析有助于我们更好地理解医学知识的特性、作用及局限性,理解医学知识和临床共识是如何建构起来的,理解医学知识的语义学和语用学

---

〔1〕 罗森堡,著.刘华杰,译.科学哲学:当代进阶教程.上海:上海科技教育出版社,2004:2.

特点。医学认识论涉及医学思维、临床判断与决策以及科学解释等方面。

医学思维可分为客观与主观两方面，客观思维指的是理性思维、经验思维和逻辑推理，而主观思维指的是直觉、价值判断和叙事推理。客观思维提供论据的逻辑有效性和命题知识的真实性，用于临床判断与决策；而主观思维则涉及通常不能被客观思维处理的问题，例如判断患者的感受。在临床实践中，客观思维与主观思维方式两者是互补的思维方式。

临床判断与决策是医疗实践中重要的认识论问题，基于科学推理和循证原理的临床判断与决策是临床诊疗的保障，但易造成忽视患者的家长制决策模式，在临床判断与决策过程中重视患者的参与将有利于提升临床决策的质量。

科学说明是运用科学原理或规律对现象进行说明，从而给出现象产生的原因与根据。例如，若认为一种疾病是什么导致的，可通过给出细菌是该病的病原体来说明。科学说明可分为假说与理论，假说是根据已知的经验事实和科学原理，对未知现象做出的假定性解释，而理论则是经科学实践验证了的系统化知识体系。医学知识的科学说明有几种类型，首先是"演绎-律则"模型（D-N 模型）和"归纳-统计"模型（I-S 模型），前者至少由一个科学定理和初始条件构成，通过逻辑推导出结论，但在医学说明中 I-S 模型更为常用，例如吸烟易导致肺癌的说明。其次是因果关系模型（C-R 模型），因果说明取决于连续事件的规律性。在医学领域早期的因果关系多为线性的、机械性的因果说明，20 世纪末，萨加德提出因果网络理论，即疾病的发生往往是多因素相互作用的结果，为生物医学说明提供了新的模型。第三是结构-功能说明（functional explanation），例如肾脏滤过血液排除代谢废物（功能）是因为肾小球的毛细血管通透性（结构）。最后是叙事说明（narrative explanation），在临床实践中，尤其是在疾病原因的追溯中受到重视，例如了解心理与精神疾患患者的原因，了解患者的经历与故事也是临床人文医学的一种重要实践。

20 世纪以来，关于科学方法论的讨论已日渐式微，随着科学的发展，科学家对如何研究自然已有了深入的理解，并体现在建立起来的理论与实验程序中，科学家知道应如何进行科学研究，并不需要哲学来指导。然而，应当指出的是，科学家关于方法论的实践知识是隐含的，而不是明晰的。虽然科学方法论对于科学家而言不甚重要，但对于人们

认识与理解科学发现和技术创新可提供理性的解释。因此，对科学方法论的哲学反思，与其说是有利于科学家更好地从事科学研究，不如说是为了人类在总体上更好地认识科学与理解科学。

二、医学哲学的历史

（一）中西方医学哲学思想的悠久传统

历史上医学与哲学一直保持着密切的联系。古希腊医学将健康与疾病的理解建立在自然哲学的基础之上，试图用经验而非神力或超自然的力量来解释宇宙的运行和人类的生老病死。毕达哥拉斯（Pythagoras，约公元前 530 年）在数学研究的基础上提出世上万物的本源源自于"数"，正如数字可分为奇数与偶数两类一样，世间万物亦可分为相对的两类，如冷与热、干与湿，其和谐或平衡是事物存在的第一原理。阿尔克迈翁（Alcmaeon，约公元前 500 年）明确地提出健康是冷热、干湿特性的和谐统一，当某一因素过度便会导致疾病，如过热引起发烧、过冷引起恶寒。恩培多克勒（Empedocles，约公元前 500～前 430 年）提出了所有物质都是由四种元素：气、土、水、火所构成，宇宙和人类是这四种元素的不同混合变化而生成。希波克拉底（Hippocrates，约公元前 460～前 360 年）在四元素思想的基础上，提出了体液病理学说，即宏观宇宙的四元素在人体的小宇宙里形成四种体液：血液、黏液、黄胆汁和黑胆汁。四种体液在人体中保持平衡便是健康，若某种体液过多或变质则导致疾病。在每个个体的四种体液混合平衡并不完全相同，因此产生不同的个性特征，可分为多血质、黏液质、胆汁质和忧郁质四种气质。希波克拉底的体液病理学说和气质学后经过盖伦的完善，影响西方医学达 2000 多年。

中国传统医学理论也是建立在自然哲学的基础之上。中医理论认为自然是一个有机的整体，阴阳的概念用来表达从宇宙到人体所有物质存在的相互对立、相互联系、相互转化的两方面。《黄帝内经》强调"阴阳者，天地之道也，万物之纲纪，变化之父母，生杀之本始，神明之府也，治病必求于本。"即阴阳的对立统一是一切事物发展的基础，健康与疾病的根本，生命与死亡的原因。五行的观念试图将世界上的所有物质归纳为木、火、水、土、金五大类，并以此来考察事物之间的联系与影响。中医运用五行学说来解释人体的生理病理，根据五行的生克乘侮原则，来阐释人体心肝脾肺肾五大系统之间的相互联系和相互制约关系，确立了人体是一个有机

统一的整体，并由此确立中医的诊断治疗原则。

欧洲中世纪，医学在基督教文化的影响下，古希腊崇尚健康、重视躯体的传统为身体作为灵魂的居所或上帝的寺庙的观念所替代，躯体的疾病是上帝的惩罚或对上帝忠诚的考验，因此忍受考验和磨难是必不可少的，疾病治疗是体现上帝的爱的行为，而且应当由上帝或他的仆人来施行。中世纪的医学实际上分为宗教医学与世俗医学两部分。宗教医学强调疾病是对罪恶的处罚，治疗疾病体现的是上帝的仁爱与宽恕，而且治疗主要是通过祈祷、忏悔、驱魔、圣物、符咒和咒语来实施。在中世纪的文献里有许多世俗医学对疾病治疗的无能为力，而疾病的治愈常常是圣徒的治疗或者是圣物的奇迹。例如，圣托马斯(St. Thomas)的血液可治愈失明者、失聪者、精神病患者以及麻风病患者，圣露西(St. Lucy)能治愈眼病，而圣塞巴斯蒂安(St. Sebastian)则是治疗瘟疫的好手。基督教认为医学是"第二哲学"，第一哲学的功能是治愈人的灵魂，而第二哲学的功能是治愈人的躯体。因此，医学知识也是基督智慧的一部分。中世纪晚期，随着大学的兴起，医学教育成为大学的核心部分之一。中世纪大学大多设有神学系、法学系和医学系。神学院讲授神学知识，探究的是人与上帝的关系；法学院讲授道德知识，探究的是人与社会的关系；医学院讲授科学知识，探究的是人与自然的关系。中世纪的医学教育主要是理论教学，自然哲学(包括占星术)与医学概论占据着医学教育的重要位置。

在欧洲中世纪医学深受基督教影响之时，阿拉伯医学继承了希腊的哲学与医学传统，并将之与伊斯兰文化相融合，形成了希腊-阿拉伯医学体系，也称为优难尼(Yunani)医学体系。累塞斯(Rhazes，865~925)和阿维森纳(Avicenna，980~1037)是对希腊-阿拉伯医学体系贡献最大的两位医学家，也是当时最著名的哲学家。累塞斯自认是苏格拉底和柏拉图的继承者，认为上帝、灵魂、时间、物质和空间是5种永恒的存在。他强调理性的作用，在《心灵医学》(Spiritual Physic)的第一章中，他提出理性是治理或不治理、控制或不控制、引发或不引发心灵疾病的终极权威。他反对迷信权威，批评把盖伦的著作当成永恒的真理，认为医学知识的进步只能来源于临床实践。在他著名的《医学集成》中，累塞斯指出成功的治疗需要医患双方密切合作，如同医生对患者有道德上的义务一样，患者也有信任医生和配合医生的责任，博学的医生加上服从的患者是疾病康复的基础。阿维森纳的《医典》是一部百科全书式的医学巨著，它总结了希腊、罗马、阿拉伯的医学成就，吸收了中国、印度医学的经验，影响中世纪的医学达数百年。阿维森纳在《医典》中给出了医学科学的定义：医学是知晓人体的各种健康或不健康状态，为何失去健康以及如何恢复健康的科学。他认为医生若不明了决定健康与疾病的原因，便谈不上如何恢复健康。因此，他根据亚里士多德的哲学思想将疾病的原因归纳为四类：物质原因、功能原因、气质原因和终极原因。阿维森纳非常重视人体的整体性，强调人体内在因素与外在环境的相互作用在疾病发生过程中具有重要影响，预防疾病的有效方法是适宜的锻炼、充足的睡眠和合理的营养。

（二）现代医学的兴起与医学哲学的演化

17世纪之后，随着医学科学的发展，医学哲学通过提出疾病的自然致病因素、梳理疾病自然史的规律，将医学从神话与宗教中分离出来。在笛卡尔等人的影响下，机械论者主张人的身体也是一部精细的机械，人体的生理病理现象都可用机械原理来阐明。而医化学学派则按照人体的酸碱平衡来解释健康与疾病。随着经验的积累与丰富，医生们更加注重临床观察和实验，凭借经验与实验建立了医学的理论和研究方法，而自然哲学在医学理论建构中的作用日渐淡化。医学与哲学的关系也由此发生了根本性转变，哲学也不再作为医学理论的基础，也不再作为解释疾病原因和指导诊断治疗的具体指南，而是试图从观念的层面来理解和解释疾病、痛苦、伤残和死亡等现象。这是一种研究方法与思想观念层面的转变。医学哲学成为了一门研究关于医学本质与价值的科学。

在19世纪，医学界关注医学哲学的另一个重要因素是对医学划界问题的讨论。随着科学医学的诞生，医学的职业化进程加速，经过医学院正规教育的医生开始为提高其社会地位和职业价值而努力，并与各色各样的非正统医生展开论争。正统医生们声称医疗实践应当建立在生理学、细菌学、免疫学等医学科学的基础之上，而那些未经科学验证的、基于经验的传统疗法应当逐渐退出医学领域，这些非正统的治疗者实际上是江湖骗子。因此，医学需要确立科学的划界标准，并在此基础上制定严格的医疗执照法规，将那些庸医或江湖骗子从医疗市场上清除出去。与此相关联的是对待传统医学的认识问题。随着生物医学科学在西方国家逐渐占据统治地位，欧美各国的传统医学，如顺势疗法、整脊疗法、水疗等基本被排斥在主流医学之外。日本明治维新之后引入现代医学，并最终导致源自中医的汉方医学被废止。中国近代以来也发生过多次有关中医存废的论争，其核心都是聚焦在传统医学的科学性问题。尽管对传统医学是否科学争议不断，人们也承认临床医疗实践的经验性特征，但在科学进步观念的影响下，医学被划入自然科学，医学知识应当通过实验室、解剖室以及临床上无偏见地、无涉价值地、客观地观察与实验来获取与验证。患者成为医学的客体，其疾病的客观指标更为重要，而主观感受则不再被充分重视。不过，依然有医学家试图通过强调医学也是一门艺术来阐释医学的特性。医生应当特别注意患者的个体性，正如艺术家的个性决定他的成就一样，重视患者的个体性是成功地诊断与治疗疾病的重要影响因素。

（三）当代医学哲学的复兴

20世纪60年代之后，医学哲学再次成为一个重要的研究领域。现代医学技术迅速发展，在为人们提供疾病诊断治疗有效手段的同时，也引发了一系列的社会、伦理与法律问题，使得人们不得不从哲学层面来反思这些难题。

首先，随着分子生物学的发展，生命的基本构成从细胞深入到生物大分子层面，生命的本质究竟是什么的问题再次显现出来。分子生物学发展之初，还原论与线性思维指导生物学家探寻生命活动的规律，他们认为生命的构成与非生命没有本质区别，生命活动也遵循物理和化学的基本规律，提出了一个基因决定一个蛋白质，从而决定一种生物功能的假说。然而，随着基因组和蛋白质组等整体性研究的兴起，科学家发现生命的复杂性并非经典实验生物学理论能够完全解释的，例如对遗传和突变机制的研究呈现出的生命自我完善趋势。生命的这种自我完善趋势被称之为"可进化性"（evolvability），即生物体具有一种产生可供选择的表型变异能力。自然选择的力量并不直接作用于基因组序列的突变，而是作用于复杂生物系统层面上的表型变异，是生物体内的各种调节机制、代谢过程和区域定位等因素，是最终决定表型变异的充分条件[1]。当代生命科学已从研究单一代谢途径或信号传导通路转向研究细胞活动网络好生物大分子之间的复杂作用关系，从线性思维走向复杂性思维，从还原论拓展到整体论。生殖医学的发展将生命本质的理论问题变为实践问题，例如生命从什么时候开始的问题，直接涉及受精卵与胚胎生命特性；克隆技术涉及人的生命是否可被复制，生命是否可以被人工制造；胚胎干细胞技术涉及是否应当操纵生命的问题。

其次，随着维持生命技术的发展，有关"安乐死"的讨论引起了社会的广泛关注。早在20世纪初，发明了通过心脏按压和心内注射肾上腺素的人工复苏技术。50年代，人工呼吸机已在临床上广泛使用。60年代，现代心脏起搏器投入临床应用。医生们维持生命的责任与能力明显增强，且挽救了许多濒临死亡的患者。然而，从20世纪60年代起，人们开始对降低尊严、花费巨大而且通常无效的维持生命技术感到不满。这种不满导致了对尊严死亡和安乐死问题的讨论，并由此提出了生命质量论和生命价值论。医学新技术，如心肺复苏、人工呼吸机、器官移植等的临床应用，使得传统的以呼吸与心跳停止来判定死亡的标准面临极大地挑战。机械通气装置可使患者在较长的时间里维持呼吸及循环功能，但是脑循环由于颅内压超过脑的灌注压而处于循环停止状态，虽然呼吸及循环功能尚存，脑功能却已丧失且不可逆转。1968年，美国哈佛大学医学院的学者提出了将"不可逆性昏迷"视为判定死亡的新标准。"脑死亡"概念的提出使得医学界与哲学界不得不再次面对究竟什么算"活着"的难题。脑死亡概念提出半个多世纪以来，一直充满了争议，这不仅是一个科学的问题，也与我们的传统文化、观念信仰有着密切的关系，需要从哲学层面加以阐释。

再次，新医学模式的提出开启了当代医学观念变革的大幕。1977年美国精神医学教授乔治·恩格尔在《科学》杂志发表"呼唤新的医学模式——对生物医学模式的挑战"，呼吁当代医学应当从生物医学模式向生物-心理-社会医学模式转变。随着医学的发展和疾病谱的转变，尤其是传染病、营养缺乏性疾病得到较好控制之后，心理、行为、社会、环境因素对健康与疾病的影响已成为医学界的共识。医学技术可以简单地复制，但医学思想则不能，新的医学观需要系统地重构，它不仅涉及对生命、对死亡、对疾病的再理解、再定义，而且还需要真正贯彻到卫生决策、医学教育、临床治疗等实践中。近代医学初兴之时，心身二元的机械论策略成功地摆脱了复杂系统不确定性的纠缠，疾病与患者的分离有助于医生寻找各种手段来祛除疾病、消灭疾病。

---

〔1〕吴家睿.后基因组时代的思考.上海:上海科学技术出版社,2007:41.

随着医学研究的深入,心身二元论的策略受到了挑战,医学家们意识到心-身分裂的研究格局在当代必须打破。不过,今天的阻力并非来自于神学的权威,而来自于生物医学及还原论方法的强大惯性。恩格尔从质疑、批判当代医学的基础——还原论及其方法入手,表现出广域思考的眼界和敢于怀疑、批判固有观念的胆识,他通过以精神分裂症与糖尿病的比较研究,来区分躯体疾病与精神疾病的差异,以突显现代疾病的类型意义。对于那些慢性、复杂性、与生活及社会因素相关的疾病提供了社会、心理、文化的解释路径,从而为新的医学模式的提出开辟了道路。很显然,作为精神医学专家的恩格尔不满于现代医学研究与疾病分析的唯一性解释,他期望通过多元解释、多元关怀、以及构造多元的解释模型来阐释疾病的本质及其原因,提出了生物-心理-社会医学模式。新医学模式直接推动了心身医学、社会医学的兴起与建制化,促进了医学人文教育的发展;间接推动了医学哲学(多元模型)与卫生服务(人性化)的观念更新与制度转型。

第四,医学目的的讨论是国际医学界对当代医疗危机的哲学反省。20世纪90年代,美国海斯汀中心的卡拉汉教授发起"医学的目的"的讨论,邀请了包括中国在内的多国学者参与,并形成了重新确定"医学目的"的4点共识,即预防疾病和损伤,促进和维护健康;解除病灾引起的疼痛和疾苦,照料和治愈有病的人,照料不能治愈的患者;避免早死,追求安详地死亡。重提"医学目的"是因为人们看到了医学技术发展在逐渐征服了那些对人类危害最为严重的传染病之后所面临的新挑战,敏锐地发现这些新的问题是来自医学技术成功而造成的未料到的后果。例如,从各种客观标准上看,人类的健康状况比以往都好,但人们对医疗保健的不满却日益增加,担忧自己不健康的人也在增加。人们一方面批评医学太专注于技术,另一方面又热切地期盼出现医学技术的新奇迹。因此,需要检视存在于我们自身中的观念悖论,重塑健康观、疾病观、生死观、治疗观。

20世纪50年代以后,以抗生素和疫苗为标志的医学对传染病的胜利,使得消灭疾病、防御病原菌的入侵、与病痛作斗争等军事隐喻深入人心。无论是对传染病,还是对新出现疾病的防治均采用了这种隐喻,如"向癌症宣战","与AIDS作斗争","消灭结核病"等。现代医学的战争隐喻将疾病看成是外来物的入侵,人同疾病是两个对立的东西。人生病是因为疾病侵入了人体,疾病本身便是一个敌人。因此,驱除或消灭外来入侵者成为临床治疗的主要路径,化学药物和抗生素的成功似乎证明了这条路径的有效与正确。然而,在各种与人的生活及行为方式相关联的慢性病面前,这种战争模型不再灵验。经过半个多世纪与慢性病的较量,医学界开始意识到需要从一个新的维度来审视后传染病时代的健康与疾病,需要改变我们的疾病隐喻。人类所面临的各种慢性病、遗传病和退行性疾病,来源于代谢的改变、基因的变异以及伴随着年龄增长而出现的功能减弱,这些显然已不是"外敌"的入侵,甚至也不能看作为"异己",它们实际上是"自己"的一部分,是与生命缠绕在一起的。消灭外来入侵者的战争模型并不适用于由代谢、遗传和衰老等所引起的疾病,于是出现了替代疗法模型和共生-平衡模型。所谓替代疗法模型,即治疗的目的不是治愈而是基本维持正常的生活,带病延年。共生-平衡模型把健康当作身体内平衡的问题,不平衡就会发生疾病。因此,治疗的基本要旨需从全身着手,现代的神经内分泌免疫学为这种模型提供了科学的解释。

此外,人们也清醒地认识到医学有自身的限度。当代医疗卫生领域危机的重要原因之一是人们期待医学技术最终将解除人类所有的病痛,呈现给人类社会一个健康、长寿的世界。生命的过程性决定了每个人必将由健康走向衰弱最终死亡,我们需要的是以恰当的心态来面对死亡。否则人们担忧的那种最后的时光花费在昂贵的生命维持机器上,还要承担经济上破产的风险的双重失败将不可避免。世界卫生组织认为,导致这场迫在眉睫的医疗危机的根源是医学的目的出现了偏移。"错误的医学目的,必然导致医学知识和技术的误用"。要解决这场全球性的医疗危机,必须对医学的目的作根本性调整:应当把医学发展的战略优先从"以治愈疾病为目的的高技术追求",转向"预防疾病和损伤,维持和促进健康";强调只有以"预防疾病,促进健康"为首要目的的医学才是供得起、可持续的医学,才有可能是公平和公正的医学。

(四) 中国医学哲学的发展

中国的医学哲学的教育与研究起源于1956年国家制定的"十二年(1956～1967年)科学发展远景规划",该规划确立了中国自然辩证法的发展规划,任务是探讨自然科学中的哲学问题。不过后来因为各种政治运动的影响,自然辩证法的研究发展缓慢,直到1978年之后才全面展开。1979年,彭瑞骢等在广州举办医学辩证法讲习会,就当时颇受关注的中医和西医结合是否能形成一个"新医学派"的问题展开热烈的讨论，最后形成了一个"三驾马车——中医、西医、中西医结合——长期共存"的共识，为1980年国家确立"中医、西医和中西医结合三支力量都要大力发展，长期并存，团结依靠这三支力量"的方针提供了重要参考。此外，这次会议还讨论了当时国际医学界和医学哲学领域的热点问题，如邱仁宗、阮芳赋介绍了生命伦理学，梁浩材介绍了社会医学的大卫生观念问题，杜治政等提出了创办《医学与哲学》杂志的问题等。这次会议可看作中国当代医学哲学的元年。

中国的医学辩证法是诸多医学人文社会科学的孵化器，例如医学伦理学、社会医学、卫生经济学、卫生法学、生命伦理学等都是从医学辩证法里发展起来的。实际上，医学辩证法始终强调自然科学与社会人文科学的联盟，在推动多学科和跨学科的研究方面做出了积极贡献。20世纪80年代初，自然辩证法被确定为理工农医类硕士研究生必修的一门马克思主义课程。由于医学学科的特点——疾病观、人体观、治疗观以及临床思维都是医学思想中非常重要内容，需要有专门的教材，因此，1985年彭瑞骢主编了我国第一本医学辩证法教材——《医学辩证法》。20世纪90年代之后，我国的医学哲学学科发展迅速，不仅在事关我国医学发展的理论问题上做出了积极探索，如医学模式的转变、医学的整合、临床决策研究等，与此同时，中国医学哲学界也跻身国际学术舞台，在全球健康、医学的目的、遗传伦理等重大问题方面提出了中国的观点，做出了重要的贡献。

三、学习医学哲学的目的与意义

医学哲学既是哲学的一个子学科，也是医学的一部分。医学哲学不是简单的套用哲学的理论和概念来解释医学中的具体问题，而是要阐释医学的目的与本质。医学哲学对医疗知识和实践的分析与批评，有助于人们更全面、深入地理解医学，认识到医学的复杂性、整体性和不完备性，认识到医学的限度。

（一）更好地理解医学

"医学是什么"是一个古老而又充满活力的论题，不同的时代、不同的文化，人们的答案各不相同甚至大相径庭。20世纪中叶以来，有关医学是什么的争论不仅没有消退，而且随着循证医学和以患者为中心观念的提出而备受关注。因此，"医学是什么"不是一个简单的定义问题，而是一个内容丰富的哲学问题。从哲学上来考察医学，回答医学究竟是什么，有助于我们更加全面、准确地认识与理解医学。

1. 医学的复杂性　医学的目的是促进健康、减少疾病、延长寿命（培根语），涉及人的生老病死，涉及人类的生存与发展，任何影响人体健康的因素都与医学相关。因此，1948年世界卫生组织提出了"健康不仅仅是没有疾病和身体虚弱，而是身体、心理和社会适应的完满状态"的概念，1977年恩格尔倡导"生物-心理-社会医学模式"，以及近年来强调的整合医学等，极大地拓展了医学的领域，形成了健康科学体系，充分体现了当代医学的复杂性特征。在这种既精细分化又高度综合的复杂性科学发展态势下，迫切需要人们具有全局意识、整体思维和整合能力。

然而，现代医学的高度分化使得无论是基础研究者还是临床医生，或者是公共卫生专家甚至卫生决策者都只是那个专业的专家，不可能做到通晓医学领域所有的问题，这就要求人们应意识到医学问题的复杂性和学科知识的不完备性，认识到维护人的健康需要在一个开放的复杂系统中寻找平衡，而且是在躯体、心理、社会文化与生态环境之间相互联系与相互影响之中的动态平衡。那种追寻简单、单一终极原因的还原论策略已不能适应于疾病解释模式。例如对于癌症的发生机制目前认为是由于生长基因的突变或是肿瘤抑制基因的突变，而基因的突变则又会受到遗传、行为、环境、病毒等多种因素的复杂影响。

此外，随着人口与流行病学形势出现的巨大变化，新发传染病、环境风险和行为风险，成为威胁人类健康的新问题。卫生资源分配的不公平、医疗服务质量优劣以及健康保险覆盖的差异，更进一步增加了医疗卫生领域的复杂性，而医疗卫生问题也需要制定多维度、多层面的解决方案。

2. 医学的整体性　人类对医学整体性的认识是一个螺旋上升的过程，从早期的思辨哲学的整体论到机械论的还原论，后来随着分子生物学到基因组、蛋白组学的发展，对生命与疾病的认识从还原论和线性思维转变为整体性和非线性思维。当代的医学研究已不再局限于寻找单一代谢途径或信号转导通路，而是提升到细胞活动的网络和生物担负着之间的复杂相互作用关系层次。这既是基因组学、神经科学、转化医学等前沿领域研究的客观要求，也对传统的科学思想和方法提出了挑战。

在人类历史上，有关健康和疾病与社会和自然环境相关联的观念是诸多文明中的共同特征,但这种观念的表述却大多是模糊的、多义的,甚至有些是相互矛盾的。不同文化不同时期都存在某些关于自然-社会-人的整体性假设。中国传统医学中的整体论思想已得到普遍认可,古希腊医学也认为健康是一种和谐状态,疾病是和谐破坏的表现,各种不正常的营养,气质等都可打乱元素之间的关系而造成疾病。实际上,直至19世纪中期以前的2000多年里,整体观念在西方医学中也很重要。

不过,17世纪之后,随着物理、化学的发展,实验研究成为医学界获取知识最重要途径,并使得还原论的价值观日渐盛行。医学界从器官到组织再深入到细胞水平,对身体的生理功能、生化过程以及病理机制的关注越来越强烈,期望对组成生命的最细微结构和最基础机制的洞察,来解释身体的各种生命和疾病现象。20世纪,贝塔朗菲(Ludwig Von Bertalanffy,1901～1972)提出一般系统理论,强调生物的整体性、动态结构、能动性和组织等级,把有机体看成为一个系统,一个具有高度主动性的活动中心。现代免疫网络理论、神经-免疫-内分泌理论的建立以及机体内分子信号传导机制的研究,都进一步为阐释整体论提供了有力证据。医学的整体论思想,将人类的健康和疾病置于进化论的背景中来理解,是一个漫长的演化过程,并与自然和社会个环境相互作用。整体论把身体看作是一个统一的相互合作的系统,是个体情感、生物代谢、社会环境的动态平衡。

人类对身-心关系的感性认识由来已久,但直至20世纪,医学家才开始确切地明了精神心理因素影响躯体的原因。1936年,加拿大医学家塞里(Selye)提出应激学说,认为在应激状态下,身体通过下丘脑-垂体-肾上腺轴的作用抑制免疫功能。20世纪80年代后,医学家们又发现应激时还存在"非下丘脑-垂体-肾上腺轴"的调节作用[1]。现代医学已证实人体系统间的整体性联系,如神经系统既有能直接连接垂体前叶在内的内分泌组织和细胞,也有连接小肠壁集合淋巴小结的神经末梢。1977年Basedovsky提出"神经免疫内分泌网络"(Neuroendocrine-immunity Network,NEI)的概念[2],指出神经、内分泌及免疫系统之间存在相互作用的生物学联系并阐述了其可能的作用途径、机制及生理

和病理意义,为人类从分子层次认识生物的整体调控开辟了新路径。20世纪80年代后,医学家证实了诸多神经递质、神经肽及激素可影响免疫细胞及免疫应答,而在免疫细胞膜上及胞内也有多种神经递质、神经肽或激素受体的表达;发现免疫细胞可合成某些神经肽或激素,而神经细胞及内分泌细胞也可合成及分泌免疫分子,且细胞因子对内分泌影响亦极为广泛;由此,神经、内分泌和免疫系统间的整体性联系得到进一步阐明[3]。

但是我们也应当承认,至今还原论思想以及还原论方法依然具有重要的地位,整体论与还原论的冲突至少在医学领域在相当长的时期里还不会消失。这种冲突不可能消失是因为其本身就是人们对身体的结构与功能,对个体与社会、对人类与自然进行相互理解过程中的一部分。从历史的观点而言,医学思想是围绕着许多互相对立的观点而构成和演进的。在整体论与还原论的争论或冲突中没有简单的答案。在当代生命科学或生物医学领域,人们对人体的整体性认识也在不断深入、不断拓展。例如人类基因组、蛋白质组、人体代谢组等重大项目的研究,都是期望从整体的观点来理解和阐明人体结构、功能和代谢图景。细胞间的信息传导机制的探究将为揭示人体的整体性联系与影响提供更充分、确切的证据。人们也将更为清晰地认识到医学的整体性是如何被建构起来的。

3. 医学的不完备性及其限度 尽管当代医学从微观层面已深入到基因水平,从宏观层面已拓展到生态水平;对健康的关注已从躯体关联到精神、对疾病的理解也从社会延伸到文化,但是人类对于生命的认识尚在不断探索之中,对于疾病的解释也有待系统化,许多治疗方案依然是不完备的。人类的健康与疾病问题并非分子生物学、系统生物学、神经生物学等学科所能完全阐释的,也与自身的生活方式、行为模式、生态环境以及社会文化密切相关。此外,人类还有一类疾病可能是进化所付出的代价。人类由爬行到直立,开阔了视野、解放了双手、增长了智力,但也因此付出了重力改变诱发脊柱病痛、内脏下垂以及心脏负荷增加的代价。随着医学研究的深入,人们也认识到生命与疾病的缠绕,某些所谓"退行性疾病"或许就是生命进程的一

[1] 范少光,汤浩.人体生理学.北京:北京大学医学出版社,2006.
[2] Besedovski H,Sorkin E. Network of Immuneneuroeendocrine interaction. Clin Exp Immunol,1977,27(1):112.
[3] I G Akmaev, V V Grinevich. From Neuroendocrinology to Neuroimmunoendocrinology. Bull Exp Bio and Med,2001,131(1):15-23.

部分。抗氧化剂可延缓衰老,但同时也可诱发一些疾病。例如胡萝卜素既可预防动脉粥样硬化,也能增加某些人患癌的风险。尿酸有抗衰老的作用,也易诱发痛风。能为生命带来益处的能力也常常引发疾病,自身免疫性疾病就是攻击入侵病原体能力过于强大的代价,癌症是机体自我修复能力所付出的代价。从遗传与进化的视角看,传染病病原体的进化速度远远超过人类免疫系统的进化,病原体的变异也超过药物的研发,人类与病原微生物之间的较量永远是一个此起彼伏的过程。

医学技术的广泛应用,各类药物的层出不穷,诊断方法的日新月异,提高了临床诊疗水平,但颇具讽刺意味的是,随之出现的医源性疾病和药源性疾病逐渐增多。所谓医源性疾病是指因医务人员的言语、行为和诊疗不当而引起的疾病。药源性疾病是指由于用药不当,药物不良以及个体差异引起的疾病。医务人员的疏忽与责任心不强是导致医源性疾病的最主要原因。专业知识的局限性,尤其是忽视整体性和辩证思维,对疾病的性质与转归判断失误也是一个重要原因。此外,过度检查、过度用药、滥用抗生素等都会导致医源性或药源性疾病。只有认识到医学的局限性、诊疗手段的有限性,认识到人体和疾病的复杂性,我们才能做出适宜的临床决策,更好地救治患者。

(二) 提升反思与批判性思维的能力

对医学理论与医疗保健领域基本问题的反思与批评是医学哲学的功能之一。随着当代医学技术的发展,新的观念与方法层出不穷,新的理论与学说不断涌现,而对于这些观点方法理论学说则需要认真清理、去粗取精,才能有所发现、有所创新。

1. 反思医学理论　医学理论是对生命和疾病现象,根据已有的知识、经验、事实、法则以及经过验证的假说,经由一般化与演绎推理的方法,得到的合乎逻辑的推论性总结。在不同的历史时期,人类对于生命与疾病现象的认识不尽相同。古希腊时期的体液病理学理论认为疾病是构成人体的 4 种体液失去平衡的结果,18 世纪的病理解剖理论强调疾病是人体器官结构受到破坏的结果,19 世纪的病原生物学理论则主张疾病是外来致病微生物侵入的结果。20 世纪 40 年代加拿大生理学家塞里提出的应激理论使人们对精神心理因素的作用有了进一步了解,他认为不良的心理、社会因素都可成为危害机体的刺激原,引起机体产生一种不均衡的应激态,发生非特异性的应激反应而可能导致机体患病甚至死亡。20 世纪末人类基因组研究的

深入,又使得医学界对疾病的概念有了新的改变,甚至有人提出人类所有的疾病都是基因病。

在医学发展的进程中,医学理论一方面不断得以完善、发展,甚至被改写或颠覆,而另一方面古老的理论也会呈现出新的价值或得到重新阐释。例如,人类对免疫的认识经历了一个不断深化、全面的历史过程。古希腊医家希波克拉底认为人体存在一种"天然治愈力","以毒攻毒"的方法也被广泛应用于疾病的预防与治疗。中国宋代已开始用"人痘"来预防天花,18 世纪末英国医生贞纳(E. Jenner)用牛痘替代人痘,为人类战胜天花做出了贡献。但医学界对这种现象的认识尚停留在经验阶段。直到 19 世纪下半叶,俄国科学家梅契尼柯夫(E. Metchnikoff)提出细胞免疫学说,德国医师贝宁(E. von Behring)和日本学者北里提出体液免疫理论,医学界才试图对免疫现象做出科学的解释。然而,当时医学界对究竟是细胞还是体液在抗感染过程中发挥作用展开了激烈的争论。细胞免疫的观点获得了巴斯德的支持,而德国细菌学家科赫则坚信体液免疫理论是正确的,双方的论战前后持续了 20 多年。论战前期,由于技术的局限,人们无法看到人体内的吞噬细胞吞噬微生物的具体过程,体液免疫学得到了更多的证据支持。随着研究的深入,细胞免疫也获得了更多实验数据的证实。

20 世纪 50 年代末至 60 年代初,科学家们发现淋巴细胞在免疫过程中能将这些看似各自独立的现象联系在一起,并证明了存在两种淋巴细胞,T 细胞和 B 细胞,分别负责细胞免疫和体液免疫。T 细胞和 B 细胞之间存在着协同作用,即 B 细胞在 T 细胞的辅助下产生抗体。70 年代科学家们进一步发现 T 细胞还可区分不同功能亚群。此后,又发现细胞因子在介导、调节 T-B 细胞间和 T 细胞各亚群之间的相互作用,从而构成了一个结构复杂、相互联系和相互影响的免疫系统。20 世纪 70 年代以后,随着分子免疫学的发展,细胞免疫和体液免疫相互联系与影响的微观机制得到进一步阐明。科学家们从分子水平揭示了免疫细胞的信号传导通路、信号类型以及细胞因子对细胞增殖和分化的作用及效应机制,从而使人们认识到免疫系统内部以及免疫系统与机体的整体功能。

由此,我们清楚地看到"免疫"的概念从抗感染到防御-稳定-监视再到参与机体整体调节的拓展进程,这也是现代医学整体论观念建构的过程。虽然这种整体论不是包罗万象、无所不能的学说,有着一定的局限性和适用范围,但它不再只是哲学的猜

想,而是建立在科学证据的基础之上。可以认为,现代医学正是拜免疫观念所赐,开始摆脱机械观的束缚,迈向整体研究和探索复杂性的新领域。

2. 反思临床决策　随着对医学技术的评估和医疗失误关注的日益增加,临床决策研究已成为临床医学中的一个重要领域。所谓决策是基于先验概率、证据和预期结果的价值和成本估算。目前,临床决策研究涉及医学信息处理、循证医学、费用-效益评估、卫生技术评估等方面,同时也涉及临床伦理、法律以及文化与宗教信仰问题。因此,临床决策单一的研究纲领已不适应当代医学发展的需要,需要引入综合的决策研究方法。加强临床决策的多维度研究,对更好地把握和修正医学决策过程、分析风险或不确定情况能提供一个更好的框架。

在当代临床实践中,无论是医务人员,还是患者以及患者家属,都面临着日益增多的临床决策问题。医务人员、患者及其家属在选择各种不同风险程度和效益的诊断治疗方案,选择参与医疗保险计划以及选择医疗服务质量与费用等问题时,都涉及决策问题。因此,加强临床决策的研究,将有助于临床医务人员、患者及其家属在临床活动中作出最佳选择。

实际上,临床决策并不是一个新问题。自古以来,决策问题就一直是医疗活动中的核心之一。不过,20世纪以前,医生的治疗手段极为有限,能被医生治愈的疾病也为数不多,医生除了接待患者,倾听患者,判断预后,尽可能给患者提供力所能及的帮助之外,似乎没有更多的选择。20世纪以后,在自然科学和新技术的推动下,医疗保健领域发生了巨大变化,从X线、心电图,到内镜、超声诊断仪,再到CT扫描、正电子放射断层造影术(PET)、磁共振成像(MRI)等,疾病的诊断发生了革命性的变化。肾透析机、起搏器、人工脏器等的临床应用,给许多过去无法救治的疾病带来了新的希望。药物学和制药产业的发展不断为临床治疗提供新的药物品种。然而,伴随诊断治疗手段的丰富和选择的多样化而来的是,医生与患者所面临的抉择却更加困难,尤其在20世纪60年代以后,临床医学中的高技术迅速发展并得到广泛应用,这就使如何公平与公正地分配卫生资源已成为各国政府和卫生行政当局面临的决策难题。

医学决策包括宏观决策和微观决策,在论及医学决策时,人们大多关注的是卫生发展战略、卫生资源分配等宏观决策问题,而临床决策的重要价值往往被忽视了。实际上,人们更多地面对的是日常工作中大量的临床决策问题。临床决策不仅涉及临床医生,而且也将患者与患者家属包括在内。医生通过在可行的选择中间进行比较,衡量它们可能产生的种种事实后果,临床决策能够提供一个框架,帮助医生权衡利弊。此外,临床决策因其强调患者在决策过程中的重要性而能增进医患之间的沟通。医生可以依据决策树来考虑患者自己的背景和经验,向患者仔细地解释目前的情况和治疗选择,然后询问患者的意见,双方共同选择对患者有利的行动。因此,临床决策既是针对个体病例的决策,也应是宏观决策的具体运用。临床决策作为医学决策的一个分支,在20世纪90年代得到迅速发展。1994年,美国国立卫生研究院设立"临床伦理难题研究"计划,探讨临床决策中的伦理问题。该计划在2000年发展为"临床决策研究"计划,从更广阔的视角研究各种因素对医务人员、患者以及患者家属临床决策活动的影响,即不仅强调了临床活动中医务人员一方在决策过程中的作用,同时也关注患者与患者家属在决策过程中的作用。

毋庸置疑,医学科学知识和诊断技术是临床决策的基础。一般的临床决策基于这种假设,即医生可依据医学理论知识和临床经验判断诊断、治疗和预后的合理性。因此,是否能把握疾病的发病机理和病理生理学过程是临床决策正确与否的关键所在。然而,对于复杂的临床问题,医生在决策时,考虑的不仅仅是对"事实"的分析与判断,因为医生收集和组合信息的局限性将影响到决策的有效性。癌症治疗的决策涉及患者和医生之间复杂的互动,对患者通常存在几种治疗选择,包括标准治疗、研究性治疗和支持保健方法。由于癌症患者通常面临高死亡率,选择其中哪一种治疗方案,都可能面临潜在的风险。在作出治疗选择时,患者必须权衡每种治疗选择所伴随的利弊。这个过程涉及对于从医务人员和其他来源获得的信息进行评价,并需在个人的医疗条件、个人价值、背景、个性特征等情境中考察。

20世纪60年代以后,医学高技术带来的临床伦理难题日渐突出。例如,在生殖技术、器官移植等医学高技术的临床应用方面,如何确保技术应用的正当性,是临床决策中不能回避的问题。生命维持技术的应用,使得医生必须重新评估死亡标准,而对于那些要求安乐死的患者如何做出适当的决策,也是考验医生的难题。与其他自然科学研究不同的是,医学研究的最终成效都须经过临床人体试验的证实。即便是在试验后,无论是新药物,还是新的诊断治疗技术的临床应用都需要医生审慎、切实地以患者的利益为首要考虑,做到患者的知情同意,即便是对那些本人没有决策能力的患者,如精神患者、儿童等,医生也应寻求其代理人的知情同意。

临床决策问题为医学哲学提供了一个极佳的思想实验场所。临床决策的多维度研究,对于打通学科之间的壁垒,架构科学与人文之间的桥梁,更深刻地理解和把握医疗保健的整体性,使临床医疗达到最佳疗效具有极其重要的意义。

3. 反思临床共识　随着医学的发展和研究的深入,临床决策问题远非人们想象的那么简单,临床问题也不是非此即彼、黑白分明,而往往利弊缠绕、具有多种选择。对于大多数临床问题而言,没有最好,只有更好。对于许多临床医学问题不同专家从不同角度可给出不同的解释或解决方案,对于高新医疗技术的应用及其利弊的分析也会有不同看法。因此,在开展临床试验或制定临床指南方面需要医学界达成某种共识。

临床共识的观念来自 20 世纪 60 年代美国学者康特诺维茨(Arthur Kantrowitz),在探究一个复杂的科学问题需作出某种决策时,应设立一个由科学家组成科学法庭(science court)来判断研究的利弊、效益与风险。康氏的观点后来被 NIH 采纳,并于 1978 年设立医学应用研究办公室(Office of Medical Applications of Research,OMAR),来评估医疗技术应用的效益与风险。不久 NIH 又在 OMAR 的基础上设立临床共识会议,由 20～30 位临床医生、科研人员和普通公众组成,以克服智识偏见(intellectual bias)[1]。共识会议基于循证原则来评估和协商医药新技术的应用事宜和使用指南。

临床共识实际上是一个社会认知的过程,它需要适应不同观点的批评和不断变化的情况。这是医学哲学与认知研究最丰富的领域。对于某个科学问题,专家们听取各方的证据,不同观点的专家可争辩论,借此得出一个公正的、即便只是暂时的、大概的共识性结论。美国国立卫生研究院共识会议一般由美国国立卫生研究院、国会或公众首先提出需要讨论的问题。OMAR 决定选取哪些问题来召开会议讨论。共识会议小组成员来自临床医生、研究人员和普通市民,而联邦政府雇员不能参加,

以避免政府的影响。此外,也有医药企业赞助的共识会议,但必须公开利益冲突。共识会议一般应向公众开放,达成共识的文件应告知所有与会者,以及对意见和讨论表示欢迎。最后可以新闻发布的形式公布共识会议的主要结论。

临床共识的理念所基于的假设是:一组专家能够通过理性地协商来解决矛盾的问题,达成一个在智识上和政治上具有说服力共识方案。共识方案讨论的问题应满足至少 3 项标准:①共识可以得到循证医学的支持;②是有争议的问题;③理论与实践之间尚有裂隙[2]。客观性是科学最显著的特征之一,但是科学史、科学哲学、科学社会学的研究发现,科学研究的结果也存在自身的局限性和智识偏见。即便是共识会议能够克服的偏见也主要限于政府压力、商业利益以及个人研究领域的局限性,而很难避免因证据的非系统评价、同行的压力、演讲者的学术地位、演讲者的说服力、会议主持人的风格等影响。

实际上我们目前诸多医疗保健制度或临床诊疗指南的确定都是一种共识方案,尽管这些方案都有证据支持,同样也存在着不支持的证据,因此需要人们在实践中不断地通过共识会议来调整或修改。

4. 反思卫生政策　卫生政策不仅表达制度设计与规划的理念,卫生政策制定的背后还常常涉及基本的哲学前提或假设,同时也产生一系列的哲学问题。例如如何定义人口健康的概念,如何测定人口健康,而人口健康的测定又是制定卫生政策的重要基础和衡量卫生政策公平与公正的重要指标。

现代医学不只是一个复杂的科学技术体系,同时它也是一个庞大的社会服务体系。医学不只是限于预防、治疗和护理,它还与政治、经济和法律密切相关。现代医学的发展及其在社会生活中的地位有赖于适宜的政策。在当今社会人们已认识到卫生发展是社会经济发展的重要内容,注意到卫生发展与社会经济发展双向性、同步性、协调性。人们已将获得卫生保健视为一种政治权利和社会的责任。1977 年 5 月第 30 届世界卫生大会通过决议,提出"2000 年人人享有卫生保健"的卫生发展目标。这个目标不仅需要医疗卫生系统内部的努力,而且有赖于调动全社会的力量共同参与卫生保健。

保障人人享有卫生保健的基本措施之一就是实行全民医疗保险。尽管世界各国在经济水平、社

〔1〕 H Kincaid,J McKitrick(eds.). Establishing Medical Reality. Springer,2007:167-177.

〔2〕 H Kincaid,J McKitrick(eds). Establishing Medical Reality. Springer,2007:168.

会制度以及医疗体制上存在着差别,但在卫生保健上面临的问题以及解决问题的方法上有许多共同之处。医疗保障制度作为社会再分配的杠杆,将一部分财富用于社会下层阶级,起到保护基本劳动力的作用。因此,政府在改善人群健康状况方面应当承担责任,尽管在为穷人提供医疗服务上是有限的,但它体现了对人人享有卫生保健的公平原则的追求和起码的社会良知。然而,由于医疗费用的迅猛增加,以及卫生资源的不合理分配的矛盾已成为世界各国共同关注的问题,如何公平与公正地分配卫生资源成为各国政府和卫生行政当局面临的难题。

有学者指出,医学技术的发展在提高人类健康水平的同时,疾病的总数却也随之增多了。这样似乎进入了一个怪圈:医学越发达疾病越多;社会越健康,它越渴求医学。那么医学的目的究竟是什么? 医学的责任是无论在什么情况下都尽可能的维持人们活着吗? 医学作为一种服务产业,应当去满足顾客提出的任何需求吗? 这些问题都需要卫生决策者们以及普通公众深刻的反思。

(三) 促进医学技术与人文精神的整合

20世纪50年代末,英国学者 C. P. 斯诺提出"两种文化"的概念,认为近代文明诞生以来科学文化与人文文化渐行渐远,他主张科学文化与人文文化应当相互融合,呼吁建立一种科学人文主义的文化观,既克服了科学主义的缺点,又超越了传统人文主义的狭隘性,较好地解决了科学与人文的冲突与矛盾。然而,直至20世纪末,科学文化与人文文化之间的冲突与矛盾依然存在。一方面,环保主义者、女权主义者、后现代主义者以及社会建构论者等将工业社会对人的异化及其对生态环境造成的危害归咎于科学技术,对"科学进步论"进行了一系列的批判,而另一方面,科学界对人文知识分子的激进观点也展开了针锋相对地批判。在医疗保健领域,人们也对注重医学技术而忽视人文关怀的现象提出了批评,呼吁医学从"太技术化、非人性化、太官僚化"的取向回归到人性化的医疗,呼吁医学技术与人文精神的整合。

医学哲学以整体的、系统的、动态的理念,从宏观的视角来考察、评价医疗实践、医学教育和卫生保健服务,不局限于具体的方法、技术和策略的变革,而是期望理念的转变、视野的拓展、认识的深化来促进医学技术与人文精神的整合,培养新一代医疗卫生人才,提升医疗卫生服务的品质,推进医学事业的发展。

20世纪70年代以来,医学教育改革已遍及世界各国。面对现代医疗保健的危机,医学界深刻地认识医学人才的培养需要突破僵化的课程体系、专业界限和教学方法,到医学教育面临严峻的挑战,需要进行系统地改革。医学教育改革的重要内容便是提出医学人文学科是培养高素质医生的基础,形成了自然科学、医学科学和医学人文社会科学并举的新的医学教育模式,以激发对人性、对苦难、对生命的敏感性和洞悉力,确立医学研究、临床治疗、预防保健以及卫生政策制定过程中自主、尊重、宽容、公正的价值观。在科学研究方面,从国际重大项目如人类基因组计划、艾滋病控制,到新药临床研究和新技术临床应用都包含有人文社会科学的相关研究。人们已深刻认识到,欲解决当代医学发展和医疗卫生服务所面临的难题,需要多学科的综合研究和跨学科的交流,需要有更加广博知识和强烈社会责任感的高素质医学人才。

"以人为本"是社会发展的核心价值,而人的生命、人的健康又是人本之本,因此,以关爱生命、关注健康、减少疾病为宗旨的医学技术和卫生保健服务水平,是反映社会发展水平和文明程度的重要标志之一。《世界人权宣言》提出"人人有权享受为维持他本人和家属的健康和福利所需的生活水准,包括食物、衣着、住房、医疗和必要的社会服务;在遭到失业、疾病、残疾、守寡、衰老或在其他不能控制的情况下丧失谋生能力时,有权享受保障。"(第25条第1款)。现代社会已将失业保障、医疗保障、养老保障列为人权的基本范畴,并以相关的法律和经济措施加以保证。健康权蕴涵复杂而广泛的内容,在履行健康权的过程中,还必然演绎出知情权、自主权、选择权、隐私保护权等具体的权利。实现和维护人人享有的健康与生命权及由此而衍生出来的其他诸多权利,将更全面地反映出现代社会人文关怀的价值观,亦是医学的目的。

医学发展到21世纪已不再只是一门复杂的科学技术体系,同时它也成为了一个庞大的社会服务体系。医学科学与人文精神的融合,不仅意味着对患者个体的关照,而且还蕴意着对群体的关照;确保每个公民都能分享医学技术的成就。尽管在为所有公民提供医疗服务上是有限的,但它体现了对人人享有卫生保健的公平原则追求和起码的社会良知,确保医学技术沿着造福全人类的道路前进。因此,提倡医学的人文关怀是21世纪医学发展的主旋律,它不仅是对医生的要求,也是对整个卫生保健服务的期望。

(柯　杨　张大庆)

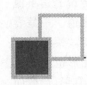

第一章　生死哲学与医学

医学是人学，医生要比其他行业更接近生命与死亡，更多地超越死亡事件，更真切地感受死亡，但他们是否更多地感念死亡，思考死亡，也未必。因为生物学意义上的死亡捆住了我们的思维，心跳，呼吸，脉搏，心电图，脑电波等指标成为我们划分生死的客观指标。医生大多只关心疾病谱与病死率，如死亡统计，死亡的生物学因素，如病理生理与病理解剖及死因分析，死亡的医疗救疗，如 ICU，复苏术，死亡证明与告知。逝者心灵的提撕与冲撞，飞翔与安顿，灵性世界的遭遇与相遇，基本上不信、不睬，于是，死亡只是一个技术事件。不过，也有一些医生超越纯粹的技术思维，沉浸在生死的哲学叩问之中，一是肿瘤病房里的医生，他们陪患者迎击死亡的逼近，咀嚼死亡的恐惧，也陪患者思考死亡的意义。自己也开始思考起生死哲学的话题来；二是 ICU 病房的医生，他们拥有最先进的器官功能增强与替代的设备和药物，却常常无力逆转临终患者衰弱的生命，无法维护生命的最后尊严，无奈中必须思考"什么是生命"，"生命的尊严何在"；三是心脑血管医生，面对太多的猝死案例，面对太多的心肺复苏无力回天的临床境遇，他们常常感叹生死无常，医学无法掌控生命、疾病转归的偶然性，心中一直纠缠着"无常"、"偶然性"的困惑，寻求解惑。此外，精神、心理科医生，灵性、信仰、意识（梦境）、意志等精神空间一直没有被纯生物学及理化还原价值与实证方法所完全占据，弗洛伊德学派的精神分析学说虽然遭到质疑，还在顽强地坚守着独有的理论与实践高地，存在主义哲学家的理论魅力与他们思想的光辉依然回荡在这个学科的价值圣殿中。生死苦痛不仅是一个躯体的生物学困境，而是一个心灵，乃至灵魂颠簸的精神困境，伴随着人的社会化、心理、文化投射的丰富多元，生命中痛苦、苦难的降临与拯救的使命，让他们脱离生物学思维轨道，被推入生命哲学的精神峡谷之中。

古往今来，死亡研究分属两个境界，哲学、宗教属于形而上的研究，探究超验的灵与魂，努力开拓精神空间；医学、心理学、社会学则是形而下的研究，注重经验、体验、观察的世界。一般来说，死亡有四种叙事：日常生活叙事，文学叙事，伦理与道德叙事，哲学叙事，医学（医生）对于死亡的认知起于医疗生活，旁及文学叙事，穿越伦理辨析，最终直抵哲学、宗教的精神云端。

无论是热衷，还是漠视，死亡都是生命的母题，斯宾格勒在《西方的没落》一书中曾指出，死亡是每一个诞生在光线之中的人的共同命运，在对死亡的认知中乃产生一种文化世界的景观，便使我们成为人类，而有别于禽兽。他甚至认为人类所有高级的思想，正是起源于对死亡所做的沉思、冥索，每一种宗教，每一种哲学与每一种科学，都是从此处出发的[1]。

通常，人们拒绝思考死亡命题，是因为在时间顺序里先有生，后有死，自然过程的生死之间经历了童年、少年、壮年、老年的漫漫长路，不像植物的四季转归那么急促与突兀，且由生往死，似乎死是人生最终的结局，无需那么早就去思考这个悲切的问题，等到生命终末期再去思考也不迟，莫耽误了良辰春宵。其实，生命的觉悟常常需要"置于死地而后生"，所谓"死，而后生"。先预设死，才明白如何生，对死的严肃思考决定我们如何度过此生，因为死必然来临，我们的生命是有限的，必须在有限的生命里尽可能赋予它更多的价值，更多的意义，更多的精彩，人生是有选择的，人生中许多遇见的人、事、机会是有权重的，有顺序的，不能都去爱，都去做，都去抓。人的死亡意识是其一生追求创造与幸福的动力，一个人只有意识到死之将至，才会格外地珍惜生命，懂得如何去支配有限的生命，攀登尽可能高的生命巅峰，创造尽可能完美的人生。

〔1〕　斯宾格勒. 西方的没落. 陈晓林，译. 台北：华新出版有限公司，1976：305，113.

第一节 传统死亡观念的积淀

《说文解字》这样解读死亡："死，澌也，人所离也，澌，尽也，水流到尽头"。追溯中国的生死传统，不得不关注儒家的生死意识。儒家文化讲天人相应，认为天地有好生之德，创生万物，长养万物，人有生生不息之精神，珍惜生命，注重人事，修养心性，以配天德。《论语·先进》篇中季路问孔，何为死？孔子答："未知生，焉知死？"表现出讳莫如深的态度。言下之意，我连生都弄不明白，哪里还顾得上去琢磨死的问题。反正"死生有命，富贵在天"，属于自然宿命，由他去吧。孔子还有另一种心情："君子疾没世而名不称焉？"相对于死亡的恐惧，死之将至而名声未立，更让人无法接受。《礼记·檀弓上》记载孔子之死的故事，大限将至，孔子梦见自己坐奠于两楹之间，自感死期降至，于是早早起来，负手曳杖，逍遥出门，歌曰："泰山其颓乎！梁木其坏乎！哲人其萎乎！"子贡闻声知孔子大师将辞世，于是急忙奔与孔门，孔老夫子从容地交代身后之事，翕然归天。作为思想家，孔子开启了中国文化安命乐生、重生轻死、惜生讳死的文化传统。

春秋时期，中国民间意识中开始萌生一种"生寄死归"的信念，语出《淮南子·精神训》："生：寄也；死：归也。"传说中的大禹治水有功而成为华夏领袖，有一次他去南方省份巡视，与随从坐船到江心，突然一条黄龙把船托到半空，船上的人顿时五色无主。大禹则大笑道："我受命于天，竭力而劳万民。生，寄也；死，归也。"黄龙见吓不倒大禹，于是就仓皇而逃。"吾游遍灵境，颇有所遇，已知生寄死归，亦思乘化而游，当更无所墨碍耳"。

在中国民间影响最盛的生命豁达莫过于道家与老子的生死意识了，道家的基本生命信念是全生避害，讲求顺生，清静无为，绝少奢谈死亡，少了一份超然的豁达，道家多热衷于炼丹，袅袅青烟间透出一种长生、恋生、永生的希冀。道家的文献中充满了劝善的篇章，或积德遇仙，或修道、炼丹成仙。老子感叹生命短暂而无常，"人生于天地之间，若白驹之过隙，忽然而已"，有必要明白生死化归的道理，"已化而生，又化而死，生物哀之，人类悲之。解其天韬，堕其天帙，纷乎宛乎，魂魄将往，乃身从之，乃大归乎！"人之生也柔弱，其死也坚强。老子之死是一个谜，垂暮之年，骑一匹瘦驴西出函谷关，客殁他乡，不知所终。

论洒脱，庄子的生死意识最值得称道。在庄子看来：生之来不能却，其去不能止，死生，命也，其有夜旦之常，天也。有三个关于庄子的传说表达了他的死亡之道，认定死亡乃至善、至乐之道。一是妻死鼓盆而歌：惠子问难于前，庄子自辩，"察其始而本无生，非徒无生也而本无形，非徒无形也而本无气。杂乎芒芴之间，变而有气，气变而有形，形变而有生，今又变而有死，是相与为春夏秋冬四时行也。人且偃然寝于巨室，而我噭噭然随而哭之，自以为不通乎命，故止也。"二是与骷髅对话：人生在世，有种种负累，死后这一了百了，上无君主，下无臣民，无四季寒热，超然自得，与天地共长久，即使是帝王的快乐，也无法比拟。三是庄周梦蝶：《庄子·齐物论》"昔者庄周梦为蝶，栩栩然蝴蝶也，自喻适志与！不知周也。"

在古希腊，哲人的生死意识今天依然值得咀嚼与回味。苏格拉底认为死亡是福，表现出视死如德，视死如归的信念，他自己也是含笑赴死，在他看来，学习哲学就是学习如何死亡。柏拉图相信灵魂与肉体是分离的，唯有人的灵魂才能不朽，他认为人的灵魂是永恒的，在其坠入肉体之前，他独立于肉体，支配着肉体，给肉体以思想、精神、智慧，死亡是灵魂离开肉体的囚禁而获得自由。是一份诗化死亡的姿态，一种劝死的哲学，亚里士多德认为灵魂或精神（形式）远比肉身（质料）根本和重要。

伊壁鸠鲁深感人们对于死亡的恐惧不能自拔，提出"死亡与我们不共时空"的解脱之说，他的解说是：我们在时，死亡不在，死亡降临时，我们已不在，所以我们无需恐惧。卢克莱修也随声附和："对于那不存在的人，痛苦也全不存在。"这个说辞的致命弱点恰恰是死后的虚空，一切都不存在了，多么可怕呀，原来人们害怕的不是死亡的痛苦，而是生死之间丰盈到虚无的巨大落差。这份恐惧的前提是人的知觉能感知有无，而且欲望在死后依然存在。

相对而言，斯多葛学派的死亡意识比较坦荡，斯多葛学派认为欣然接纳死亡就是服从自然律令，命运安排。既然死亡是人生的必然，恐惧、痛苦、抗拒都是徒劳，不如坦然、爽快地接纳。西塞罗比喻成"旅人离开旧客栈，奔向新客栈"；奥勒留比喻成"果实从树上熟落，演员因幕落而退场"；塞涅卡认定"只有不愿意离去者才会被赶出来"，智者愿意，因此"智者决不会被赶出生活"；后世的蒙田遵从这一学说，发誓"与其说被死神追着跑，不如停下来邀他共饮"，似乎只要改变心愿，就可变被动为主动，死亡就不再可怕。

人们一定会问，哲学家就一定有坦然向死的心愿吗？未必，问题是一个不愿意死的人如何可能坚定地面对死亡呢？拉罗什福科道出了哲学家心中的秘密："死亡的必然性造就了哲学家们的全部坚定性。"诚然，哲学家更早意识到死亡不仅有必然性，而且普遍性。在我们之前，多少英雄豪杰化作一抔黄土，多少名医在挽救他人生命之后自己慨然死去。在我们身后，还有无数名流巨贾也会追随我们去死。全世界的人都一路向死，又有何憾呢？人生最大的安慰：死亡面前人人平等，死神公正无私，死并不孤单，全世界都与你为伴。

古往今来，死亡恐惧始终萦绕着每一个活着的人，因为死亡意味着一个思想的个体，一个生命意志，一个生存欲望的毁灭。究其原因，必归于痛与苦、失与落。人们传诵着与死亡相伴的是各种身心痛苦的经历，卢克莱修指出，对死亡的恐惧很大一部分来自死后肉身的毁灭方式，土葬时肉身因微生物入侵而腐烂，现代丧葬制度置尸体于火烧的境遇，更有甚者曝尸野外被野兽叼撕。人们并设想死后万事皆空，人生归零，人生不过是一场春梦，荣誉，地位，财富都将化为乌有，归于虚无。死亡还意味着将被这个世界抛弃，亲情割舍与社会遗忘。令人难以反驳的是死亡的不可经验性，人类对于死亡的全部知识都建立在对他人死亡的现象感知上，因为死者不可复生，人生如同单行道，如卒子过河。不过，我们永远也无法得到死亡的间接经验，这一特性给死亡笼罩上一层神秘的氛围。濒死复活的诉说，无法证实，他的经历并不是真正的死亡，而是最大限度的逼近死亡。

何以理解死亡真谛，真正的答案是生命的偶然性。父母的生命是偶然的，他们之间的邂逅是偶然的，他们之间的亲密行为更是激情的，数亿精子在受孕投胎的竞争结果是偶然的，母亲生育、养育中遭遇的风险是或然的。这一切偶然与或然都可能改变你作为生命主体的存在于消逝。既然生命无端、无常，也难怪死亡也无端、无常。

在西方，向死而生意识的形成可以追溯到古希腊哲人奥勒留，他的名言是"像一个死者那样去看待事物，把每一天都当作最后一天度过"。当代哲学家周国平这样解读"向死而生"：人生只是瞬间，死亡才是永恒，不把死透彻地想一想，我就活不踏实。一个人只要认真思考过死亡，不管是否获得自己满意的结果，他都好像把人生的疆界勘察了一番，看到了人生的全景和限度。如此他就会形成一种豁达的胸怀，能以超脱的态度对待人生的一切遭际，其中包括作为生活事件的现实中的死亡。

生死母题的叩问派生出人类的宗教意识，人类如何在理性的论证与辩护之后，让那些不肯接纳死亡的灵魂得救，出路只有一个，为自己编织一个灵魂不死的梦幻，这个梦幻就是信仰，人们必然走向宗教和艺术，让信仰去拯救世俗。

佛家重死远甚于重生，讲究人生的轮回和转世，期待以另一种方式和命体再活一次。佛教的本义是把生命与死亡都看作"虚无"，四大皆空，教人在此基础上看破生死之别，不必执着于生命的幻觉，如《红楼梦》里的"好了歌"所例数的生命无常境遇。藏传佛教不仅豁达面对生死，还在死后崇尚天葬、水葬，以暴烈的形式获得回归的欣悦，创造了残酷美学的境界。佛教应对死亡的三种态度，一是生死随缘、也随愿，能生则努力求生，非死不可则当欢喜地接受。生存之时致力于提升生命的品质，净化自己的心灵，不主动求死，也不畏死，对死亡存一份有感激之心，是死亡让我们放下此生千万种责任，带着一生的功德，奔向一个充满希望和光明的生命旅程。二是彻悟生死，生死有如日月出没，日没时，只是太阳在地平线上消失，而太阳本身还在，没有消逝。经过夜的静思，一轮红日又在地平线上升起，因此，死亡不可怕，德性的光辉可以照亮希望的未来。三是豁达生死，死亡降临时，若能自主自知，当以喜悦之心，勇敢接纳，对于一生经历的人与事，都应该感恩，这样才会无怨、无悔、无憾地迎向未来。若已失去自主自知，如陷入昏迷境地，则应怀虔诚安定之心，为其诵经，以定力和信心帮助他神识幽明，迎向光明。一切扰动心神的抢救、呼号都会增加痛苦与伤感，有碍逝者平安、宁静、祥和、温馨的往生之旅。

佛家的生死理念是生灭三分，一为刹那生灭，如细胞的生命周期，念头的闪现；二为一期生灭，如凡夫的一生一死；三为三世生灭，信佛者的轮回转世，享受无限前世、今生，及无限来世。佛家追求生死的升华，凡夫俗子的分段生灭，圣者的变易生死，可由菩萨，罗汉向佛陀提升，超越分段生灭，大涅槃境界的抵达，进入不生不死，虽死犹生，没有生死的执着与烦恼的佛陀境界。在佛家眼里，人生没有所有权，只有使用权：人一旦死去，使用权即到期，最后一次使用权的行使就是把他捐献出来供给医学的教学与病理研究，以完善自己最后的功德，佛教号召人们对于身外之物要"看得破"，其实，身内之物也要"看得破"。佛家认定死亡是一个美妙的"往生"之旅，关于死亡的概念大多灰色、沉重，唯有"往生"一词充满希望和光明，往生-净土是一个诗意的境界,表达人们要再一次出发,向着新的生命阶段,更洁净的人生进发,因此,死亡不是静止,不是寂灭,不是苦楚,而是运动,是随风飞翔。

基督教讲究生之苦难和死之救赎。耶稣以死度众生,展示的是世俗生命在"十字架"下的神圣超越和美丽想象。《圣经》中著名的"天启四骑士",分别为瘟疫、饥荒、战争与死亡,它揭示了世界无常与生命无常的宿命。其中战争是人类仇恨、敌视与野蛮搏斗的极端境遇,伴随着大规模的杀戮和迫害。忧伤与绝望、死亡与痛苦变得无法避免,而且迅速陷入高强度的人性、人道灾难之中。瘟疫是人类社会巨大的突发性生存危机,短时间大规模的感染者涌现,并陷于不治身亡的恐惧之中。战时生死观:"砍头不过碗大的疤,十八年之后又是一条好汉。"瘟疫(饥荒)时的生死观:"活着真好!很庆幸今天我活着,明天还不知有没有那一口气。"不难想象,战争(瘟疫、饥荒)中,短时间内出现大量的非正常死亡、歧视、凌辱、残暴导致大批令人发指的苦难,人们对于密集降临的死亡与苦难不再惊骇,属于见怪不怪,强迫性的死亡脱敏,人性迅速崩溃,由侧隐、悲悯、同情滑向残忍、残暴、残酷。同时,战争中,统治者以国家、种族、政治、军事的名义与战争激励机制大量制造苦难与死亡事件,并给予各种残忍与残酷冠以道德上的合理性,遮掩并消解人类对于苦难、死亡的基本情感和反应(构成严重的道德认知错乱),相反,饥荒中无政府状态催生人类野蛮行为的爆发,造就残暴,鼓励残忍,陷入一种畸形、变态的集体阴冷、麻木和冷漠。此外,战争中极力追求战胜、征服的军事功利,促使制造死亡和痛苦的动机异常强大,好胜、求胜的驱动力使得日常生活中心性善良的人也会变得疯狂,也会不择手段,被裹挟进入极端伤害的行为之中。现代战争中许多科技手段用于充当战争工具,也使得杀戮和痛苦的效应急剧扩大,高科技的杀戮由于作恶者远离现场,类同于虚拟场景,更为残忍、残暴赢得某种虚拟战争的快感与脱罪感。更可怕的是,战争、饥荒、瘟疫中的受害者大多殒命或失忆,无法诉说他们经历的苦难和杀戮过程的残暴故事,使得作恶者的罪行湮没于历史记忆之外,大规模的痛苦与死亡事件被遗忘,得不到叙事重现,道德及法律的追诉和控诉。即使如此,苦难中人性的光芒无法遮掩,克服巨大风险的战地及瘟疫救护,获得起死回生,赋予医学、

医生、医院更崇高、更神圣的人性依恋和道德境界,赢得更广泛的社会拥戴。

近代语境中,叔本华的生死观值得玩味,因为他对生死的理解既残酷又豁达。在他看来人之生本质上是一种痛苦和煎熬,既然生不如死的境遇摆在我们面前,并不是恒常的绝对境遇,而是可能境遇,以死了生是最佳的选择。他还特别强调人之生死乃是个体生命的自决选择,与他人无关[1]。而且认为比死亡更重要的是死亡的方式:人可以在生活的痛苦煎熬、社会压迫、疾病恐惧中死亡,也可能在全然不知的偶然事故中意外死亡,这些都不是真正的人之死。真正的人之死是深刻的哲学和宗教事件,在参透人生真谛(苦海无边)之后,意志选择地、自觉自愿地、快乐豁然地赴死。

第二节　现代死亡意识的嬗变

纪实文学《相约星期二》的主人公莫里教授告诉我们,无论生死,人都应该有尊严。死亡不过只是一次人生的远足,跨过一座生死桥,到天的另一端去翱翔。无疾而终固然安详,与病同行驾鹤西去也存有一种宽许。唯有放下生死的人,才是大彻大悟的人。从某种意义上讲,公众理解医学就是公众理解死亡,读懂死亡,人生大课才算毕业了。

2008年,英国天空纪实频道播出一个纪录片,展示一位患神经元疾病的科拉吉(Craig Ewert)在他人帮助下实施安乐死的过程。这是对医学,尤其是老年医学发誓阻断死亡使命更大的挑战。节目还没有播出就在英国引起了很大反响,人们争论的焦点首先当然是安乐死的问题,还有这个节目是否应该在电视上播出,既含有公众理解死亡的教育意义,也带有公开挑衅医学使命的意义。因为公开播放,人们可以从电视上看到科拉吉在临死之前和妻子告别的情景。妻子说:我爱你,丈夫说:我爱你,非常爱你,这一幕生死离别的情景非常震撼人心。这段视频告诉我们:人死的时候一定要有尊严,是平静的,安详的。它也决不希望被人误解误读成对生命的不尊重。正是出于对生命本身的尊重,越来越多的人们才会赞同出于绝对自愿的安乐死。生命是最珍贵的,也是最尊贵的,他们不愿看到生命被折磨得满目衰败[2]。

美国电影《死亡医生》里,主人公是头发花白的

[1] 靳凤林.死,而后生:死亡现象学视阈中的生存伦理.北京:人民出版社,2005:5.
[2] 英国电视台播出患者安乐死过程引争议.新浪科技,2008.12.11.http://www.sina.com.cn.

杰克·科沃基恩,他是美国密歇根州一名备受争议的医生,在几十年的职业生涯中,他亲眼见过无数人为病痛所折磨,却求生不得,求死不能。杰克坚信医生的职责不仅是要尽最大努力医治病患,更要设身处地为患者着想,满足他们的需求,包括他们对死的渴望。因此,杰克尝试帮对生活失去希望的患者施行安乐死。但是他的做法遭到了当地百姓的一致反对,人们斥责他剥夺病患的生命,更送他"死亡医生"的绰号。在这一过程中,只有姐姐玛格和少数几个朋友默默支持着杰克的工作。面对巨大的压力,杰克从未表现出退缩,他深知病患的痛苦,因此为了帮助他们解脱即使身陷囹圄也在所不惜。这部电影的生活原型是人称"死亡医生"的美国病理学家杰克·凯沃尔基安,2011 年 6 月 3 日在密歇根州罗亚尔奥克市一家医院病逝,终年 83 岁。他是密歇根州的一名医生,1990 年 6 月他施行了其第一例自杀援助——通过自制的"自杀机器",将致命毒剂注入一名 54 岁阿尔茨海默病女患者的静脉。之后多年间,凯沃尔基安因倡导"死亡权利"并协助约 130 名患者自杀而在美国引发广泛争议。凯沃尔基安的"大胆妄为"曾 4 次被司法部门指控谋杀,其中 3 次被无罪释放,1 次指控被判无效。为掀起全国针对安乐死的讨论,1998 年凯沃尔基安将自己协助一名患者自杀全过程的录像送给哥伦比亚广播公司电视节目《60 分钟》播放,随即遭到指控。1999 年他被裁定二级谋杀罪名成立,被判监禁。服刑后,凯沃尔基安因表现良好获得减刑,于 2007 年 6 月假释出狱。重获自由的凯沃尔基安继续活跃在公众视线中,不断通过发表演讲、撰写专栏文章、参加电视节目呼吁安乐死合法化[1]。2008 年,凯沃尔基安作为密歇根州底特律市的独立竞选人竞选国会众议员,以对抗"剥夺美国人选择死亡权利"的最高法院,但以失败告终。2010 年,影片《死亡医生》再现了凯沃尔基安为患者争取"死亡权利"所做的种种努力。

安乐死的中国经验发生在陕西汉中,患者夏素文,长期患"门脉性肝硬化",1986 年 6 月 11 日病情恶化,送入陕西汉中市传染病医院肝炎科,6 月 19 日出现肝肾综合征,生命垂危,儿子王明成,女儿王晓玲为减轻其母的极度痛苦,强烈请求肝炎科主任蒲连升为其母注射冬眠灵,致使其母死亡。随后,陕西汉中市人民检察院以故意杀人罪起诉蒲连升、王明成,两人均被收审,经四年的审理,1990 年 5 月 17 日,汉中市人民法院做出判决,宣告两人无罪。该案曾轰动一时,被称为中国第一例安乐死案件。其后,死亡选择话题成为社会风暴眼,中国社科院哲学所发起了安乐死讨论(1987 年),1988 年在上海召开了"全国首届安乐死社会、伦理、法律问题学术研讨会",随后触发全国性大辩论。时任全国政协主席的邓颖超也参与辩论,1989 年 10 月 6 日,邓颖超委托秘书向党中央报告:"一个共产党员在死时再做一次革命,当我生命快要结束(器官衰竭)时,千万不要用药物来抢救(放弃治疗),那是浪费人力和物力的事,请组织批准给予安乐死。"此后,安乐死由医学命题转为社会观念命题。1994 年 10 月,中国自愿安乐死协会成立,随后发布了协会章程。1996 年 3 月,八届人大三次会议上,170 位人大代表提出 9 份推动安乐死立法的大会提案。

著名作家史铁生脑出血后实施尊严死的事件给社会一个灵魂的震撼,一个豁达生死的示范。2010 年 12 月 30 日傍晚,史铁生静静地躺在朝阳医院急诊区的手推板床上,呼吸微弱,命悬一线,后转院至宣武医院,著名神经外科专家凌锋教授将人可能救过来,但生活质量会很低的预后告知了史夫人,没有太多的解释,她随即告诉凌锋大夫,放弃一切介入性的急救举措,她平静地签署了停止治疗的知情同意书。史夫人说,这不是她即兴的决定,而是史铁生生前郑重的生前预嘱。根据这份预嘱,史铁生还捐献了他的肝脏和角膜,9 个小时后,史铁生的肝脏、角膜在两个新的生命体中尽职地工作,铁生的生命依然在欢快地延续。在史铁生的追思会上,时任卫生部副部长的黄洁夫教授深情地说:史铁生 23 岁就下肢瘫痪坐到了轮椅上,无法像我们一样站起来生活,但是,他的死让他高高地站了起来,而且站到了中国人的道德高坡上。诚然,史铁生的死是一个示范,我们完全可以像他一样坦荡地、从容地、诗意地、利他地死去,而不是惶恐地、焦躁地、慌乱地、凄惨地踏上生命的归程[2]。

尊严死不等于"安乐死",而是让患者在临终时能有尊严地离开。实施尊严死没有安乐死那么复杂,需要签署一份不予复苏(DNR)的"生前预嘱",这是一份在本人清醒时自愿签署的一份法律文件,表达本人在生命末期希望使用什么类型的医疗照顾,包括使用生命支持治疗(气管切开,心肺复苏,

〔1〕 迈克尔·拉尔戈. 死亡大辞典. 赵娟娟,衣光春,史培华,译. 北京:新星出版社,2011:257.
〔2〕 王一方. 送走落日,迎来星辰——有一种死亡叫优雅. 中国青年报,2011.2.28:2.

电击)以及如何在临终时尽量保持尊严。"生前预嘱"必须至少有两位成年人签署见证,他们不能是患者的亲属和配偶,也不能是患者的遗产继承人和医疗费用的支付者。生命预嘱的由来是1976年美国加州通过《自然死亡法案》(Natural Death Act),允许不使用生命支持系统延长不可治愈患者的临终过程。也就是允许患者依照自己的愿望自然死亡。不久,美国各州相继颁布法案,以保障患者的医疗自主权,生前预嘱作为这项法律的配套文件应运而生。中国的生命预嘱文本与程序由"选择与尊严"网站与"生命预嘱推广联合会"发起与组织,需签署文件,"我的五个愿望":我要或不要什么医疗服务?我希望使用或不使用生命支持治疗?我希望别人怎么对待我?我想让我的家人和朋友知道什么?我希望谁帮助我?[1]

无论如何面对死亡的降临,公众的死亡教育都迫在眉睫。美国的第一门死亡教育的正式课程1963年春季由罗伯特·富尔顿在明尼苏达大学开设。文学艺术作品中的死亡是最鲜活的教案。如今死亡学课程分化为死亡哲学与死亡伦理学、死亡心理学、死亡社会学、人类死亡学、临床死亡学、死亡政治学、死亡教育学。核心命题是我们需要怎样的死亡意识和救助期望?[2]

2003年,伊丽莎白·库伯勒·罗斯的《论死亡与濒临死亡》入选巴诺书店评选的"改变美国历史进程的20本书",《时代》周刊称赞作者罗斯是20世纪最伟大的思想家之一,她的研究改变了人们对于死亡的茫然无措,促进了社会对患者弥留之际的关怀,如临终关怀、安宁照顾。这是一部具有拓荒意义的图书,作者罗斯是一位心理医生,长期研究患者临死之前的躯体和心理状态,她尖锐地指出,没有人与她一道真诚地对视那双临终的眼睛,她呼唤人们坐到濒死患者的床前,倾听他们的心声,同时呼请医生打破职业偏见,走出治疗中心论,聆听患者心灵深处的诉说。该书最大的贡献是厘清了死亡过程的心理接纳机制,即著名的五阶段学说:拒绝-愤怒-挣扎-沮丧-接受。她的学说现今已被广泛接受,成为一种常识。由于死亡的心理表征在医学、心理学发展的漫漫长河里一直被忽视,因此,她的学说具有划时代的意义。

在德国,生命终末期服务包括帮助临终患者认知已经进入生命终末期的现实,把握现实;控制痛苦,如缓解晚期癌症患者的疼痛;满足患者生理、心理需求,爱好;满足患者的亲情需求;建立良好的医-患、护-患关系,以及弥留期疗护。在新加坡,生命终末期服务包括在充满人性温暖的氛围中,为生命终末期患者提供适当的躯体、心理、灵性服务与照顾;为参与终末期照顾的医护人员提供心理、灵性服务的培训与指导;研究生命终末期患者痛苦的症状及其原因,提供个体化的服务与照顾;协调好居家护理、医院、临终关怀组织的服务衔接。

生命最后的岁月总是匆匆忙忙,没有时间叩问何为善终?何以善终?中国人传统的"善终"理解是在可预知的自然故亡中,只有衰弱,没有太多的痛苦和急救技术介入。临终时节,亲人绕膝,诉说衷肠,爱意融融,交代最后的遗言,了却最后的遗憾,揭开最后的心结,放下最后的心事。然而,临终时节,一切都显得实而具体,关注于抢救的程序,后事的嘱托,遗产的分割。我们不曾凝视那双临终的眼睛,浑浊的眸子突然一亮,给我们讲起他毕其一生的感悟,医生和家人会毫不理会,规劝老人不要想那么多。我们坚信躯体的衰弱必定带来精神的衰弱。其实,那双临终的眼睛在与死神的对峙中能洞悉人生的最后真谛。逝者的遗憾就在于没有在最后关头从容地把对人生的感悟说完。

死亡是生命的归宿,死神的最后召唤是不可抗拒的,生命对于每一个人来说,都不是"有无"问题,而是"长短"问题、"高低"问题、"轻重"问题。因此,"向死而生"不仅是一个哲学命题,也是世俗命题,如同蒙田所说,与其被死神穷追猛跑,不如停下来,与死神对酌,与死神达成某种妥协,在有限的时空里摆脱尘俗,做出一些无愧于自己生命的事功来。因为死神总是铁面无私,地无分东西,人无分贵贱贫富,归期来临,一律发配"西海"。即使有世间最先进的设备,最优秀的大夫也无济于事。此时,坦然地接受死神的邀请,和他一齐驾鹤西行,实在是人生的最后一次壮游。

第三节　医生与死亡

医院里的死亡事件有三重境遇,由此引出三类医者不同的体验与省思。

其一是患者之死,这是一种"他者"之死,现代医学的价值谱系中,自我与他者是断裂的,客体知

---

〔1〕 罗点点. 我的死亡谁做主. 北京:作家出版社,2011:50-74.

〔2〕 傅伟勋. 死亡的尊严与生命的尊严. 北京:北京大学出版社,2006:11.

识与主体情感很难媾和，所以，医者对他者死亡的冷漠不仅可能，而且必然，一切伦理、道德都是自我与他者争斗时谋求和解的产物。儒家文化讲求"以己度人"，每一桩他者之死都类同于丧亲和自我的死亡，其实行为上很难做到。西方哲学重视"他者"境遇的研究，讲求"以人鉴己"，对象化的他者是镜子，照见的是自我的灵魂开阖与升降，自我对于死亡的解放只能通过他者死亡的理解而实现。所谓"见苦知福"、"见死彻悟"。

初级医生面对临床死亡有震撼感，因为临床死亡的无限丰富性完全超越教科书的技术教育范畴，让医者的心灵为之震撼；同时伴有有失败感、挫折感，死亡宣告医疗救助无效，心情犹如战场上战败的战士。感叹医学如此无能，职业尊严受挫；更有无助感、无力感：医学是助人的职业，如今兵败而归，助人不成，自己也无助起来；还有忧郁、无奈、不忍，惋惜与遗憾之感，大多受患者家属情绪的感染。也会闪过几丝反省与内疚：反思为何"愈治愈糟"、"越忙越乱"。免不了还有深深的倒霉感，害怕（恐惧）感：觉得自己运气不好，摊上危重患者，回天无力，担心患者家属不理解，怪罪、责罚自己。会表现出无言，逃避，烦恼与麻木，深知再怎么努力也救不活患者，也难以得到家属的肯定。自信心、同情心、悲悯心衰减，不如得过且过，任其自然[1]。

然而资深医生面对临床死亡的态度是适度关切，自我保护，表现出平常心，生死是自然规律，坦然面对，处乱不惊，已尽己责，问心无愧。有意撤出情感牵挂：理性与情感切割，侧重于经济考量。观念上坚守视病如友，不接纳视病如亲，保持距离，以求心安，以防情感过度颠簸。对医学的极限与能力早有评判，失治在意料之中。身经百战，激不起更多的心灵震撼。

其二是亲人之死，这是一种"你"之死，你-我关系显然比自我与他者的距离小，亲情、友情、爱情消解了医者客观性、客体性的坚硬立场，逐渐进入"你-我同心"的境遇。

医生面对亲人、挚友的亡故，常常会表现出极度的悲伤，视亲情程度而定，但悲痛程度大于患者的死亡；同时会有内疚感，觉得身为医生无法救疗亲人，深深自责；行为举止流露出矛盾（心理，行为），在许多临终处置上陷入两难，积极救助与无谓

救助，减轻痛苦与增加痛苦。会极度遗憾：无力回天，亲情割裂，无缘再见。陷入反省：自己的行为是否存在失误、差错、不周、存在纰漏，不果断、迟疑。

其实，每一位医生都有疗亲的体验。当至爱亲朋来到病房，患者不再是陌生的"他"（对象化的客体），而是与自己情感息息相通的"您"。此时的诊疗关系不再是商业契约所能承载的知识、技能服务关系，而是高度情感化、主体化的双重决策，技术决策思维的"高技术比低技术好，新技术比旧疗法好，贵药比廉药好"即刻发生了动摇，代之以"风险及不良反应尽可能小，支付、耗时尽可能小，诊疗感受尽可能舒适"的人文准则，原本用于他者的坚定、刚性诊疗方案变得柔软、踌躇起来，甚至瞻前顾后，犹豫不决。医疗目的与境遇的重新思考与排序：更关注无痛苦、无牵挂、无遗憾、有尊严、有灵性的治疗与别离。

这里讲述一位资深大夫丧亲的故事。主人公出生于医学世家，父母都是资深的大夫，当他姥姥结肠癌晚期生命垂危时，他与医学专家的妈妈如此商量着对策："姥姥今天晚上可能过不去"，"是不是到医院去呀？在家我们该怎么办？""不用去医院！！！"最后关头，妈妈把头凑到姥姥耳边，他以为妈妈会说："您坚持住，病会好起来的！"而妈妈却这样对姥姥说："妈妈，您放心去吧！我们会照顾好自己的。"姥姥听懂了妈妈的话，微微点了一下头，眼角流下一行泪水，眼睛慢慢地闭上了……[2]

在杭州，一位医学博士成全父亲自然死亡的故事引发热议。2011年，对生命有如此深刻体验的老人陈有强被查出恶性肿瘤晚期。而他那从医近20年的医学博士儿子陈作兵并没有选择积极治疗，而是让父亲安享最后的人生。回故乡，与亲友告别，享受故乡山水的秀美，体验种地的乐趣，这位78岁的老人尽情享受人世间的快乐与温暖，然后安然离世。陈作兵认为，"活的是质量，而不是几天行尸走肉的生命，死也是有尊严的[3]。"

其三是医生之死，这是一种"我"之死。

2006年，赵可式以患癌之躯访问了40余位医生，写下《医生与死亡》一书，书中讲述了一位濒死医生的故事，他姓王，是一位德术皆优的肿瘤科大夫，50岁时被检查罹患了胰腺癌，接受各种根治性治疗，痛苦不堪，但病情稍有好转就回到病房为患

〔1〕赵可式. 医师与死亡. 台北：宝瓶文化事业有限公司. 2007：35-60.
〔2〕张威　罗点点. 死亡如此多情. 北京：中信出版社. 2013：111.
〔3〕马金瑜. 放弃治疗安享余生——医学博士为父亲作最后选择. 南方都市报. 2012-05-17：07版.

者服务……穿越恶疾,他的心绪十分矛盾。一方面自知来日无多,希望多与亲友联系,更重视亲情友情的牵挂。另一方面,他希望以最有尊严的面目示人,当他在疾苦与治疗折磨时,他拒绝亲友的访问,以免让他们目睹自己虚弱与憔悴的病容。一方面觉得身为医师,要始终保持职业的荣耀,时刻坚守在医疗岗位上,一直到生命的终点,如同战士死在战场上,另一方面,他又深知行医是一项高强度的劳作,会加重病情,而且自己的病容会被患者窥探,知道自己身患绝症,会降低患者对自己的信任感。一方面告诫患者要顺从、配合医生的治疗,严格遵医。另一方面,他自己却是一位不严格遵医的患者,对于主治大夫的治疗方案常常有所更改。还瞒着主治大夫。一方面拒绝患者的安乐死请求,并以不合法来制止患者的思绪。另一方面,他在自己遭逢巨大痛苦时,希望有人来帮助他解脱,打一针就睡过去,不再醒来。一方面以院为家,并认定病后就应该住到医院接受正规系统的治疗。另一方面,他患病后深怕住进医院,一直要求回家治疗,并认为家才是天堂。一方面常常鼓励患者要鼓起斗志与病魔抗争,自己也表现出不屈不挠的劲头。另一方面,他常常感到羸弱,希望与命运求和,向死神投降[1]。

面对死亡,反思现代医学培育敬畏与悲悯、恩宠与勇气,倡导新的生死观,医学观,促进职业精神升华。我们常常面临过度医疗与医疗不足的两难,无法准确把握。我们体会到治病容易医人难,疗身容易疗灵难,照顾比治疗更重要,陪伴比救治更重要。面对生死困局,仅有技术是不够的,仅有爱也是不够的,要帮助患者建构新的自我,坦然、豁达地接纳痛苦与死亡。肿瘤病房、安宁疗护病房、ICU监护室,面对生命终末期的患者,医生常常会默默地问自己:此时我还能干什么?似乎医生的干预角色、拯救使命变得扑朔迷离起来。诚然,一旦进入生命终末期,恶疾不再只是细胞、组织、器官的病理变化,而是身-心-灵的蒙难,痛苦不再只是肉体的疼痛与止痛问题,而是熔炉般煎熬的精神苦楚,如恐惧、忧伤、沮丧、生命的张望与绝望。反思技术时代的死亡与救助,呼唤与重建新的、豁达的疾苦观、生死观、医疗观。此时,不仅是医生,还有患者,都必须告别倔强的干预模型,坦然接纳姑息顺应模型,实现功利搏击到心灵澄澈的转身。此时,医护者不再是永不言弃的救治者,也不甘做一半无奈、一半敬畏的见证者,变身成为有德、有灵、有情的陪伴者,通过叙事或谈话方式完成生命救渡、救赎的使命。此时,生命不仅是一个技术事件,还是一个精神事件,一个认知生命、理解生命、彻悟生命、接纳死亡、灵然独照的精神升华仪式,同时让医患双方在陪伴中与死亡达成和解。

叙事医学将死亡从急救医学、ICU的技术氛围中解救出来,为陪伴者的医疗价值和工作内涵提供了有益的拓展。叙事医学帮助医生走出沮丧、恐惧、逃离心理,完成从救治者到陪伴者的转身,为茫然无措、无言以对情形提供现实的指导。此外,陪伴的细节叙事有利于安抚指标的发现与优化。从而发展有品质的陪伴,陪伴的经历对于陪伴者可能产生了积极的疗愈作用,并促进其灵魂的净化。作为新的医疗角色,陪伴者面临的问题十分复杂、棘手,一是如何跳出纯技术语境,转入灵性语境?二是陪伴者灵性语境的开启,话题、语汇、语气、道具,陪伴形式(陪他,陪你,陪自己)的多元关照。三是从陪伴到相伴,从相伴到相依,陪伴者恩宠满溢,通过陪伴获得自身的灵性成长。四是在生命终末期抵达的"灵然独照"的境界,完成"善终与送别"。本质上是一种新医疗观的确立,明确安宁缓和疗护以提升患者生命品质为诉求,而不是以延长患者生命长度为诉求。同时确立新的诊疗价值,认识到绝症患者离世不是医疗的失败,生命终末期未能得到陪伴和安抚,无法通过安宁照顾安详离世才是医疗的失败。

生命的善终就是恩宠中往生,如同鲍尔弗·芒特(Balfour Mount,加拿大安宁照顾运动的倡导者)所言:"临终即疗愈"。恰如索甲仁波切的感悟:人只有在死亡中才能疗愈了自己的灵性。诚然,陪伴者的意义就是开启灵性,引领灵性。完成生死沟壑的跨越,由混乱、诚服到超越,实现诗意、灵性地往生[2]。

在中国,医生常常必须充当安魂者的角色。在一个缺乏灵魂皈依(宗教)氛围的社会,医生的确别无选择,需要承担患者与家属身-心-灵的安顿义务。尤其在弥留之际,在生死桥头。我们需要走出技术万能的魔咒,因为机器意志、工具理性永远也无法取代人性的甘泉。

每一位医生都应该直面死亡,咀嚼死亡,因为

〔1〕 赵可式.医师与死亡.台北:宝瓶文化事业有限公司.2007.7;123-124.
〔2〕 凯瑟琳·辛格.陪伴生命——我从临终患者眼中看到了幸福.彭荣邦,等译.北京:中信出版社.2012.5;186.

死亡不只是发生在急诊室、手术室、癌病房、ICU监护室里的临床事件，还是一个哲学事件，甚至是精神事件。技术、金钱可以重新定义死亡（死亡就是关机时间），但无法安顿躁动的灵魂。现代医学需要医学哲学向度的启蒙和教化来完成对疾苦、衰老与死亡的坦然顺应和超越。

我们必须深切地反思死亡哲学的贫困，发生在当下的越来越多、且越来越残暴的医患冲突案件表明，公众对高技术装备，大量吞噬金钱的现代医疗机构无力战胜死亡表现出极度的不理解和强烈的不满，人们无法接纳"人财两空"的结局，于是一切死亡都是非正常死亡、都是不正确操作、不正当、不道德动机造成的医疗责任事故，都是医学、医生的失误。对此，任何法律判决、行政仲裁、第三方调解都无法安抚这种社会的集体"躁动"，亟须生死哲学、叙事医学的柔性疏解。

第四节　死亡与医学的现代性

在我们今天这个技术崇拜的时代里，不仅"死亡是什么"需要重新定义，同时，"我们如何死亡"也在重新建构，死亡的意义更需要重新诠释。死亡已经绑定医疗技术，尤其是器官替代与支持技术，从某种意义上讲，今天的死亡就是关机时间，抑或是停药停电时间，而不是生物器官或生命体的瞬间自毁进程，意念中的油尽灯灭、寿终正寝，宗教及民间传说中的阎王爷、上帝或者死神"吹灯"的时辰。ICU技术延长了死期，使衰竭的生命垂而不死，多米诺骨牌，斜而不倒，造就了"不死不活"的植物人境地。即生理性、生物学意义的存活，思维、情感、尊严丧失的社会性死亡——持续性植物状态（persistent vegetative state，PVS）。

现代医学无时不在挑战着死亡的必然性，但迄今为止，现代医学并没有能改变人的必死性。不过，社会的进步，战争、动乱、饥荒频率的降低、急性传染病防治控管水准的提升、生命管理、生命风险控制技术、延缓衰老技术与长寿规律的探索，减少了瘟疫对于人口早夭的威胁，增加了长寿人群的比例，也开启了与死神讨价还价的空间，培育了得寸进尺的超级长寿、继而不死的欲念。现代医学还试图超越死亡的偶然性，同样，现代医学至今也并没有彻底超越死亡的偶然性，不过，应该承认现代急救技术增加了起死回生的机会，器官功能替代技术（ICU）可以延续衰败器官的功能，在人-机混合生命状态下，垂死的生命可以获得长期苟延，衰败的生命获得生物学意义上的"存活"，开启了临床上逢死必救、永不言弃，所谓1%的希望，100%的努力，决战死亡的信念和人人都能安享天年的欲念，也引爆"生存"意义的大讨论，生物学意义上的苟活与"全人"意义上的存活的交锋。也引出"苟活"代价的考量，这样的苟活不仅患者承受着巨大的身心痛苦，家庭与社会必须牺牲十分稀缺的生活资源去承担巨大的医疗技术支付，满足"穷生富死"的心理诉求。开放生命终末期救助节目的自决性、选择性，滋生出"尊严死、放弃救助（DNR）、灵性照顾、慈善助死"等伦理话题和安宁缓和医疗制度的尝试。

我们有必要质疑现代医学的"单行道"式的救治选择，其宣言就是"永不言弃"，正是这一顽强的职业信念将医学逼入一条卒子过河的单行道，它是典型的战士思维，而非将军思维。很显然，"永不言弃"反映了一种当代的恋生、恶死社会意识，甚至是一种生命观。很容易助长当下社会对医学功能的过度期许和畸形想象，一旦不救，就是医者背弃了诺言，就应该追究他们的忠诚，使得悉心救助的医护人员置身于道德审判席上，甚至还成为一些人医疗欠费的道德辩词。其基本点是对死亡的恐惧与拒绝，零容忍，一切死亡都是非正常死亡，都是不正当的，人人都幻想长生不死，信奉好死不如赖活，这种意识在高技术医疗格局下得到了强化。要知道死亡是生命的一部分，是再自然不过的人生节目，相当多的死亡属于生命个体的自然凋零与寿终正寝，无需医疗技术的介入，要通过正确的生命教育让人们消除恐惧，学会坦然接纳，顺从自然归途，而且，对于极度痛苦（如癌痛）者来说死亡是疼痛的终结是最有效的止痛药。

如何正确看待现代急救技术及人工生命支持系统的功能也是当下医学必须回答的一个难题。一方面，这些高新技术解除了临床上许多可逆性的生命危象，使之转危为安，另一方面，也使得不可逆的死亡进程人为地延长，不仅延续了临终者的痛苦，也剥夺了他们的尊严。无疑，人工生命支持系统还颠覆了死亡的定义，开辟了"不死不活"的生命境地，引发了死亡标准、生命尊严、死亡权利和植物人救助可能的伦理争论。也引起健康经济学的关注，现代医疗福利体系不仅面临"看病难、看病贵"的制度设计难题，还面临着"死不得、死不起"的伦理困境，据推测，80%的医疗资源用于支付最后半年的医疗消耗、救助与维持生命的费用，需要巨大的社会财富参与，还需透支将逝者亲属未来的生活和幸福，不惜一切代价抢救或维持已经衰败的个体生命,价值几何,意义何在? 需要更加理性地思考和评估。

技术时代、消费时代充满着特例,有人凭借财富、地位享受更充分的生命支持技术,获得更多不老、不死或缓死的权利。而且,和平年代,每一次死亡都是独行的孤旅,没有精神的伴侣,没有灵魂的慰藉,没有人性的呵护,即使机器环绕,也是冰冷的"温暖"。生命尊严的意念超越技术,浮现在人们面前。尊严就是活得有意义、有价值、有品质,有目标的体验和显示。不在生命的长短。以生命的厚度、纯度、豁达去冲兑生命长短的忧虑。

无疑,在这个技术与物欲双重纠结的时代里,医学遭遇着"人-机复合生命"的死亡,安乐死,尊严死等崭新的命题。是否"一切死亡都是病魔作乱的非正常死亡"? 为何衰老也被界定为疾病,如阿尔茨海默病? 都有抢救的空间,都应该借助技术的力量予以抵抗和阻断。再也没有圆寂,没有寿终正寝,唯有高技术抗争。救过来,皆大欢喜,救治失败,无限遗憾,人财两空的局面更是无法接纳与平衡,于是便很自然地归罪于医生的误治、失职、医学的无能。最为尴尬的是造就了技术支持下生存的植物人状态,欲生不能,欲死不甘,家人与社会投入巨大花费,而患者的生命质量与尊严低下,这就引出了慈善助死的话题。

死亡面前,医生是作为还是无为? 成为一个现代性的问题。理想的医学与好医生不是能够战胜死神,超越无常的知识体与技术人。而是认同、并艺术化地,即柔性、温暖地,而不是冰冷、生硬地帮助患者接纳人的必死性,认同诊疗过程中无法调和的无限危机与有限治疗之间的矛盾,认定道高一尺,魔高一丈,一面与死神决战,一面与死神讲和。同时在生命终末期尽力尽责救助、维护濒死者尊严,给予临终关怀、灵性照顾、安抚家人情绪,给予哀伤关怀的人。是认同、并帮助病家接纳无常的死亡、死亡降临的偶然性,接纳起死回生、死里逃生、寿终正寝的多种可能,同时在生命终末期创造更大的复活几率,通过有效的生命管理、危险因子控制,培育更多的寿终正寝几率,让更多的人能够逢凶化吉,死里逃生,安享天年,继而通过生命教育,明了生命的五大向度,它不仅有长度,还有宽度、厚度、温度、澄澈度,从而滋长对于生命的感恩之心、悲悯之心、敬畏之心、豁达之心。

在西方,"好死"作为一种文化约定,包括六个方面:一是无痛苦的死亡,二是公开承认死亡的逼近,三是希望死在家中,有家属和朋友陪伴,四是充分了解死亡,把它作为私人问题和事情的终结,五是认定死亡是个体的成长过程,六是认定死亡应该根据个人的爱好和态度做安排[1]。然而,现代医学却片面地倚重抢救术、ICU维持生命技术,就些技术本质上是一种"协助偷生术"(抢救的要害在"抢")。假定的竞争者都是上帝或者死神。既然是"协助偷生",前提还是必须接受和顺应死亡的自然事实的,干预总是有限的,有条件的,而不是万能的。ICU技术其实无力改变人类对于死亡的基本境遇,即无奈、无能中寻求偷生、抢救的希望,这样看待死亡不是消极被动的,恰恰是一份豁达。技术无端干预无异于凌迟,在中国传统文化语境里,生死之别的优劣还发生在"速率"的维度,快速、流畅的词汇与感受总是乐事,譬如"快乐"、"快活",死亡也是一样,最残忍的死刑形式是"凌迟",让受刑者慢而痛苦地死去,此时,他的最大愿望是速死,恳求刽子手给他致命一刀,让他痛快地死去。在技术时代,各种器官替代技术维持着许多衰竭的躯体,一种人-机混合生命状态,使死亡过程人为地拉长,这种境遇无异于技术凌迟。

人们不禁要问,生命何以神圣? 答案是生命神圣包含两重意思,一是生命无比圣洁,二是生命的历程神秘莫测。生命之花如此美丽,又如此凋零,生命之火如此炽热,又如此微弱,生命力如此坚强,又如此脆弱,人类生命如此伟大,又如此渺小,因为神圣,才会有对生命的敬畏。尽管医学有新知、有奇术,但人的生命总是无常,虽然疾病可防可治可救,但生命的进程绝对不可逆。现代医学如此昂扬、自信,也如此无力、无奈,究竟是道高? 还是魔高? 无法言说,"膏肓"之幽,"命门"之秘,无法抵达。人生本是一条单行道,途中也会有若干类型可以选择,譬如赖活好死,好活赖死,赖活赖死,最佳的境遇当然是好活好死。总之,生命不过是一段旅程,肉身无法永恒,死亡是肉体生命的归途。

(王一方)

思 考 题

1. 分析当前恶性医患冲突(大多由患者不治身亡而引发)中的生死观迷失(死不得,死不起)。

2. 通过个体直面生死的体验(如亲历亲人、朋

〔1〕 席修明,王一方. 对话 ICU:生死两茫茫. 读书,2011,3:53.

友亡故、送别场景）、阅读生死主题小说、电影、戏剧　　的经验（文学叙事）谈"我之生死观的确立"。

延伸阅读书目

1. 伊丽莎白·库伯勒·罗斯. 死亡与濒临死亡. 邱谨，译. 广州：广东经济出版社，2005.

2. 罗点点等. 死亡如此多情. 北京：中信出版社，2013.

3. 阿尔伯姆. 相约星期二. 吴弘，译. 上海：上海译文出版社，2001.

4. 凯瑟琳·辛格. 陪伴生命. 彭荣邦，等译. 北京：中信出版社，2010.

5. 玛姬·克拉兰等. 最后的拥抱. 李文绮，译. 北京：华夏出版社，2012.

第二章　医学中的身体

医学是以人的身体作为研究对象的学科,每个时代的医疗观都由同时代的文化对身体的态度与价值所支撑。身体在医学世界观中占据最重要的位置,医学对于身体的看法塑造了医学世界观的其他部分,例如疾病和健康的性质。

第一节　医学中身体观念的演变

历史上,医学对于身体的看法和描述并非是一个接一个地相继出现,它们在很长时间内彼此共存、相互交织,就连最古老的观念也都或多或少地改变了模样,流传下来。

一、与自然一体的身体

在理解人的健康与疾病时,希腊医学传递出的身体形象在两千年间一直主宰着医生、精英人士以及普罗大众对人体的认知和想象。在苏格拉底之前的希腊哲学是自然哲学,哲学家都是宇宙的探索者,他们认为宇宙是一个整体,人自然地处于宇宙之中,是宇宙的一部分,可以用同样的原则加以研究。恩培多克勒(Empedocles,希腊文 Ἐμπεδοκλῆς,483-435 年 B.C.)是这一时期最重要的思想家之一,他认为世界由 4 种元素组成——火、水、(以太)气、土,每一种元素都有自己的特性——热、冷、干、湿,这几种物质相互影响,相互制约。

对应恩培多克勒的四元素学说,希波克拉底学派的医生认为人体是由 4 种主要的体液组成,该学派的一般病理学也是有关体液的。正如《论人性》(第四章)中所说:"人的身体内有血液、黏液、黄胆、黑胆,这些元素构成了人的体质,通过这些元素人便有痛苦的感觉或享有健康。这些元素的比例、能量和体积配合得当,并且是完善地混合在一起时,人就有完全的健康。当某一元素过多或缺乏时,或一元素单独处于身体一处,血与其他元素不相配合时,便感到痛苦。"[1]

四体液与四元素具有相类似的特性,这些特性可以很好地解释一些生命现象,比如体温、肤色和肌理。血液使身体发热,湿润;黏液使身体变冷,潮湿;黄胆汁使身体发热,干燥;而黑胆汁则可产生寒冷、燥的感觉。每种体液都有各自的色彩:血液是红色,黄胆汁是黄色,黏液是白色,而黑胆汁是黑色。这些差异与身体的外表息息相关,解释了为何人类会有白色、黑色、红色、黄色这些不同的种类,为何某些个体的肤色偏浅,而另一些则偏黑、偏红或者偏黄。体液的状态还可以解释个体的性格与脾气:人的脸色红润通常指多血,说明他富有生气、活力,身体强健;易怒的脸色说明此人因受胆汁过多的折磨而火气大;人若寒冷、苍白,说明他黏液过多;样貌黝黑者,说明体液阴暗,因黑胆汁过多而性情悲伤。在人类无法直接通达皮肤以下的世界时,这一学说解释了生理学,以及生理学与心理学之间的丰富关联。

体液理论还解释了从健康到患病的过程。当四种体液完美地平衡着的时候,即体液之间的比例、作用和数量都恰到好处,人就是健康的;一旦平衡被打乱,即体液不调,疾病便发生了。疾病不是由神的力量,也不是由现代意义上的病原微生物引起,而是由机体内部紊乱引起的,或者说是由生理原因引起的,这种关于疾病的认识主导了从古希腊到中世纪和文艺复兴时期的医学。

体液理论预示着一个关于身体的整体观念。体液的平衡与否反映在气色、气质、性情以及健康状况上,它们构成了相互作用、相互联系的系统。尽管有时候紊乱只限于局部,整个机体还是会受到交感作用的影响,体液调理的经受者必定是整个人,而不仅仅是受疾病侵袭的某一个部位。随着理论的发展,"动物灵"——主宰着营养和生长,"植物灵"——主宰感觉、感受和情感,"智慧灵"——主宰着大脑的活动,逐步被加入到体液学说中。这些

---

〔1〕 阿尔图罗·卡斯蒂廖尼.医学史.程之范,甄橙,译.南京:译林出版社,2013:150.

"微妙的液体"极为精细、轻盈,犹如空气,它们穿越身体,起到了生命的呼吸作用,借由彼此将生命的器官联结于一张巨大的交流之网中[1]。

体液理论进而为体质病理学打下了理论基础:每个人的体内,都有一种体液是占据主导地位的,因此每个人都有其个体的体质,某种疾病困扰着某人,他就会以他的体质所决定的方式去经受病痛,治疗对于每一个病例而言也必须是针对其体质的。

在希波克拉底学派的观念中,不仅体液之间相互影响,体液与身体之外的宇宙也存在着广泛的交感。大自然中的一种元素、一个物体、一种颜色、一丝气味、一种形状都对器官、伤痕及紊乱等产生影响。通过体液错综复杂的交融混合,人与世界之间建立起了相互的关联。《论食物》中写道:"一切都建立在液体统一会合的基础上,一种统一的和谐,统一的交感的基础上。"[2]天体的运动、季节的周期以及饮食都会影响体液的运行,例如液体的支配力受季节影响,产生了在春秋两季清导和泻下的疗法。人的身体被模拟成一个小宇宙,与大宇宙之间存在着千丝万缕的关联,主要表现为身体与星体之间的联系。以黄道十二宫为标志的行星掌控着人体体液的运动,正如它们控制着自然界的液体运动一样。身体被编织进与宇宙的关系网络中,与宇宙不可分割。当平衡失去时,人的身体功能会借助自然的力量重新恢复平衡,医生的任务就是配合自然的工作,尽快恢复人在世界中的恰当位置。

二、与自然分离的身体

从上古时代起,每个族群都对人体的内部构造有一些了解,战争和日常宰杀动物为此提供了机会。但是解剖人体以增进知识从来不是医学界普遍接受的观念。希波克拉底学派的医生几乎不从事人体解剖,很多假说没有确切的解剖学知识作为基础,动物解剖是解剖知识的唯一来源。解剖死人,甚至可能以活的奴隶做实验,首先在希腊化时代埃及的亚历山大城发展出来,希罗菲勒斯(Herophilus,330~260 年 B.C.)与埃拉希斯特拉特斯(Erasistratus,330~255 年 B.C.)做过解剖研究,他们的著作虽然有名,却没有流传下来。解剖动物,并把动物解剖的研究应用于人体,在这方面,盖伦(Claudius Galen,138~201)无疑比任何前人都成绩

卓越。并且由于他对身体的看法——身体只不过是灵魂的工具,与基督教的教义相符合,因此很快得到教会的支持,奠定了直到文艺复兴时期其学说不可撼动的权威性。他基于动物的解剖学观察被视为唯一的经典,任何质疑都被视作异端。

人体解剖学在医学教育中的地位一直微不足道,直到孟帝纳(Mondino de'Luzzi,1275—1326)那一代,受过教育的医师才开始认为解剖学是医学的重要基础。于是,专门为人体解剖建造的礼堂出现了。公开的人体解剖集奇观、教学与教化于一身,由医学院教授主持。西方史载第一次公开的人体解剖,大约是在 1315 年进行的,就是由孟帝纳教授在意大利博洛尼亚大学医学院主持的。这是一种以书本为依据的解剖学,目的在于印证的那些以盖伦的理论架构组织起来的知识,学生没有亲自动刀的机会,甚至不能看见多少实物。

博洛尼亚大学的做法很快就散布到意大利各地,艺术家如达·芬奇(Leonardo da Vinci,1452~1519)也开始解剖人体,他怀着一种新的,但也是古老的思想,即只有对人体本身进行研究才能认识完全的美,如不直接研究人体,就不能成为艺术家。他在解剖领域表现了非凡的直觉和天才,"应被认为是第一个客观地考察人类解剖学和不受盖伦传统影响的人,……但他的手稿仅有少数几个人知晓,而且大都不是医生[3]"。

维萨里(Andreas Vesalius,1514~1564)改变了这种情况。1543 年,他发表了划时代的著作《人体的构造》(De humani corporis fabrica libri septem),这部卷帙浩繁的巨著,配以精美的插图,打开了解剖学研究的大幕。维萨里以丰富的实地解剖经验,对人体的骨骼、肌肉、神经、内脏、血管等进行了细致的描述,虽然他的观察和描绘并不都是正确的,但他的工作撼动了盖伦的权威,培育出一种新的研究风气,即摆脱教条主义束缚,以独立观察作为知识的来源和依据。

《人体的构造》的问世,还标志着在西方认识论中,身体与宇宙开始逐渐分离,尽管这一代人的作品中充斥着大量模棱两可之处,展现出过渡阶段的特点。例如,达·芬奇提到自己打算写的是论述"小世界宇宙形态论"的解剖学著作;维萨里称,小宇宙是古人为了与宇宙各方面相呼应所恰当认识

〔1〕 阿兰·科尔班. 身体的历史. 杨剑,译. 上海:华东师范大学出版社,2013:154.
〔2〕 阿尔图罗·卡斯蒂廖尼. 医学史. 程之范,甄橙,译. 南京:译林出版社,2013:150.
〔3〕 阿尔图罗·卡斯蒂廖尼. 医学史. 程之范,甄橙,译. 南京:译林出版社,2013:423.

的人体;威廉·哈维(William Harvey,1578～1657)将心脏定义为"小宇宙的太阳"。[1]但解剖学带来的是一种断片模式,它不处理整具规则的身体,而是处理划分出来的各个部分,它确立了本质上为固体的那些表现形式,这种变动将作为人体组织中心要素的体液撇在一边,而着力于固体部分。那个时代的解剖学家纷纷表示:"我们再也不会说会扩散至全身的体液,我们说的是部分";"只有坚固之物,我们才会将其称为部分";"只会检查死尸的解剖学家,不会去操心体液和精气,他们只会考虑固体部分"。[2]体液似乎在这些擅长解剖学的作者的著作中遭到了排斥。液体逐渐消失了,星体也是如此。当不断地划分,逐层寻找那些同质的、均一的部分成为解剖学家的追求目标时,宇宙与体液遥相呼应的一统理论便被弃于一旁了。

三、机械化的身体

解剖学的发展在其自身中蕴涵着机械论的萌芽,随着16、17世纪机械化宇宙观的建立,身体的机器模型被建构了起来。17世纪哲学的代表人物,如笛卡尔(Rene Descartes,1596～1650)和霍布斯(Thomas Hobbes,1588～1679)批评亚里士多德用活力、意志、目的等概念来描述自然的做法,认为不管是行星的运动还是比萨斜塔上球体的自由落体运动,都不能按人的意愿来解释,而只能按照机械原则,并使用几何和数学语言才能表述清楚。自然不过是一个大的运动着的机械装置,这种机械观念对医学极具吸引力。如果人体也是机械的,医学研究就可以免受神学家和道德学家的干涉,完全按照机械理论来解释人体问题,尤其是有关钟表的模拟,起到了强大的示范功能。

笛卡尔是把人的身体机械化的肇始者。他一方面把人的身份和生命力赋予心灵;一方面把身体简化为一部机器,符合世界的一般机械学规则,独特之处仅在于其更加精巧。他把人体看作一个由轮子和摆构成的钟表。"可以把我描述的机器的神经和这些喷涌喷泉的水管进行比较,他的肌肉和肌腱装有各种各样的器具和弹簧,帮助他们在运动中固定;它的生命精气里装着水驱动它们,心脏是水的发源地,大脑的空腔是贮藏罐。而呼吸和其他类似的活动是该机器的正常活动和属性,取决于精气

的流动,就像闹钟或风车的运动由普通的水流源源不断地提供一样","任何物体都是机器,由上帝工匠所制造的机器设计最为优秀,但并不因此就不再是机器了。单就身体而言,人制造的机器与上帝制造的生命体之间没有任何原则上的区别。唯一的区别仅在于其完善及复杂程度上[3]。"

笛卡尔的二元论,确定了身体与心灵,进而是身体与人的区别。尽管笛卡尔本人对"心灵"部分更感兴趣,但医学无疑是受益于这种区分的,这就意味着人们可以自由不受约束地检验身体的功能,检查现在被宣布为没有灵魂的可供解剖的尸体。所以,有学者认为笛卡尔那里的身体准确地说应该表述为"尸体",并认为把身体视作尸体对现代医学实践有着重要的影响:"现代医学,在精神上是深刻的笛卡尔主义,继续使用尸体作为方法学工具和范导性理想。"[4]身体不仅与人脱离,还被剥夺了独特之处,也就是说,身体并不因其是精神的载体而拥有什么特权,它只不过是一套做工精良、运转顺畅的齿轮组,没有任何惊喜可言。

人体机械观在牛顿(Isaac Newton,1643～1727)的机械论哲学中达到顶点。当时一批医生认为应该把天文学的方法作为他们模仿的范式,基于牛顿的机械世界观,身体被改造成一个科学的对象,被还原为一组各自独立的身体部分。换言之,它仅是有着交互现象的机器。对于生物医学的从业者而言,患者可以被看成一个物质客体或机器,先被还原成一堆身体部分,之后聚集起来形成一个机械系统。

可拆分成部分的身体是由不同的解剖系统组成的,例如呼吸系统或心血管系统。这些系统又是由不同的器官构成的,例如肺部和心脏。这些器官又是由不同的组织构成的,例如上皮细胞,肌肉,神经和腺体组织。最后,为了完成这一等级结构,这些组织又是由不同的细胞类型构成的,这些细胞又是由各种各样的分子构成的。值得注意的是,患者的身体是与它的生活情境相脱离的,因为机械化的、科学的身体是一个抽象的、普遍的客体,仅仅服从于自然科学的物理和化学规律。

二元论和人体的机器模型大大推动了医学的发展,使解剖学和生理学结出了丰硕的果实:19世

〔1〕 阿兰·科尔班.身体的历史.杨剑,译.上海:华东师范大学出版社,2013:253.
〔2〕 阿兰·科尔班.身体的历史.杨剑,译.上海:华东师范大学出版社,2013:254.
〔3〕 笛卡尔.谈谈方法.王太庆,译.北京:商务印书馆,2009.
〔4〕 Leder D. The absent body. Chicago:University of Chicago Press,1990.

纪创立了实验生理学和细胞生物学，20 世纪创立了分子生物学。19 世纪的医学科学家越来越确信，任何他们所发现的疾病都是由于机体内受到某种伤害引起的：器官感染、血流阻塞、肿瘤形成或病原微生物和寄生虫的侵入。药物或外科手术可以治愈或缓解疾病。这些发展给 19 世纪的医学注入了一种新的科学氛围。生物医学家用单一病因学说来对疾病进行诊断和治疗，如德国微生物学家科赫发现了霍乱弧菌，找出了霍乱的病因。

与此同时，这一对于人体机械化的结果是四重的。第一重是支离破碎的身体——身体划分为单独的、孤立的部分。第二重是标准化的身体，它是一种通用的身体，患者的身体作为临床资料可以与之进行比较。医生的任务是塑造或重塑患者的身体以顺应标准的身体，通常这一身体是男性的身体。第三重是透明的身体，医疗技术，特别是影像技术，允许医生深入患者的身体内部仔细窥视。机械化的最后一重结果——也是对患者来说最麻烦的——是疏远的身体，患者的身体与自我，与活生生的情境，与其他人相疏离。[1] 出于治疗的需要，医疗行业获得了生病的身体或身体部分的所有权，患者不再管控自己的身体，它成了医生的殖民地："当一个人成为患者时，医生接管了她的身体，并且他们对身体的理解是把它从其余的生活中分离出来。"伴随殖民化的是患者的去身化（disembodiment）："在我身体里面的那个人被派遣到观众席，被动地观看。"殖民化和去身化的最终结果是失去患者的自我和生活情境[2]。

人体的机器模型对政治学和社会学也有所贡献。福柯（Michel Foucault，1926～1984）认为，把身体塑造成机器在两个方面起作用，不但可以计算身体如何工作，而且可以知道如何使得身体可以工作。这样，身体作为机器就既是一个医学隐喻又是一个政治隐喻。"'人是机器'这部大书是在两个领域同时撰写的。一个是解剖学——形而上学领域。笛卡尔写了有关的最初篇章，医生和哲学家续写了以后的篇章。另一个是技术——政治领域。它由一整套规定和与军队、学校和医院相关的、控制或矫正人体运作的、经验的和计算的方法构成。"[3] 作为机器形象的身体从医学扩展到政治，身体不仅成为了医学的场所，而且成为政治的场所。

第二节 现代医学与不确定的身体

现代医学日益为客观、精密和标准化的机械论价值所主导，发展出一个强大的医疗机器世界，医生利用这一世界去诊断病变的身体部位，并通过药物或手术修补或替换，由此进一步强化了把患者的身体定义为机器的趋势。技术在医疗机器世界中作用显著，它提供了多种窥探身体内部的手段，力求对患者的疾病状态给出客观和定量的描述；提供了人工的部分和零件，取代患者身体的宏观（器官）或微观（分子）部分；还提供了与患者身体相连接的机器，形成了身体—机器的混合物。确定无疑的是，当前医疗技术的发展使我们对身体的控制达到了前所未有的程度，与此同时，我们对身体究竟是什么，它将变成什么样的不确定感也在与日俱增。

一、透明的身体：从医学成像到虚拟医学

自从文艺复兴以来，窥视身体内部便成为医学科学的经验任务，医生和科学家主要通过对尸体的解剖和严格检查获取关于健康和疾病的知识。1895 年伦琴（Wilhelm Conrad Rontgan，1845—1923）发现 X 射线，标志着一种新的医学观看方式的引入，即无需切开身体便可以窥视活生生的身体的内部状况。一个多世纪之后，众多革命性的发明，使得人类的身体变得高度可进入和可观看，其理想就是使得身体完全透明和可知。

在 X 射线发现之前，医生主要依靠感官，视觉、听觉和触觉想象身体内部，如今，尽管直接的感官知觉仍然是医生的重要诊断手段，但一个确定无疑的趋势是，人们越来越依赖机械的医学之眼了。19 世纪以来，人们利用光学、机械学，力图将身体运动或声音翻译成可读的、可视化的图像。1850 年，法国生理学家马雷（Etienne Jules Marey，1830～1904）发明了脉搏扫描仪，使得准确客观地研究脉搏的节律和波形成为可能。从那时起，我们见证了一系列技术的引入。超声波，一个基于物理声学的可视化诊断实践，已经逐渐成为胎儿的常规筛查仪器。内镜，将一根连接着迷你摄像机的软电缆插入身体，把视频信号发送到手术室的监控器上。计算机断层扫描（CT）利用 X 射线产生身体的超薄截面

---

〔1〕 Marcum J A. Humanizing modern medicine:an introductory philosophy of medicine. Springer,2008:51.

〔2〕 Frank,A. W. At the Will of the Body:Reflections on Illness. Boston,MA:Houghton Mifflin,2002:52-53.

〔3〕 福柯. 规训与惩罚:监狱的诞生. 北京:三联书店,1999:154.

图,大量的数字截面图重新组合构成,例如器官的三维呈现。磁共振成像(MRI)产生类似的切片,但使用磁场,而不是 X 射线,它甚至可以穿透骨材料。正电子放射断层造影术(PET)是基于放射性同位素的使用,当注射到患者体内时,研究者甚至可以研究活体内大脑的功能。电子显微镜(EM)可以将分子放大 50 万倍,实现微小的有机单位的可视化。医学可视化工具的发展通常被视作一种技术的进步,某些革命性的飞跃会加速其发展,数字化就被认为是最新的光学信息革命。

现代高科技医院已经被各种"屏幕"全副武装。有将身体内部的直接显像的屏幕,如超声波屏幕、胎儿的可视化和诊断技术;有显示身体进程和运行的在线数字图像的屏幕,如心电监护仪;有显示符号图像的屏幕,如患者图表、时间表和其他二次数据;还有越来越多地出现在医院候诊室、休息室、病房的商业电视屏幕。如今,福柯所谓的"临床的注视"已经让位于各种图像或视频。患者的身体不再是现代医疗实践与讨论的中心,取而代之的是多种图像和编码。通过对模拟物的自我引用,身体被无限地复制。现代主义者对身体存在的关注,正缓慢但却实际地让位给后现代主义对超真实的关注[1]。

身体的透明性理想的最透彻尝试当属"可见人计划"(Visible Human Project,以下简称 VHP)。这一计划是美国国立医学图书馆(The National Library of Medicine)于 1989 年开始实施的,旨在通过创建一个人体横截面照片的数据组,方便解剖学的可视化应用。男性的数据组于 1994 年 11 月完成,女性的数据组于 1995 年 11 月完成,目前的工作在于使图像具有更高分辨率,但只是针对部分身体,而不是整个身体。

VHP 是一个关于真实人体的数字化"解剖图集",作为一个三维图像,人们可以从任意角度、任意深度和任意细节上观看人体,并且通过少量付费就可以从互联网上获得。对于用这种方法产生的图像,有学者评论道,它们有着纪录片的写实主义,呈现的是解剖摄影的真实颜色而不是编码颜色;它们包含一切在内的,没有什么组织和骨头的特点是被凸显出来的。它们看起来就像是直接的"真实存在",而实际上是在计算机的逻辑内重新构架了身体。VHP 是一个视觉文本,按照计算机储存和计算机视觉的逻辑对身体的物质性进行重制。身体在技术光学中被当作一个客体对待,作为参考用的技术框架被加以研究。这些薄片叠加起来可以再次形成整个身体的影像,一个看似不透明的、自我封闭的身体,可以被任意打开,以任何想要的方式,在任何深度上,之后又被重新封闭,完全按照视觉的支配[2]。

医学成像技术与计算机模拟技术的结合带来了"虚拟手术"这一多学科的交叉和渗透的新领域。虚拟手术(Virtual Surgery),或称"虚拟手术室"(Virtual Operating Room),"虚拟诊所"(Virtual Clinic)或"医学虚拟现实"(Medical Virtual Reality),是医生利用各种医学影像数据和计算机虚拟环境中的信息进行手术计划、训练,以及实际手术过程中引导手术的新兴学科。它与医学可视化、医学增强、医用机器人、手术模拟、图像引导手术、计算机辅助手术等研究方向密切相关,能够利用图像数据,帮助医生合理、定量地制定手术方案,对于选择最佳手术路径、减小手术损伤、减少对邻近组织损害、提高定位精度、执行复杂外科手术和提高手术成功率等具有十分重要的意义。

从历史的角度来讲,透明性理想反映了理性和进步的观念。与此同时,医学成像技术使得患者、身体、甚至医生的角色都发生了改变。医学成像技术的背后是这样的理念,即为了更好地医治患者,疾病必须被去人性化,它不再是特定时间特定地点下由于人的特殊经历所留下的历史遗迹,而是被当作与人无关的某一功能或器官的普遍故障。正如苏珊·桑塔格所说"已经被爱美人士广泛使用的摄影技术同时还是能够让人与世界关系失去个性的有力工具,这两种用途相辅相成,互为补充。"[3]医学图像将一切其他因素,一切主观性都清除出去,以技术和知识为核心,开展医学实践。

对于患者而言,他的疾病对他来说极为陌生,尽管他不得不跟随他的身体前往就诊,陪伴着身体去接受各种检查。随着医学成像技术在医疗机构中的广泛应用,身体越来越多地接受仪器的观察和

〔1〕 Frank, A. W. Twin nightmares of the medical simulacrum: Jean Baudrillard and David Croneberg. In W. Stearns and W. Chalouplea(eds), *Jean Baudrillard:the Disappearance of Art and Politics*. London:Macmillan. (1992)P83

〔2〕 Waldby,C. The body in the digital archive:the Visible Human Project and the computerisation of medicine. Health,1997,1 (2):232.

〔3〕 苏珊·桑塔格.论摄影.黄灿然,译.上海:上海译文出版社,2008.

分析,光束穿过身体、器官、组织或细胞,计算机将它们数码化,换算成图表或符号存储起来。目前为止,几乎所有脏器的活动过程都可以被模拟或以数码成像的方式记录下来。当身体被转移到屏幕之上,成为一组供医生诊断使用的数据时,活生生的身体便被忽略不计了。

在这个影像化的过程中,甚至传统的医生角色也在发生改变。法国哲学家弗郎索瓦·达高涅(Francois Dagognet)称"医生的仔细观察,加上他们的双手和智慧,也赶不上医疗工厂的传感器;他只能起到哨兵的作用,有时还可能报错警或预见不到暗中潜伏并发展着的疾病。只有'医学城'——分工协作且装备精良——才能确保治疗之战的胜利。"现代医学的诊断过程越来越类似于一个解码的过程,医学图像独立于它的操作人员,使用通用的符号,医生更多地依赖量化标准而不再是个人判断。达高涅甚至宣称医学作为一门关系科学已经终结,"借助新的医学技术,医生应当退出其原来作为知己、忏悔教士甚至是单纯的观察者的角色。成像仪器取代一切,占据绝对优势。[1]"尽管这一说法过于激进,但新型成像技术的确拉大了医生与患者之间的距离:一方是掌握着先进解码技术的医生,另一方是对施加在自己身上的技术手段懵懂无知的患者,两者即便愿意,也愈发难以交流。当医生越来越笃信图像所提供的信息时,患者的叙述往往被视为主观和不准确而不予重视。

新的医疗成像设备不仅仅提供了更多关于健康和疾病的知识,它们还实际上影响了我们关于身体的看法,影响了我们看待疾病和治疗的方式。人们普遍认为,医学成像技术是以用一种现实的、摄影的方式显示身体内部,每一种新的仪器都能为皮肤之下潜藏的疾病提供更加清晰可靠的照片。也就是说,随着技术的提高,医生将逐渐褪去挡在内部身体之前的面纱。在这种思维方式中有一个明显的真理内核,它把众多复杂的、多方向的过程约减为一个关于技术进步的、单一的、直箭头的故事。

这一乐观的观点之下有一个基本的假设:"看见即是治疗"(seeing is curing)。人们通常认为,只要一种疾病可以被看见,它就能够被诊断,进而找到治疗的方法。从可视化到诊断看起来只有一小步,医生只需要"看见"便能够最终找到一种补救方式。更好的成像设备自动导致更多的知识,进而导

致更多的治疗。每一项新开发的技术都向医学专家承诺进一步打开身体内部,并且向外行承诺可以更好地领会身体的内部景观。然而它们无所不在的使用,使得内部身体更加复杂化,我们透过各种镜头看到的越多,视觉信息就变得越复杂。如果可以把 X 线、CT、MRI、PET、EM 进行数字化集成,结合成一个复杂的扫描,人类是不是就可以为每一个个体绘制一幅终极地图,进而为每一个个体提供个性化的治疗,尽管公众经常盲目轻信医学成像技术具有展示身体全景的能力,但不得不说,这一想法与认为通过绘制人类基因图谱就可以找到生命的意义一样,都是武断的。

事实上,更好的图像并不自动意味着一个解决方案的出现。尽管 X 射线在诊断、预防和治疗肺结核上扮演着至关重要的角色,超声技术使得医生能够在怀孕的早期阶段识别胎儿的缺陷,但并不是所有疾病或畸变都是可见的或可视化的。并且医学扫描经常显示不规则或异常状况,但很多时候,医生对它们的发展无法预测,通常也没有治疗方法。医学成像技术产生了新的临床视角,这些视角往往使人们面临更多的两难困境,在诱人的图像背后隐藏着困难的伦理选择。

医学成像技术的创新是机器与身体、程序与图像、解释与指南之间不断协商的结果。图像与病理学之间并不存在着一种一对一的关系,看到一个扫描结果,医学专家或许能够识别出潜在畸变的迹象,但解释需要凭借病理生理知识与经验,有时甚至是模棱两可的。阅读 X 光片、内镜视频或 MRI 扫描需要高度专业化的技能,需要大量的训练和丰富的经验。随着每一个新仪器的使用或方法的创新,医生不得不调整他们的阅读和解释方式。在某种程度上,对于一个影像结果的医疗诊断解释总是基于专家们的共识;这种共识转变成一种可靠的指南需要很多年的时间,甚至在使用一项技术几十年后,图像仍有可能引出不同的解释。

二、可替换的身体:器官移植与自我认同危机

如果说医学史上关于身体地位的首次争论是由解剖学——它克服重重阻力,争取将人的尸体作为一个纯粹的物体加以利用,以获取相关知识——引起的,那么器官移植就是第二波争论的肇始者。

---

〔1〕 Francois Dagognet. Philosophie De L'image. Paris:Vrin,1984:135. 转引自大卫·勒布雷东. 人类身体史和现代性. 王圆圆,译上海:上海文艺出版社,2010:258.

器官摘取首先要把身体当作一件东西来对待时才有可能。一旦死亡降临，身体就被去人性化，将身体或其组成要素变成可供使用的物品，一种可以进入另一个人身体内的原材料。同时，它也与一种人体的机械化观点相对应，如果心脏只是一台泵，肾脏只是一个过滤站，肺只是一个风箱，那么人就成了一套内部零件可更换的机械，移植不过是用一个更加可靠的零件来更换身体机器上的一个老化的零件，就如同换掉钟表上的齿轮一样。身体被工具化，人们指望通过器官的可交换性帮助患者。

医学界的主流观点是将器官移植看做一项纯技术性的操作，并且随着移植技术的发展，身体的确变得越来越公共、越来越可交换。身体部位越来越"部件"化，成为可以根据需要进行替换的标准化项目。特别是人类器官的组织、采购和使用已经从一个利他主义的、以患者为中心的事业变成了一个日益国际化的、"营利性"的、以市场为基础的产业。技术在市场需要的激烈下，愈发集中于为移植而用的材料的"提呈"（即用快速反应液冰冻整个腹腔的内容）。以前"提呈"指的是移出和移植给使用者期间材料的存储，现在"提呈"在供体身体内部的时候就开始了。考虑到人体材料产业的巨大市场潜力，制药和医疗供给公司开发出了整套的新产品和新产业，这些包括自由氧清除、"冬眠激素"、新的灌注和保存液和其他化学物质以使移植之前组织保护完整性，并使材料更加"免疫沉默"，避免当它们被替换进另一个身体后出现问题。人类的材料正在从结构上，化学上和功能上被改造，以使他们更加通用。通过这种方式，它们不仅成为可替换的机械零件，而且更像现成的试剂，可以供各种最终用户使用[1]。

哈尼夫·库雷西（Hanif Kureishi）在小说《身体》中充分发挥了关于移植技术的想象，他在身体比作"一套设备"，某些特权阶层的人士可以随意通过大脑移植摆脱自己的身体，进入一个已经去世的人的身体，这些身体被储藏在防腐技术完备的制冷室内，保存完好。一些奇特的仓库为爱好者们提供不断更新的选择。身体的可替换性让人们可以不再必须死去，他们可以安然无恙地重新开始自己的生命，没有任何生理或时间上的顾虑[2]。

然而事实上，在移植受者重获生机的同时，不得不进行自我调整以接受这一新的境遇。器官移植不仅仅是切除自己身体的一部分，去接受另一个人的身体部分，它还需要有规律的观察，以确定治疗是否得当，并且需要移植受者终生进行严格的免疫抑制治疗，以便预防任何可能的排异。因此移植带来的是一种需要各种医疗辅助形式的生命，移植受者的身体变得比先前更加不稳定。并且移植来的身体并非毫无意义，它是他人身体的一部分，承载着身份和价值，就此提出了有关死亡、身份以及自我与他人之间边界等一系列问题。

医学人类学家玛格丽特·洛克（Margaret Lock）指出：器官移植有赖于对生命、死亡、身体、人格等基本范畴的重新界定。过去以心跳呼吸等生命迹象的停止作为死亡的依据，现在则被"脑死亡"这个新概念所取代。大脑的死亡即思想的死亡，思想的死亡即人的死亡，此时的人只是一具"活着的尸体"（living cadaver）。[3]脑死亡使得器官移植合法化，却极大地冲击着人们的感觉和日常经验。当做出捐献器官的重大决定后，亲属们往往发现他们的挚爱之人仍然活着，他们能够感到他温热的皮肤，能够看到他胸口有规律的起伏，特别是，他的心脏仍在跳动。虽然医生依照自己的标准说明死亡不可避免，但是亲属们往往瞬间被哀痛击中，后悔捐献器官的决定。

把移植来的器官整合为自我的一部分也往往并不顺利，其严重程度和持续时间视手术情况、个人经历、家庭及医疗护理质量等的不同而不同。移植来的器官是他人身体的一部分，是患者生命中的不速之客。移植受者在自己的身上感受到另外一个人的存在，"不是很清楚自己是谁"，"觉得自己身体的一部分消失了"，甚至"完全换了一个身体"是他们经常的抱怨，抗排异药物所引起的不良反应更增强了这种感受。

移植同时也是一个身份介入的过程。对于患者来说，器官移植并不是一个愉快的经历，他们都在不同程度上遭遇了身份困扰。一些移植受者调查捐赠者的职业和品格，并由此产生了有关捐赠者身份的想象。另一些移植受者则因为器官的"异质"而忧心忡忡，一位妇女的肾脏使男人担心会丧失一部分男性气概；而接受男性肾脏的妇女则会为

〔1〕 Hogle L F. Tales from the crypt：technology meets organism in the living cadaver. In *The Cyborg Handbook*，ed. C. H. Gray. Routledge，London. 1995：208-209.

〔2〕 哈尼夫·库雷西. 身体. 卢肖慧，译. 上海：上海文艺出版社，2008.

〔3〕 Lock M. Twice dead：Organ transplants and the reinvention of death. Berkeley：University of California Pr，2001.

自己的女人味儿担忧；年轻的移植受者担心接受来自一位年龄稍长的人的器官会对他未来的生活产生影响；而上了年纪的移植受者则会因接受了年轻人的心脏或肾脏，而对自己的身份感到困惑。法国哲学家让-吕克·南希（Jean-Luc Nancy）在《入侵者》中描述了自己接受了心脏移植手术后的重重困惑。"我的心脏比我小 20 岁，而我身体的其他部分比我至少大 12 岁。因此，我同时变得年轻和衰老，我不再拥有自己的年龄。"自己的身体里有他人的身体，并且丢失了自己的身份，由此产生了自我认同危机。"这样的经历让人迷失。自己辨认不出自己了：但是'辨认'已经没有意义。很快，人就在痛苦、无力、挫折面前变得犹豫不定、摇摆不停、悬而未决，情况混乱不清。自我辨识与认同成了问题，变成一件困难和令人费解的事情。"

大部分移植受者最终接受了这种模棱两可的处境，有的则因为陌生器官的进入而痛苦不堪。一些当事人描述自己在接受移植手术后出现的精神并发症：抑郁、人格解体、冷淡、绝望，甚至自杀。他们视移植手术为一种自我解体、被他人攫取的过程。摘除自己的器官，移植上别人的器官，这不仅在肉体上打开一个缺口，更是在深层次触及了患者的价值观及其存在的理由。强调身体机械论的医学理论在移植受者的个人身份危机面前茫然无措。移植手术有可能通过想象实现感染，并且有时心理上的拒绝可以表现为器官排异。尽管大部分移植受者能够勉强渡过痛苦与疑惑的阶段，视为活着需要付出的代价，但无可否认，器官移植或许是最令人不安，也最难以承受的人类体验了。

近年来，异种器官移植的研究进展良好，期望借此缓解人体移植器官严重短缺的现状。异种器官移植就是通过生物学方法对动物的器官加以调整和改造，使其能够适用于人体。移植到人体的动物器官主要来自转基因猪，因为猪的器官在结构、大小和生理功能上与人体器官最为相近。异种器官移植在技术上存在着免疫反应，内源性病毒等问题，在自我认同方面则问题更大。如果说从一个人身上摘取器官并移植到另外一个人身上的做法会造成自我认同危机，那么异体移植的移植受者需要面对的则是将一部分动物的身体纳入自己的身体，而且是一部分猪的身体。接受自己与动物的这种杂合，对于任何移植受者来说都是一个不小的挑战。

三、赛博的身体：从辅助身体到罢黜身体

从 17 世纪开始，身体与人的分离出现在西方社会中，身体被剥去神圣的光环，降格为世间的平凡一物。随着机械论的普及，机器被广泛用于对身体的分析和说明，无数文章和书籍均把人体比喻成一台"神奇的机器"。尽管神奇，身体却不如真正意义上的机器那么稳定，它会产生损耗，会产生无法修复的损坏，特别是，它会死亡。如何将身体这张草稿变成一个可靠稳定的机器，近代医学技术一直在沿着这一方向探索前进，如果机器理想能够达成，所有身体的"零件"都将是可以被修改、矫正的，损耗后还可以被替换成性能更加完善的零件，身体也将不再受制于时间，它不会衰老、也不会死亡。

英文 cyborg 由 cybernetic organism 结合而成，表示任何混合了无机体（机器）和有机体（身体）的生物，通常这样做的目的是借助科学技术增强生物体的能力，中文通常音译为"赛博格"或意译为"半机械人"、"电子人"。唐娜·哈拉维在《类人猿、赛博格与女人：自然的重塑》（*Simians, Cyborgs, and Women: the reinvention of Nature*）中谈到"到了 20 世纪晚期，我们的时代，一个神秘的时代，我们每个人都是嵌合体，是机器和有机体在理论上的或装配式的混合物，简言之，我们就是赛博格。赛博格就是我们的本体论，它赋予我们政治观点。"[1]

对于无数接受人工器官的患者或使用各种假体缓解残疾的人们来说，赛博格早已不是科幻小说或电影中的存在，而就是他们自身。人工器官是用人工材料制成，能部分或全部替代病损的自然器官，以补偿、替代或修复自然器官的功能的器件或装置。约翰·奥尼尔（John O'Neill）在 2004 年出版的《身体五态：关系的重塑》（*Five Bodies: Re-figuring Relationships*）中给出了一幅名为"备件人"的插图，认为除了几种面临技术难题（如整眼移植）和伦理困境（如生殖腺移植）的器官以外，所有的人体器官都将实现人工化，并将产生重要的临床影响。"就这一点而言，人类身体的'假体未来'（prosthetic future）已经是一个既成事实，而不再是一个虚构的乌托邦。"[2]

身体变成了七巧板，身体部分多数可以借助技术手段随意处置、替换。目前，除人工大脑以外，几乎所有的人体器官都在进行人工模拟研制，不少人

---

〔1〕 Haraway, Donna J. Simians, cyborgs, and women: The reinvention of nature. New York: Routledge, 2013: 150.

〔2〕 O'Neill, John. Five bodies: Re-figuring relationships. London: Sage, 2004: 72-73.

工制造的器官已经成功地用于临床。例如补偿血液循环功能的，人工心脏、心脏辅助装置、人工心脏瓣膜、人工血管和人工血液；支持运动功能的，人工关节、人工脊椎、人工骨、人工腰肌和假肢；血液净化功能的，人工肾、人工肝；呼吸辅助功能的，如人工肺、人工气管和人工喉；支持消化功能的，人工食管、人工胆管和人工肠；排尿辅助功能的，人工膀胱、人工输尿管和人工尿道；内分泌辅助功能的，人工胰、人工胰岛细胞；生殖辅助功能的，人工子宫、人工输卵管、人工睾丸、人工阴道和阴茎假体；神经传导功能辅助作用的，心脏起搏器和膈肌起搏器；感觉辅助功能的，人工视觉、人工听觉、人工晶体、人工角膜和人工鼻等。人体构造已经进入了工业复制时代。

如同器官移植中，一个身体与另一个身体之间发生的杂交或移植可能产生排异反应，在安装人工器官的身体中，这一问题也同样存在，尽管一些生物化学家和免疫学专家协同合作，努力降低排异的几率。并且人工器官与人体的结合同样面临身体的完整性问题和身份认同问题。具身现象学和医学人类学都一再表明，身体是人的前提，是人身份的载体。截去或添加身体的某一部分，都会对它与世界之间的关系造成可以预期的改变。总之，人工器官的使用需要患者接受一个陌生的身体在其体内存在的事实，并不时地检测其运行状态。尽管治疗用人工器官还需要长期的完善和精细化，但对于大部分患者而言，它们遏制了由疾病、事故及衰老引发的衰退和缺陷，有利于提高他们的自理能力，克服疾病带来的局限性，减轻伤残程度。

信息技术与人类克隆技术的发展，催生了关于赛博格的后现代想象。如果说身体的零件发生故障，它可以被替换，那么如果需要添加一些信息，将其加载进去即可。超人类主义（transhumanism）是一个旨在使用科学技术来增强精神、体力、能力和资质，并克服人类状态中不需要或不必要的方面，比如残疾、疾病、痛苦、衰老和死亡等的国际性文化智力运动。对于一些超人类主义者而言，人只有大脑才有价值，身体的瓦解不会造成其身份的改变。他们致力于将精神转移进网络世界之中，期望在电脑程序中建造出特定大脑的每个神经元和每个突触，实现精神与电脑之间包括全套记忆在内的信息传送，这样他们就能够以虚拟、永恒的方式生存。

这种存在不需要身体，因此疾病、事故和死亡的意义都需要重新界定。当他们希望回到现实中来时，则通过克隆的方式或使用另外一个人的身体，将精神加载进去即可。

超人类主义把即将到来的"后人类"描述为生理、智力与心理空前发达的一群人。他们自我编程、自我定义、极有可能不死不朽，是一群无极限的人。皮茨（V. Pitts）谈道："借助科学和技术，进化可以成为个人选择及规划的内容。进化，换言之，将实现个人定制。"[1]对于此类思想主张而言，身体是人的紊乱之源，当务之急是堵截生老病死的通道，让其与痛苦、疾病绝缘。对于这样一份不完善的底稿，人类要做的就是掌握它，并改善其性能；甚至为了更好地实现人的价值，可以罢免它，将其彻底删除。"身体变成前技术时代文化的残余，前途未卜，甚至正在迅速消失。"[2]

赛博的身体期望将人从肉体的负荷和局限中解放出来，在假体和信息技术的辅助和强化下，最终能够逾越时间和空间，实现不朽。同时通过对身体的虚拟化，在政治上预期一个无阶级、无性别、无民族，总之消除了一切歧视的美好世界。然而，抛开实现后人类生活的技术和伦理困境，无身体的人类是没有感觉的人类，消除痛苦的同时也消除了作为人的乐趣，这样的人类无法代表人类未来的方向。

第三节 活生生的身体

生物医学的机械模型使得医生倾向于把患者的身体仅仅视为肉体，使用纯粹的客观术语就可以加以描述并得到充分的理解。但这并不符合患者的观点。患者是从内部经历他的疾病的，疾病是对他之前的生活经验的一种破坏：包括身体的异化，时空体验的改变，身体意向的挫败和对自我认同与完整性的挑战。她不分割疾病，也不把它仅仅理解为一组躯体症状。相反，对她来说，疾病是一个改变她的生活的持续存在。这种影响不仅是躯体的，而且是心理的、社会的、认知的、情感的、有关存在和时间的。

这种对于患病身体的认识差异不是知识层面上的差异，而是更根本的对于患病的人，以及他们以何种方式存在于世的理解上的差异。医学的人

〔1〕 Pitts, Victoria. In the flesh: The cultural politics of body modification. New York: Palgrave Macmillan, 2003: 157.
〔2〕 克里斯·希林. 身体与社会理论. 李康, 译. 北京: 北京大学出版社, 2010: 196.

文主义模型呼吁将患者看作一个有机体,他既是身体的,又是心理的或精神的,同时他是植根于环境的。患者不是一架独立于任何背景或框架的机器,而是一个在社会经济环境中的复杂整体,他由各种相互联系的部分组成,同时又不仅仅是部分的加总,有一些特点是从这些部分的组合中涌现出来。

然而对于那些利用现象学视野的人文主义者而言,这样的理解还是不充分的。现象学是一种哲学传统,可以追溯到 20 世纪的最初几年。在这一传统中,有不同的观点和重点,但最根本的在于现象学是一种聚焦于现象(what we perceive)而不是聚焦于真实(what really is)的哲学方法。它着重于思考和认知的经验,于是一批学者开始探索如何使用现象学阐述疾病的经验,如赞纳(R. M. Zaner)的早期工作[1]和图姆斯(S. K. Toombs)[2]都发展了一种独特的对于疾病的现象学模型。法国哲学家梅洛一庞蒂(Maurice Merleau-Ponty,1908~1961)更是发展出一种身体现象学(embodied phenomenology),赋予并解释了身体在人类生活中的中心角色。

梅洛一庞蒂的思想开始于对笛卡尔二元论的反抗。笛卡尔对于来自感官和身体的所有东西都表示怀疑,认为寻找真理的过程中必须把身体排除在外。而梅洛一庞蒂把全部人类经验建立在知觉之上,同时论证了身体在知觉中的首要地位,身体是我们所有经验的前提条件。并且身体是我们生活中的意义的给予者,我们在我们的身体中发现我们的意识、经验和身份,改变一个人的身体可以导致其自我意识的深远改变。因此,身体不是主体拥有的一个客体,不能轻易地分割成一方面是身体,一方面是心灵。出于科学研究的需要,身体或许可以被分解成分子、细胞、组织,但身体不是作为它们被体验的,身体是作为一个完整的统一体被体验的,通过它,主体栖息在一个生活世界之中。

按照身体现象学对身体的理解,疾病给患者带来的影响就不难理解了。疾病不仅仅是一个身体子系统的功能障碍,疾病改变了身体,身体作为一个整体的经验方式、反应方式和执行任务方式去经历这一改变,疾病带来的变化不是局部的而是全面的,不是外部的而是居于自我的核心的。

现象学的一个重要特征是区分客观的身体和活生生的身体(living body)。按照梅洛-庞蒂的观点,身体既是客观的又是主观的,客观的身体是肉体,是医学的对象;活生生的身体是对这个客观身体的第一人称经验。在对一个健康身体的日常经验中,这两具身体是一致,和谐的;而患病时这两具身体就出现了断裂。梅洛-庞蒂给出了一个幻肢的例子。幻肢是来自于已经失去的肢体的一种感觉。幻肢感到疼或痒,但真正的肢体已经被移除了。梅洛-庞蒂解释说幻肢是客观的身体和对它的活生生的经验之间的一个裂痕。客观的身体没有肢体,但活生生的身体觉得肢体依然存在。幻肢是基于多年来的一个拥有四肢的身体形象和身体模式,基于多年来习惯的身体的一种表达。

客观的身体和活生生的身体之间存在裂痕的另一个例子是神经性厌食症。如果我们去看那个客观的身体,我们可以看到一个骨瘦如柴的、憔悴的身体。这个客观的身体,它的瘦弱是可以被测量的,通过称重或计算它的身体质量指数。但是如果我们让厌食者来描述她的身体,她可能会说她体验到的身体是肥胖的和笨重的。用客观事实去否认这种体验是没有帮助的,两种身体之间的裂痕是这种失调的关键。

身体现象学的主题可以使医疗保健的提供者理解患者和疾病的存在主义和身体属性。患者具身地生活在当下,而不是不占据具体地点,不发生在特定时间地,抽象地存在于一个普遍的世界中。患者创造了一个独特的生活世界,身体在它的情境中是个体化的,它不是由各自独立的身体部分组成的,而是一个处于特定时空的完整的身体单位。通过把他们的患者理解为身体主体,临床医生能够把疾病对患者生活的影响理解为不仅仅是一个生物学疾病的次级效应,而是作为一个主要的现象。

(唐文佩)

思 考 题

1. 试考察医学关于身体的观念与同时代的哲学思想之间的关系。
2. 理解现代医学对身体的一系列预设,由此反思现代医学所面临的问题和挑战。

〔1〕 Zaner,Richard M. The context of self:A phenomenological inquiry using medicine as a clue. Athens:Ohio University Press,1981.

〔2〕 图姆斯.病患的意义:医生和患者不同观点的现象学探讨. 邱鸿钟,等译. 青岛:青岛出版社,2000.

延伸阅读书目

1. 阿兰·科尔班. 身体的历史. 杨剑, 译. 上海: 华东师范大学出版社, 2013, 1.

2. 大卫·勒布雷东. 人类身体史和现代性. 王圆圆, 译. 上海: 上海文艺出版社, 2010.

3. 克里斯·希林. 身体与社会理论. 李康, 译. 北京: 北京大学出版社, 2010.

4. 栗山茂久. 身体的语言——古希腊医学和中医之比较. 陈信宏, 张轩辞, 译. 上海: 上海书店出版社, 2009.

第三章　疾病与健康

　　疾病与健康是医学的核心概念，它们开启场域同时又划定边界。缺乏疾病的定义和标准，诊断无从谈起；不清楚健康意谓如何，治疗则失去方向。对于特定时期、特定文化中的医学群体而言，存在着对疾病与健康的共识，或者说是科学哲学家托马斯·库恩（Thomas Kuhn, 1922~1996）所谓的"范式"（paradigm）[1]。通过标准教科书和临床诊断手册，这样的共识得以确认和传承；进而，通过病历和诊断书记载的医学话语，患者对之接受和内化。如果疾病和健康"失范"，很难设想医学教育如何开展、医生之间如何交流、医生如何建立专业权威、患者如何接受检查和治疗。简而言之，医患双方都会失去确信。

　　不过，人所知有限，对疾病与健康的认识变动不居，确信也只是相对的。病因学的实验室研究可以改变某种流传已久的疾病定义和分类，而社会文化条件的变迁也可以做到这一点。疾病与健康的概念不仅仅建立在生物学基础之上，还体现了哲学预设，渗透着价值判断，反映出社会建构的空间。在精神疾病的领域，这种影响因素的范围和强度表现得尤为明显。在纵向维度上，疾病与健康的概念随时间而变化；在横向维度上，并非放之四海而皆准，而是具有文化相对性。

　　在医患之间，由于主体与客体身份之别带来的不同视角，对于疾病与健康是什么存在着分歧——医学话语的"规训"只能部分成功。正如西方学者通过西方中心主义视角观察、塑造、规范东方一样，现代医学也通过专家视角和科学量度客观化疾病和患者，经由还原方式对其进行建构，将主观、偶然、复杂挤压出标准化和单一性之外[2]。这一现象显示出医患权力的失衡，以及话语权与疾病、健康定义之间的关系。强调医患之间的分歧，正是为

了暴露被医学话语遮蔽的场域，让患者的全面、动态体验成为对疾病、健康之理解的有机部分，使医学重归人性。

第一节　疾病概念的历史演变

　　疾病的概念是什么？首先需要加以历史的分析。回应于思想气候和社会环境的变迁，人对疾病的认识也在不断变化之中。在人类社会的早期，人们往往将疾病归因于超自然的力量。疾病是天谴神罚、鬼魔作怪，主要依靠祈祷、咒诅等仪式配合原始的药物和外科技术来驱除邪魔、恢复健康。公元前6世纪左右，自然哲学在古代文明世界兴起。它摈弃超自然的动因，以理性代替臆想，追寻关于自然与人的知识。在医学领域，古希腊希波克拉底（Hippocrates, 460~355年 B.C.）提出了体液病理学说，即人的健康、疾病、性格与4种体液在体内的比例变化有关。与之类似，古代中国也建立了阴阳五行病理学说以及内因、外因等病因学说，认为疾病是阴阳平衡失调所致。这一方式在自然哲学的框架下为疾病寻找自然原因，即使带有很强的思辩性，也向理性道路迈进了一步。

　　经过欧洲的科学革命，物理学成为近代科学的典范，精确化、定量化、强调实验等实证之风也影响到生物学和医学。生物医学模式逐步建立起来，在心身二元论和还原论的影响下，认为疾病可以用偏离正常的、可测量的生物学变量来说明，可以在器官、细胞或生物大分子上找到形态结构和生化代谢的特定变化，可以还原到物理学和化学层面。对病因的多种探究路径，使疾病概念建立在实证科学基础之上。而20世纪90年代兴起的演化医学，将人类纳入地球生命演化的历史过程之中，为疾病到底

---

〔1〕 托马斯·库恩. 科学革命的结构. 第4版. 金吾伦, 胡新和, 译. 北京：北京大学出版社, 2012.

〔2〕 爱德华·萨义德. 东方学. 王宇根, 译. 北京：三联书店, 2007. Aull F, Lewis B. Medical Intellectuals: Resisting Medical Orientalism, Journal of Medical Humanities, 2004, 25(2): 87-108.

是什么提供出新的视角。

总结起来,疾病的概念大致可分为 3 类,分别是本体论、生理学、演化论的概念。

一、本体论的疾病概念

本体论(ontology)是对存在本质的研究,它希望回答下述问题:"到底什么是最真实的?""一个事物存在意味着什么?"在本体论的疾病概念中,疾病被认为是具有自身存在的、真实的、边界清晰的实体,可以像动植物一样加以分类。18 世纪意大利的病理解剖学家莫干尼(Giovanni B. Morgagni)将解剖台上发现的器官损害与临床观察到的症状联系起来,指出疾病局部性地存在于身体器官之中。这种"可视性"强化了疾病的本体论概念,很多疾病得以明确命名。

19 世纪末期提出的疾病的病菌学说(germ theory of disease),是本体论概念的另一个显著例子。法国微生物学家巴斯德(Louis Pasteur,1822~1895)、德国医学家科赫(Robert Koch,1843~1910)等人的研究,确立了细菌等病原体侵入人体导致疾病的学说。对结核病菌的体外培养以及接种动物实验给人留下深刻印象:疾病不仅是真实的、独特的实体,而且可以归因于特异的病原体。通过找到单一致病原为疾病下定义,这一思路延续至今,在艾滋病(HIV 病毒)、非典型肺炎(SARS 病毒)、消化性溃疡(幽门螺杆菌)[1]等疾病的病因学研究中仍旧体现出来。

20 世纪生物学的发展,尤其是分子生物学和基因组学的确立,某种程度上为本体论的疾病概念提供了支持。本体论的概念强调局部损伤,疾病的"本体"单位从器官、组织向细胞、分子层层深入。它倾向于将疾病归结到单一因素,不管是侵入人体的异己病原体,还是某个基因的碱基对序列异常。尤其是基因概念的形成,变换了疾病概念的语言,从基因突变或者其产物的缺陷来定义疾病,例如血友病、镰状细胞贫血症,从而强化了本体论的疾病概念。在高技术医学时代,种类繁多的影像检查、特异性的病原体检测、各个部位的外科手术,甚至是现代医院的科室安排和患者管理,都与这种疾病概念相对应。

在极端意义上本体论者会认为,通过切除病灶(如胆结石、肿瘤),外科手术可以把疾病与患者分开。正如一位作者所言,"手术是理想的,它把患者与其疾病分开。它将患者送回床榻而将疾病放置到瓶子中去"[2]。对于传染病来说,在战争模型支配下,主要是通过杀灭病原体来消除疾病。方兴未艾的基因治疗,力求纠正碱基对序列的异常,以正常基因替代异常基因,从而达到恢复健康的目的。在一定情况下,本体论的疾病概念是有效的,以此为基础的治疗策略也立竿见影。但是,它往往忽略了生命的整体性以及疾病的多因素性。

二、生理学的疾病概念

传统上,生理学的疾病概念是与本体论的概念相对立而存在的。它认为疾病不是独立的、真实的实体,而是机体在一段时期内、异常条件下的独特过程。生理学的疾病概念可以远溯到希波克拉底学派的体液学说:当人体内的 4 种体液(血液、黏液、黄胆汁、黑胆汁)比例失调、配合异常时,身体就生疾病。希波克拉底将患者视为一个整体,认为身体的器官互相关联,需要关注的不仅仅是病灶所在。更重要的是,他强调患病个体与总体环境之间的关系,其著作《论气、水和地区》(Airs, Waters, Places)被认为是历史地理病理学的有益尝试。而在印度医学的源头之处,风、胆、痰 3 种体液被认为负责调节身体的机能。

18 世纪是西方医学体系化的时期,就像牛顿发现无机宇宙中的万有引力定律一样,医学家们试图在维萨里(A. Vesalius, 1514-1564)和哈维(W. Harvey,1578~1657)所奠定的新基础上找到统治健康和疾病的法则。他们强调有机生命与无机物的区别,将疾病归结为统领全身的神经能量等要素的失衡。19 世纪的法国医生、反本体论者布鲁赛(F. J. V. Broussais,1772~1838)认为,功能失调比结构改变更为重要。来自外界的刺激(主要是热刺激)过强或者过弱都会造成不平衡,进而影响身体机能,体现为胃肠炎症。

古老的生理学在 19 世纪摆脱了主观思辨,开始建立在物理学和化学基础之上。先前那些"体液"、"活力"、"能量"、"刺激"等不可量化、捉摸不定的措辞不再令人满意,新兴的循环生理学、消化生理学、神经生理学等领域产生了"新体液学说"。借助于血压计、脉搏描记仪、电流计、化学测定法等新技术手段,一系列针对血液、消化液等体液的研究

〔1〕 保罗·萨加德. 病因何在:科学家如何解释疾病. 刘学礼,译. 上海:上海科技教育出版社,2007.
〔2〕 肯尼思·基普尔. 剑桥世界人类疾病史. 张大庆,译. 上海:上海科技教育出版社,2007:40.

揭示出未曾发现的组织与器官之间的相互联系,比如神经系统对心跳、呼吸和分泌等生理功能的影响,从而使生理学的疾病概念呈现出新的样貌。

生理学的疾病概念强调个人体质、生理学法则和特殊环境的综合作用。进入 20 世纪之后,这一概念在自稳态学说、应激学说那里发展延续,并且得到了系统论、控制论的支持。美国生理学家坎农(W. B. Cannon,1871~1945)的自稳态学说认为,人体是一个由不稳定的物质构成的开放系统,具有应对内外环境变化的自我调节机制。通过神经体液系统和多种复杂生理过程的相互作用,生命整体的相对稳定得以维持。当自我调节能力受限,相对稳定状态遭到破坏,体温、血压、血糖、激素分泌等动态平衡不能维持时,就会产生疾病。

日益精确化、涉及范围不断扩大的测量手段,为正常或异常的生理机能提供了量化指标。当特定生理机能偏离标准数值或一般定则之时,即提示某种疾病的存在。20 世纪末,这一依赖于正常/异常生理功能之区分的判定方式被命名为疾病的生物统计理论(biostatistical theory)[1]。生理机能的意义以及统计学正常值的确定,是此理论的两个关键点。人们发现,数值异常与临床表现并不必然一致,血压检测值不在正常范围内并不必然意味着不适,反之亦然。此外,正常值的范围是什么、多大偏离应当被视为疾病,依赖的不仅仅是生物学证据,还受到社会协商和共识的影响。而且,人体防御系统所产生的适应性机能改变是不是疾病,还需要其他的解释框架和概念范畴。

三、演化论的疾病概念

本体论和生理学疾病概念的地位在历史中此消彼长,两者尽管进路相异,但有一个共同点,即探索的都是疾病的"近因"(proximate cause);而 20 世纪 90 年代兴起的演化医学,从追溯"远因"(ultimate cause)的角度,试图揭示疾病的发病机制,赋予疾病不同的概念[2]。演化医学是演化生物学与医学的结合,它将人归置于地球生命演化的过程之中,主要围绕自然选择导致的适应来探讨身体的结构和功能。

自然选择是一个差异性生存和繁殖的过程,它倾向于选择和保存有利的性状,使机体成为一个适应复合体。人作为长期演化的产物,具备复杂的自我调节和防御机制。要为疾病下定义,首先要从演化医学的角度理解身体某种结构的存在有什么意义? 某项功能是为了什么? 在繁殖成功中有什么贡献? 它们当前的形式是如何形成的? 人的结构和功能与现在的生活环境是否存在不适应? 如何解释群体之间的差异? 在回答此类问题的基础上理解疾病的本质,以弥补本体论和生理学疾病概念的不足。

以临床上常见的发烧、缺铁、咳嗽为例,从演化医学的视角观之,它们都是长期演化得来的机体防御机制的一部分。感染时的体温升高、铁元素缺乏是有效限制致病原的策略;肺炎伴有的剧烈咳嗽是机体各部分互相配合的复杂防御活动,是对环境损害的适应性反应。这些防御反应虽然带来净收益,但有时也代价高昂,甚至是危险的,是我们感到不适的原因。

从基因的层面来为疾病定位是本体论疾病概念的新发展,但是演化医学进一步追问致病基因为何没有被自然选择淘汰。一方面,我们的基因组是经过几百万年的自然选择定型的,适应的是狩猎－采集生活的自然和社会环境,而我们现在面对的是一套在短时间内产生的全新环境,自然选择没有充分的时间发挥作用,很多所谓的致病基因都是相对于现代环境而言的;另一方面,一些引起疾病的基因会为其携带者带来特定的益处。一个典型的例子是镰状细胞贫血症,研究发现致病基因的携带者较少患上疟疾。在热带等疟疾流行地区,这种特性非常重要,因而此基因被自然选择保存下来。

在演化医学看来,人体是一个精心安排的折衷和妥协方案,既有精致、完善的一面,又有脆弱、不佳的一面。神经和运动系统的准确配合、多种激素的协调作用,是前者的体现。但阑尾、盲点的存在,以及气管和食管的交叉等种种不良"设计",作为演化过程中的遗留问题,造成了机体对疾病的易感性。这是因为自然选择机制要受到很多限制,其结果"取决于许多复杂的偶然事件——取决于变异的性质是否有益,取决于交配的自由程度,取决于当地缓慢变化的物质条件,取决于新种类的迁入,并且取决于与变化着的物种相竞争的其他生物的性质"[3]。因此,演化过程充满了随机性和偶然性,

---

〔1〕 Boorse,C. A rebuttal on health. //Humber,J. M.,Almeder,R. F.,eds. What is Disease?,Totowa,NJ:Humana Press,1997:1-134.

〔2〕 R. M. 尼斯,G. C. 威廉斯. 我们为什么生病. 易凡,等译. 海口:海南出版社,2009:5.

〔3〕 达尔文. 物种起源. 周建人,等译. 北京:商务出版社,2002:384-385.

并不能导致尽善尽美。此外,自然选择力促生殖功能的最大化,即提高基因的广义适合度,而并不是促进个体的健康,因而并不会淘汰掉繁殖年龄之后的与衰老和死亡相关的基因,以及那些人类深受其害但在某些方面有利于繁殖的基因,后者是繁殖成功而付出的代价。

演化医学是以适应的术语对疾病加以定义的:面对刺激时不能正常行使适应性防御功能、基因与环境的不适应、生殖成功作为优先策略而附带的负面代价等。演化论的疾病概念建立在演化生物学的可靠基础上,考察人类作为一个整体具有疾病易感性的历史根源,具有极大启发力[1]。人们逐渐认识到,局部损害与整个机体之间的密切联系、基因与环境的相互作用,在疾病的产生和治疗中扮演了重要角色。例如,癌症、糖尿病、高血压都涉及基因和环境的综合作用。这里的环境不仅是指机体的内环境和外环境,还要考虑人类演化历史中的环境改变与疾病产生之间的关系。

第二节 健康概念的丰富维度

关于健康,一个简单的概念是疾病的缺乏,指机体正常运作,没有失常的表现。更深入的分析表明:人类对健康的认识和理解同样经历了神灵模式、自然哲学模式、生物医学模式阶段,先后形成了一些著名的学说来为健康下定义。

希波克拉底体液学说认为,人体内的 4 种体液配合正常、比例协调,而且机体与环境之间达到恰当平衡时,身体就处于健康状态。医生施行治疗是为了帮助自然的治愈力,通过与自然合作的方式来使患者恢复健康。20 世纪的自稳态学说认为,借助机体的自我调节机制,人体处于相对稳定和动态平衡是健康的标准。本体论的健康观倾向于从机体的完好、结构和功能的正常来定义健康,这里的正常是由一系列生理功能数值、生化代谢指标以及形态结构数据来标定的。演化医学则认为,机体对环境的适应以及能够正常发挥防御功能是健康的表征。它强调基因演化与文化演化之间有速度差异,因此在过往环境中选择留存的人类基因组与当下环境处于不匹配状态,对此的认识是维护和促进健康的前提。

由于生物医学模式在医学研究和实践中占据优势地位,关于健康的概念也越来越集中于可还原、可量化的生物学层面,通过正常值来划定健康与疾病的界限。与此不同,1948 年世界卫生组织在其宪章序言中提出的健康含义,不仅包含躯体的维度,还扩展到精神和社会的维度。这样一个多维度的健康概念,与 20 世纪 70 年代提出的生物一心理一社会医学模式(bio-psycho-social medical model)耦合在一起,与心身医学、社会医学密切相关,极大程度上丰富了人们对健康的理解。此外,随着国际社会从基本人权角度来理解健康,使人们在定义健康时,又增加了权利和责任的维度。生存权是一项基本人权,而健康权是生存权的主要形式之一。对健康产生影响的社会制度,不仅包括直接影响医疗资源获取的医疗卫生体制,还包括经济体制以及关涉教育条件、工作条件、居住条件等方面的具体制度。健康与正义密切相关,体现在合理分配医疗资源以及消除有损于健康的社会制度两个方面。

一、世界卫生组织的"健康"定义

世界卫生组织宪章的序言指出:"健康是一种躯体、精神和社会上的完全安好状态,而不仅仅是没有疾病或虚弱。"1946 年 6 月,在纽约召开的国际健康会议采纳了包含此定义的宪章,7 月 22 日得到了 61 个国家的代表签字认可,1948 年 4 月 7 日生效。这个定义延续至今,一直没有被修改过。从这个定义可以看出,健康不仅是身体没有疾病,还要有完好的心理状态和社会适应能力。1978 年 9 月,世界卫生组织在《阿拉木图宣言》中重申,"健康不仅是没有疾病与体弱,而且是身心健康、社会幸福的完好状态"。1989 年,世界卫生组织进一步将道德健康纳入健康概念之中,提出:"健康包括躯体健康、心理健康、社会适应良好、道德健康。"

我们看到,这一系列关于健康的定义涵盖了生物、心理、社会诸方面,已经超越了生物医学的范围。除了躯体形态与功能正常,健康还包括情绪稳定、人格健全、面对精神打击有调节和修复能力、有良好的社会适应性、遵循社会道德规范等等。这被认为是向希波克拉底整体论的回归,并且体现了新医学模式的核心精神。

自 20 世纪 70 年代以来,医学模式从生物医学模式到生物一心理一社会模式的转换已开始从根本上改变人们的健康观和疾病观。作为新医学模式的提倡者,美国罗彻斯特大学的恩格尔(G. L. Engel)教授指出,当前的生物医学模式认为"疾病完全可以

〔1〕 Ness R M. On the Difficulty of Defining Disease: A Darwinian Perspective. Med Health Care Philos. 2001,4(1):37-46.

用偏离正常的可测量的生物学（躯体）变量来说明。在它的框架内没有给疾病的社会、心理和行为方面留下余地"[1]。这在实践中会面临几个方面的问题：一是正常与异常的界线难以确定，尤其是高血压这类极值性的疾病，边界值的确定要受到很多因素影响。实际上，健康与疾病总是可以通过一个临界点加以区分的想法是缺乏说服力的。二是疾病的产生大多具有复杂的原因，包括心理因素和社会因素，生物医学模式所推崇的特异性病因学说（如病原体感染、基因缺陷）过于简单化了。在人类的健康与疾病领域，多因多果的复合思维方式比单因单果的线性思维方式更加有效。三是人总是处于一定社会文化背景之中，健康与疾病因而具有社会文化相对性，其判定标准离不开价值判断和文化规范，也离不开个人的主观体验。生物医学模式所预设的客观性、中立性，往往在流动不居的社会文化中、在多样化的生活世界中变得模糊不清了。此外，生物－心理－社会模式不仅重视疾病的治疗，更强调预防疾病和行为干预，倡导积极地追求与维护健康，从而使人们的关注点更多地集中于健康之上。

世界卫生组织所倡导的健康概念是整体性的，它深刻地认识到人不可能仅作为一个生物过程而孤立存在。作为联合国系统内卫生问题的指导和协调机构，它关于健康的定义无疑具有很大的影响力，但是也不断受到质疑。有人认为，依据上述旨趣相近的若干定义，似乎现实世界中找不出几个人是健康的了。实际上健康具有相对性，这一点在老年阶段尤为明显。而且，对于心理和社会适应来说，"完好"一词笼统而含混，其标准很难达成共识，往往承载着仁者见仁、智者见智的解释。美国医学哲学家卡拉汉（Daniel Callahan）教授曾指出，这样一个高要求的定义将使整个医学界及社会为了达到一个不可能的目标而处于不堪重负的地步。尽管存在不同意见，但这种全面的健康概念有其重要价值。它可以引导医务工作者和公众认识到要维护健康、改善生命质量，涉及的不仅仅生物因素，而是一个生物-心理-社会因素的复合体。同时，它也提醒国家和政府，为了维护和促进健康，要全面考虑影响健康的风险因素。这实质上是一种大卫生观，强调社会因素对人类健康和生命的影响，如环境污染造成的公害病，以及食品不安全、交通事故、社会老龄化等带来的种种问题，而且可以与正义、尊严等人类社会的核心概念紧密相连。

二、健康与正义

世界卫生组织宪章中的健康定义广为人知，同样需要关注的是紧接此定义的一句话："享有最高可达到水平的健康是所有人的一项基本人权，不因种族、宗教、政治信仰、经济或社会地位而有所区别。"健康要和基本人权相连接，在世界卫生组织的整个宪章中都贯穿着这一精神。在《阿拉木图宣言》中，世界卫生组织进一步提出：健康是一项基本人权，达到尽可能的健康水平是世界范围内的一项最重要的社会目标，也是世界卫生组织存在的目的。

与自由、机会、自尊一样，健康是重要的社会价值。一个人健康与否，将直接影响其接受和转化其他社会价值的能力。同时，健康绝不能仅仅归因于自然禀赋，社会的基本结构和制度安排对公民健康的影响不容忽视。正是在这个意义上，健康是一种社会赋权。人们越来越从群体健康的角度，关注社会－经济地位、环境和工作条件等等对健康的实质影响。在理论层面，依据正义论等政治哲学理论来评估社会制度与特定健康结果的产生具有怎样的关系，以及在健康方面个体、群体和国家之间应该具有什么样的权利－义务关系。从这样的"关系"角度出发，可以充分厘清健康与正义之间的相关性。

以往基于后果主义的分析往往聚焦于体验正义或遭受非正义的接受者身上，进行道德评价依赖的主要是分配因素，因此在健康领域变成为正义的也就意味着必须促进一个公正的分配。然而，在促进公正的分配以及公正地对待接受者之间是有区分的。美国政治哲学家博格（Thomas W. Pogge）认为，一个看似公正的分配并不一定是符合正义要求的。例如，设想以下两种情况，一是每个人都至少有一个正常肾脏，二是一些人由于自然原因没有功能正常的肾脏而同时其他很多人却有两个肾脏。显然，与后者相比，前者是一个更公正的分配结果。然而，一个符合正义要求的社会规则却不能对肾脏进行强制的重新分配——它既不能迫使有两个肾脏的人分一个给那些一个健全肾脏都没有的人，也不能通过造成极端贫困迫使某些人靠出卖一个肾

---

[1] Engel GL. The need for a new medical model: a challenge for biomedicine. Science, 1977, 196(4286): 130.

脏来为自己及其家人获取生活必需品,即使这么做会在接受者中促进一个更为公正的分配。这样,问题的要害就在于公正地对待所有接受者,而不是在他们之中促成一个最好的分配[1]。

公正对待所有接受者的理念,促使人们集中关注与健康相关的社会制度是如何对待接受者的,依据社会制度与健康之间的特定关系来判定其正义与否。在大多数发展中国家建立市场经济的进程中,由于信息不公开、法制不健全,市场所创造的机会以及经济增长的成果没有被合理分享,造成了社会成员之间的收入不平等。当不公正的经济制度使某些社会成员由于贫穷而缺乏医疗途径时,就要求政府采取干预措施,保障所有公民的基本医疗需求得到满足。此外,鉴于医疗卫生事业的特殊性,还必须认真应对市场失灵现象,政府的医疗保健政策设计、监督管理和经费投入就更加不可或缺。

政府在健康保护和促进方面负有责任,这一点不容置疑。然而,按照后果主义的思路要求利用医疗卫生资源的分配来拉平自然产生的不同的医疗需求、达到完美健康状态也是不切实际的。非正义性不在于医疗需求没有被满足的事实,而在于某些人与需求相似的另外一些人相比,对医疗保健措施的获取如此之少[2]。因此,问题的关键是要保证程序上的正义,即公正地对待所有接受者。博格认为社会制度不能由于天生不利者较小的谈判力量而加重自然的不平等,但是他也不主张社会制度必须刻意拉平自然不平等。这不是一种无情的立场,对于耗资巨大的自然疾患,人们能够依赖的只能是慈善的或是经由社会保险的援助。

需要强调的是,与自然因素造成的疾病以及自我促成的疾病相比,由社会制度造成的健康损害在解决起来具有更大的优先性。这首先体现在贫困人口的健康保护上。贫困人口的医疗途径是缺乏的,但问题在于如果不是那么贫穷的话,他们在很多情况下可能根本就不会发病。那些社会地位低下、物质条件恶劣的人群,往往暴露于对健康损害最大的环境之中。例如,在我国广大的农村地区,农业生产(如喷洒农药)的安全防护、饮水卫生、青少年营养等方面的现状令人担忧,这直接或间接地与经济条件匮乏有关,产生出了很多本来可以避免的疾病。同时,贫穷往往意味着社会排斥、机会匮

乏、尊严丧失,随之而来的无助感和边缘感也对心理健康产生不利影响。此外,由于监管部门的失职、惩戒制度的松懈、空气污染、食品不安全等因素极大程度上影响了全体国民的健康。从社会制度与健康后果之间的关系出发,上述情况的存在极大地加剧了非正义,必须采取优先解决的策略。

三、健康与疾病的相对性

在通常理解中,很多人仍旧将健康定义为“没病”——两者就像处于同一个频谱的两端,总是作为相对立的状态存在的。但实质上,很难将人类非黑即白地划分为两个截然相对的群体:健康的人和生病的人。在频谱上,健康与疾病的概念对应的都是连续量的变化。比较而言,后者比前者更容易确定出有客观依据的分界点。而健康状态则要模糊得多,很难通过单维度的测量工具来量化,因此往往在频谱上刻划不出清晰的分界点。一个人表面不生病并不等于健康,因为体内可能潜伏着病理性缺陷或功能不全;有些人各项检测指标都显示正常,但却自感不适,经常求医问药;有时一个人已经有了明显的病理性改变,但主观感觉并没有生病,认为没有必要进行任何治疗。

如果着眼于时间的不可逆性,那么人从出生到死亡是一个从健康向疾病移动的过程。但在这样一个总体趋势中,频频出现从患病到康复再到患病的插曲。健康与疾病相互转化,两者之间必然存在中间过渡地带。有的学者将既不是健康、也不是患病的中间状态称为“亚健康”,或者第三状态、灰色状态。在此状态下,机体虽无明显或明确的疾病,却呈现出周身不适、活力降低、代谢失常等状况。这也促使人们以更加动态、分层的眼光看待健康。另一方面,健康与疾病的复杂关系也体现在“危险因素”之上。像高血压这样的危险因素是不是疾病、需不需要医疗干预,也引起了很多争议。有学者认为,“医疗产业复合体”出于自身利益,很大程度上影响了健康和疾病的定义,是一种“社会建构”。

随着工业化的推进,恶性传染病导致的死亡逐渐下降,疾病谱中慢性疾病占据越来越大的比重,带病延年者为数众多。与之相应,人们对健康的理解日益复杂化、多维化,开始从心理和社会角度来考虑健康。在多维框架下,不同人群对健康的定义不尽相同,在医患之间甚至会出现严重分歧。针对这种情况,有学

〔1〕 Pogge,TW. Relational Conceptions of Justice:Responsibilities for Health Outcomes. Anand S,Peter F,Sen A,et al. Public Health,Ethics,and Equity,Oxford:Clarendon Press,2004:135-161.

〔2〕 Pogge,TW. Realizing Rawls. Ithaca:Cornell University Press,1989:184.

者提出自感健康(perceived health)的概念,即个体对自身健康状况的做出的主观评价和估计。自感健康受到许多因素的影响,不仅仅是医学科技出具的信息,还包括个体的精神状态、价值观念、人际关系、社会压力等等。在新的医学模式下,人们期待更关注主体感受、更人文化的医学,在事实与价值之间取得某种平衡。

杨海燕

思　考　题

1. 如何理解"演化论的疾病概念"?
2. 试阐述健康概念的多维度性。
3. 试分析疾病与健康的相对性。

延伸阅读书目

1. 达尔文. 物种起源. 周建人,译. 北京:商务出版社,2002.
2. 肯尼思·基普尔. 剑桥世界人类疾病史. 张大庆,译. 上海:上海科技教育出版社,2007.
3. R. M. 尼斯,G. C. 威廉斯. 我们为什么生病. 易凡,译. 海口:海南出版社,2009.
4. 保罗·萨加德. 病因何在:科学家如何解释疾病. 刘学礼,译. 上海:上海世纪出版集团,2007.

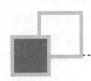

第四章　医学的本体论和解释模型

在中国古代哲学中，本体论也叫"本根论"，是关于存在及其本质和规律的哲学理论，即关于事物的最普遍、最一般、最根本的依据、本质、基础的知识或理论；医学本体论则是指关于医学的最普遍、最一般、最根本的依据、本质、基础的知识或理论。可以说，有什么样的医学本体论，就会有什么样的医学认识论和医学方法论。医学本体论作为医学哲学基本内容的一部分，是医学哲学的重要基础。在当今医学哲学的研究领域，医学解释也是医学哲学的核心课题之一。作为一门科学，医学不仅仅是通过一阶（经验）科学方法所获得的作为单称陈述的科学事实材料的累积，而且需要通过二阶（理性）科学方法对科学事实材料进行加工、概括、提炼出科学规律，直至构建科学理论，并对科学事实或科学规律进行科学解释。

第一节　医学的本体论

医学的本体论要求把医学当作一种自然和社会现象的客观发展过程来研究，对于医学知识而言，诸如生命、健康、疾病、衰老、死亡等本体范畴，都为其他医学基本概念、基本框架提供了赖以存在的本质基础和逻辑根据。然而，人的生命本质是医学一个最高层次的本体范畴，医学知识的本体就是人的生命，人的生命是医学得以存在和发展的最终根据。虽然医学本体论中蕴含着不少认识论和方法论的问题，但是医学本体论是医学认识论和医学方法论的逻辑前提和基础；对医学本体论问题的回答，决定着回答医学认识论问题和医学方法论问题的基本路线和方向。

一、医学知识的结构与特点

知识是人类实践产物和理性结晶，包括经验知识和理论知识。经验知识是知识的初级形态，系统的科学理论是知识的高级形态。知识通常以概念、判断、推理、假说、预见等思维形式和范畴体系表现自身的存在。

人类文明演变发展的历史，从某种意义上讲，也是知识不断编制和创新的历史。人类与动物的根本区别在于人类有理性、有意识，能够依靠自己的理智，创造出一个来自物质世界又高于物质世界的知识世界，波普尔（Karl. R. Popper）称之为第三世界或世界3。波普尔认为，第一世界是物理客体或物理状态的世界；第二世界是意识状态或精神状态的世界，或关于活动的行为意向的世界；第三世界是思想的客观内容的世界，尤其是科学思想、诗的思想以及艺术作品的世界。[1]例如，小河里的水、个人对水的感受、化学对水的分析，分别对应于这三个世界。第一世界是其他两个世界的基础。第二世界是第三世界的创造者，也是联结第一世界和第三世界的中介和桥梁。当知识产生以后，第三世界不断作用于其他两个世界，并影响着第二世界与第一世界的关系。例如，农民和化学家对同样是小河里的水，却会有不同的感受。

知识的主要特点可以概括如下：①人为性：只有人才能创造可积累的、系统性的知识，拥有知识、创造知识是人与其他动物的根本区别；②信息性：知识来自人的认知能力对信息的整理和总结，并可作为信息而储存，所以，知识通常体现出信息所具有的特性；③交流性：知识通过某种交流手段，以日渐系统化的各种方式传播给其他人，可编码的知识能够由信息化转化成知识的客体形式（如书籍、软件等），通过这些知识的物质载体进行保存和交流；④隐含性：除了可编码的知识，还存在不可言语的意会知识（或称默会知识），这种难以用语言加以清晰表达的知识，隐含于人们的经验之中，包含了处理可编码的传统知识的能力；⑤创新性：这是知识的核心特征和动力，没有不断的创新，知识必然枯竭，一切知识系统的产生和生长都以系统的知识创

---

〔1〕　卡尔·波普尔. 客观知识：一个进化论的研究. 舒炜光，译. 上海：上海译文出版社，1987：114.

新能力为基础。[1]

科学知识来自观察和实验,并经过科学实践的检验。科学知识的结构是由知识单元与科学概念体系组成的知识体系。爱因斯坦认为,"理论物理学的完整体系是由概念、被认为对这些概念是有效的基本定律,以及用逻辑推理得到的结论这三者所构成的。"[2]可见,作为反映事物本质联系的、相对系统化的知识体系通常由3个基本要素构成:科学概念,与这些概念相关的科学判断(原理或定律),由这些概念与原理推理出来的科学结论(各种具体的规律和预见)。

科学概念是科学知识体系的逻辑出发点,科学认识的成果首先就是通过制定各种概念来加以总结的。正如列宁所说:"自然科学的成果是概念",它也是"帮助我们认识和把握自然现象之网的网上扭结。"[3]如细胞、基因、染色体、遗传、进化等。这些概念是构成科学理论的基石,只有形成一定的科学概念,才能把握住事物的本质和规律。

科学判断是科学对所研究对象的基本关系的反映,也是科学知识体系赖以建立的基础,它反映了事物在一定条件下发生一定变化过程的必然关系。它在语言、结构上表现为判断的形式,一般用全称判断来表达。如细胞学说、基因学说、染色体学说、遗传学说、进化论等都是如此。

科学结论是按照一定的逻辑规则,运用相应的科学概念,依据一定的科学原理,对某类事物的各种现象及其内在联系做出科学的推理,它是科学理论解释功能和预见功能的具体体现和逻辑展开。如进化论中引申出现的自然选择效应等。

在由概念、判断和结论所构成的知识体系中,各种要素不是按照任意的、外在的次序排列的,而是相互形成一个严密的、前后一贯的逻辑结构。

作为一种科学理论的医学,和其他科学一样,它不是简单的或零碎的知识的机械堆积,而是具有层次、具有内在联系,按照一定规则构建起来的知识体系。医学知识体系的构建不同于一些演绎系统的理论构建,它所使用的一些基本概念,往往带有经验性、模糊性、历史性,所以不像演绎体系那样,从一些公理出发,根据逻辑规则,推导出一系列定理。但是,医学知识体系的建构同样必需遵循科

学理论的一些基本原则。美国科学哲学家库恩(Thomas S. Kuhn)认为,一个好的科学理论应当具有5个特征:精确性、一致性、广泛性、简单性和有效性。[4]精确性就是说,在这个理论范围内从理论推导出的结论应当与观察实验的结果相符合;一致性是要求理论不仅体系内部自我一致,而且与适合自然界的其他方面公认的理论相一致;广泛性是指理论应有广阔视野,特别是一种理论推导出的结论应远远超出它最初所要解释的特殊现象;简单性是指理论应当简单明了,给现象以秩序,否则现象就成了各自孤立的、一团混乱的;有效性是指理论能产生大量新的研究成果,应揭示新的现象或已知现象之间新的关系。

医学知识体系的建构也无疑应当遵循上述这些基本原则,特别是科学性与实践性相统一的原则,它不仅能解释现在,而且能预测未来;它不仅能解释医学现象,而且应当在诊治疾病、预防疾病、揭示人体生命活动机制、指导卫生保健活动、搞好卫生管理等方面发挥指路明灯的作用。

医学是关于人的生命的科学、技术与艺术,旨在维护和增进人的健康、解除病痛、提高生命质量的人类实践活动与知识体系。[5]由此可见,医学知识具有科学性外,而且具有技术性与人文性。

医学技术是指为了研究、诊治和预防疾病等特定目的所应用的一种手段和方法,它包括物化手段(如工具、仪器和设备),有关操作的知识、经验、技能,以及组织形式、工艺等密切联系在一起的要素总和。医学知识的技术性源于医学活动的技术性。医学活动既是一种对人自身的生命现象与本质的研究活动,也是一种对维护健康与防治疾病的实践活动,是不可能失去技术性的。医学实践活动起源于经验性的技术活动,古代医学前辈就将医学视作一种"技艺",今天的、将来的医学也不可能脱离这种技术活动的技艺性,比如临床诊疗技术操作和外科手术操作,尽管它们大大地被医学理论所强化,但是仍然具有鲜明的工艺性操作特征,离开这种技术性的操作实践,任何一个人想单凭书本的理论知识,是绝不可能成为一名临床医生的。随着一大批诊疗仪器和设备的发明和应用,以及人们对医学技术本质的反思,现代医学技术的内涵与外延发生了

〔1〕李涛,邵大宏.理解科学:科学知识的生长及意义.南京:江苏人民出版社,2002:20-21.
〔2〕爱因斯坦.爱因斯坦文集.许良英,等译.北京:商务印书馆,1976:313.
〔3〕列宁.哲学笔记.北京:人民出版社,1974.
〔4〕托马斯·S·库恩.必要的张力:科学的传统和变革论文选.纪树立,译.福州:福建人民出版社,1987:316.
〔5〕杜治政,许志伟.医学伦理学辞典.郑州:郑州大学出版社,2003:160.

变化,它不仅是诊治和预防疾病的手段,而且还是认识健康与疾病,进行医学探索的手段;它不仅是经验的产物,而且越来越成为医学理论物化的结果。现代医学知识的技术性不是以一种孤立的属性存在于医学,而是有它自身的特殊性。

"天地之性,人为贵"。作为医学的本体,人的生命的意义具有至高无上性和无条件性。医学对象的特殊性决定了医学知识不仅具有科学性、技术性,而且具有人文性。医学知识的人文性突出表现在2个方面:第一,医学的专业伦理和人们对一些新的医学理论和新的医学技术的看法上。比如,细胞核移植技术可以解决许多医学难题,大大延长人的寿命,但克隆人的问题给整个人类社会带来无法预测的后果;转基因技术在提高作物产量和畜禽质量的同时,也带了生态和健康安全的可能威胁问题。另外,人类基因组计划、胚胎干细胞研究,以及器官移植、生殖技术、基因检测和治疗、生命维持技术等等,医学上的突破和奇迹给人类带来莫大福祉的同时,也引发了空前的伦理冲撞。第二,医生的职业伦理和对人及生命的看法上。古往今来,国内外许多医家对医生的道德修养都有精彩的论述,如在中国,有的认为"人命至重,贵于千金,一方济之,德逾于此";有的认为"医者易也"、"医者意也"、"医者艺也",表明医学或医术是哲理思辨、观念理论、技术技艺活动;有的认为"下医医病、中医医人、大医医国";也有的总结自己的亲身经验,认为"夫医者须上知天文,下知地理,中知人世","先知儒理,后知医理";而"医乃仁术"更是精练地概括了医学是一门治病疗伤、普救众生的仁爱技术或高尚事业。在西方,古希腊名医希波克拉底所著的医生誓词,更是对医生道德修养的重要论述,影响了2000多年西方医学的发展。医学的人文性要求医生加强道德修养,提高伦理思维,具有深厚的人文情怀。

然而,在今天的医学领域,人们对医学知识本身的追求远胜于对人性的重视,医学知识与人文价值出现分离倾向,而与权力越来越相结合。法国学者福柯(M. Foucault)试图通过疯癫、畸形、自慰儿童等一系列例证,揭示现代人在医学领域的一种不自由的境遇,即人的自由是由知识所决定,而不是由人自己决定,人不再是规定者,而是被规定者。他认为,"根据拥有权力的特殊效力的真理话语,我们被判决,被罚,被归类,被迫去完成某些任务,把

自己献给某种生活方式和某种死亡方式。"[1]在医学研究和医患交流过程中,人们遵循的不是人本身的逻辑,而是一种知识的逻辑,即一种只有真或假做标准的知性逻辑。医生在这种情况下,可以只从知识的角度去考虑患者的病症,而患者作为一个人所应该得到的全部尊重则未必会得到体现。知识通过那些拥有某种知识的人而获得实际权力,并被用以规范和控制生活在"知识-权力"这一模式之下的人,拥有某种知识的人也因此获得某种特权,医患交流过程中,医生以一种审视者的姿态出现,出于医学知识的结论,他具有审判病症的权力,成为患者的一个实际主宰者,而患者作为不具有医学知识的人,往往只能接受各种合理的与不合理的训诫。

二、医学知识的本体论承诺

作为研究存在的本质和规律的哲学本体论,在近几十年里,被广泛应用到人工智能、计算机语言、数据库等学科或理论之中,在医学领域也发挥了作用。迄今虽然对具体领域中的本体论还没有统一的定义,但一般认为它是对事物本质的概念化的精确描述,其核心作用在于定义某一领域或领域内的专业词汇以及它们之间的关系。它犹如一座大厦的基石,为各方提供了一个统一的认识。

对于医学而言,医学的本体就是人的生命。人的生命是一个最高层次的医学本体范畴,是医学得以存在和发展的本质基础和最终根据;对于医学哲学而言,人的生命是一个具有丰富内涵的医学本体范畴,可以分为4个层次:生物学意义上的生命,这是人与其他生命体的共同点,是人的生命存在的物质基础;心理学意义上的生命,这是人的生命有别于动物的显著特征;社会学意义上的生命,这是人的生命存在和发展的本质规定;宗教意义上的生命,这是人的生命摆脱烦恼和庸俗,追求宁静和永恒的境界。一个完整的生命,是上述4个层次的和谐与整合。[2]

人类对生命的认识有一个发展过程,纵观历史,先后出现过唯心论生命观把生命看作是神造的,或由物质性的躯体和超物质的"活力"或"灵气"所构成;朴素唯物论生命观简单地认为生命是从非生命的物质自然而然产生的;机械唯物论生命观则把生命有机体等同于机器;而辩证唯物论生命观认

〔1〕 福柯.必须保卫社会.钱翰,译.上海:上海人民出版社,1999:24.
〔2〕 刘虹,张宗明,林晖.医学哲学.南京:东南大学出版社,2004:57

为生命的本质是物质的,是自然界长期发展的产物。

今天科学家一般认为,生命的基本特征主要表现在:共同的生命大分子基础——核酸、蛋白质;相似的生命基本单位——细胞;高度一致的生命基本运动形式——新陈代谢;维持机体生命活动的统一机制——信息传递;生物体量变与质变的表现形式——生长和发育;生生不息的基础——生殖;生命的中枢——遗传与变异;生命发展的全部历史——进化;自然界相互依存的基本法则——生物与环境的统一。[1] 在这些基本特征中,一般认为,新陈代谢是生命的本质特征,它包括同化作用和异化作用两个过程。生物体从食物中摄取养料转换成自身的组成物质或贮存能量的过程,称为同化作用(组成代谢)。反之,生物体将自身的组成物质分解以释放能量或排出体外的过程,称为异化作用(分解代谢)。生命系统的新陈代谢是从非生命物质的新陈代谢发展来的,但是它们之间又有本质的区别,其主要区别具体表现在以下3个方面:

1. **自我调节** 生物体内的运动是自我调节、自我完成的过程,这是生命系统的重要特征,也是它有别于非生命物质的第一特点。任何生命,存在的每一瞬间,都在不断地调节自己身体内各种机能状况以及调整自身和外界的关系。高等动物有多层次的调节,除细胞水平的调节外,还有神经、体液调节。恩格斯曾说:"生命,蛋白体的存在方式,首先是在于:蛋白体在每一瞬间既是它自身,同时又是别的东西;这种情形和无生命物体所发生的不同,它不是由某种从外面造成的过程所引起的。相反地,生命,即通过摄食和排泄来实现的新陈代谢,是一种自我完成的过程。"[2]

2. **自我复制** 生物体内部大分子的自我复制是生命系统另一个重要特征,也是它区别于非生命物质的又一特点。在生物体内,有一个脱氧核糖核酸(DNA)复制酶系统,在它的作用下,以一条DNA的正链作为模板,以脱氧核苷三磷酸为原料,根据碱基配对规律,在模板上面聚合成与正链互补的负链;同样以一条负链为模板合成了正链。经过这样的过程,一个DNA分子就变成两个一模一样的DNA分子了。当然,这种自我复制的特点是从分子水平上考察的。从细胞水平来看,则表现为细胞分裂;从个体水平来看,则表现为个体增殖。但像病毒这一类生命不是上述所有的水平都具备的。因此,以所有生命共同具有的"自我复制"来标志这一特征,看来具有更一般的意义。

3. **选择反应** 生物体内部的化学反应、生物与环境的反应是有选择的独立的反应,这是生命系统的又一个重要特点。生物体内的化合反应过程,尽管千差万别,却有条不紊地进行,反应过后,生命系统仍然是生命系统。这种反应是选择性的,受生物体自身控制,随体内外条件不同而不同。例如,细胞与外界进行物质交换,固然也存在扩散、渗透作用,但是细胞膜吸入什么,排出什么是有高度选择性的。一个明显的事实是细胞膜的主动运输,物质逆浓度梯度而运动,或穿过原来不可能透过的细胞膜。生物对环境所表现出来的主动的选择性反应不同于非生命体所表现出来的那种被动的、直接的反应。机械的、物理的、化学的反应是由外部提供的物质与能量所决定,而生物体的反应是取决于生物体内部的功能状况,并且是在自身的调控机制的作用下进行的。

可见,自我调节、自我复制、选择反应是生命区别于非生命的特征,也是生物规律不同于物理化学规律的本质与根据。[3] 当然,在生命活动中也包含有机械的、物理的和化学的过程,而且这种过程是大量存在的。但是,在生物体内的这些过程只是一种次要形式,它们都服从于生物学的规律。

人的生命包括人的生物学生命(生物的人)和人的人格生命(社会的人)。生物的人从受精卵开始到作为人类生物个体不再存在(死亡)为止。社会的人是作为有意识的实体存在时期。人的生物学生命有其种系和个体发育的历史,人的人格生命是指在伦理和法律上具有权利和义务的主体,必须是一个处于一定社会关系中,具有自我意识和理性的人。可见,人的生命本质就是对人的生物特征、心理特征和社会特征的抽象和概括。

从医学哲学的视角来看,人的生命在本质上是在生物因素、心理因素和社会因素互动中,以生物性征为基础的、机体的各个层次功能的整体表达过程。在这个概念中,人的生命的本质被界定为"机体——功能的整体表达过程",强调了人的生命与其他生命体的本质区别在于它是生物、心理、社会

〔1〕 左伋. 医学生物学. 第5版. 北京:人民卫生出版社,2001.
〔2〕 恩格斯. 反杜林论. 北京:人民出版社,1971:79.
〔3〕 胡文耕. 分子生物学中的哲学问题. 天津:天津人民出版社,1998:25.

因素的互动的结果;而且无论科学对机体的结构层次的研究深入到基因层次、蛋白质层次还是更深入的层次,这个本质所在不会发生改变。[1]

三、医学相关的本体论范畴

本体论是研究事物的本质(或本原)和规律的哲学理论。针对每一门具体学科探本寻源,研究其之所以能够自成体系的学科立身之本与学科精神所在,可以看成是相应学科的本体论,如医学本体论,是研究医学及其存在的本质。一个学科的本体论应是该学科知识建立的逻辑根据和本质基础,以医学知识本体为例,由于中医学与现代医学在本体论上的差异,对生命认识上具有显著分歧,决定了中西医学知识话语上具有不可通约性。除生命之外,诸如健康、疾病、衰老、死亡等也是属于与医学相关的本体论范畴,它们对人的生命本质的深入认识,以及对其他医学基本概念、基本框架的建构发挥着前提性的作用。

(一)健康

健康是人类生存发展的基本要素,以往人们一般认为"健康就是没有病的,有病就不是健康"。随着科技发展和社会变迁,人类对健康内涵的认识不断深化,健康已不再仅仅是指四肢健全,无病或虚弱,除身体本身健康外,更需要精神上有一个完好的状态。20世纪80年代中期,世界卫生组织对健康重新定义:"健康是身体上、精神上和社会适应上的完好状态,而不仅仅是没有疾病或者不虚弱。"这一定义沿用至今。它强调了人是社会的人,医生在预防、诊疗疾病的时候,不仅要考虑到身体状况,还要考虑到社会、心理、精神等因素对人体健康的影响。

健康与疾病是一对矛盾的两个方面,但没有疾病并不等于健康。从健康到疾病有着从量变到质变的过程,良好的健康在一端,疾病乃至死亡在另一端,两者之间存在既不健康也无疾病的状态,即亚健康状态。每个人都在健康与疾病连续体的两端之间占有一个位置,并随时间推延、机体状态和环境变化而处于变动之中。

健康不仅是身体上的完好,还包括精神上和社会适应上的完好。身体上的完好状态,一般是指生理活动过程本身处于平衡协调状态,个体表现没有自觉的痛苦和不适感。这是一种传统的生物平衡观。精神上的完好状态,有着多方面的内涵,即主观感受和客观形态。有研究者认为,所谓精神健康一般是指那些个人志向的表现,如愿意劳动,而且有从劳动中获得满足的愿望;愿意与人们建立和谐的人际关系,乐于与他人交往;愿意尽最大努力发挥自己的潜能为社会服务;愿意与客观环境有良好的接触并能适应,是一种正确地把握自己和客观实际的追求,并能满足于释放生命能量的过程。社会上的完好状态,是一个群体性概念,包括个人的社会化过程和由群体构成的社会化环境。

健康是人类生存的基本权利。维护人类个体和群体的健康,是社会组织和每个社会成员的义务。社会有责任优质地、公正地为社会成员提供使其摆脱疾病保持健康的必要条件;社会成员也应增强健康意识,自觉参与到保障社会大众健康的工作中去。可以说,健康的含义是多元的、相当广泛的,健康是人类永恒的主题。

(二)疾病

与健康互为辩证关系的疾病,也是医学本体论的一个基本范畴。医学的基本任务之一就是认识和掌握疾病的表现、本质和发展规律,找寻同疾病斗争的有效方法。过去最常见的定义是将疾病视为"对人的正常生理与心理的偏离",即"大多数人"的生理与心理状态定义为"正常",而"少数人"的特别状态则称作"异常"或是"疾病"。例如,大多数的人眼睛都看得见,但少部分的人眼睛看不见,所以将看得见的那群人定义为"正常",而看不见的人则会被认为罹患某种疾病。但是,人们普遍认为,这种定义方式是有问题的,尤其容易导致歧视,例如,左撇子、同性恋等小众人群,在这种定义下都会被视作一种疾病。

现代医学认为,疾病是机体在一定病因的损害性作用下,因自稳调节紊乱而发生的异常生命活动过程。在多数疾病,机体对病因所引起的损害发生一系列抗损害反应。自稳调节的紊乱,损害和抗损害反应,表现为疾病过程中各种复杂的机能、代谢和形态结构的异常变化,而这些变化又可使机体各器官系统之间以及机体与外界环境之间的协调关系发生障碍,从而引起各种症状、体征和行为异常,特别是对环境适应能力和劳动能力的减弱甚至丧失。

疾病的表现是多种多样的,为了系统地、确切地认识疾病,就要将它们分门别类。20世纪以来,国际上广泛采用的是按病因和病变部位及特点确

〔1〕 刘虹,张宗明,林晖.医学哲学.南京:东南大学出版社,2004:60.

定病种,如甲状腺癌、结核性脑膜炎等。但很多疾病还保留按临床表现分类的名称,如猩红热、黄热病等。随着医学的进展,新的病种不断被发现,疾病的类型不断增加,这是对疾病的认识不断深入的必然结果。

疾病的发生和发展是有其原因和规律的。人类对疾病本质的认识,既受科学知识水平的限制,也受哲学思想的影响。回顾医学史,有两种影响较深的观点:本体论观点认为,疾病是一种实体,这种疾病的实体与机体本身不是同一的,有其自身发生、发展和变化的特点,医生的任务是要寻找驱除这一疾病实体的方法;生理学观点认为,疾病只是机体正常生理功能的偏离,而不是机体以外的疾病实体进入体内,医生的任务是要调整偏离了的生理功能,使其恢复正常。前一种观点为器官病理学、细胞病理学和生物病原学的疾病观点所支持并取得了发展;后一种观点为体液病理学的疾病观点所推崇,并为以后的自稳态学说、应激学说的疾病观点所发展。这两种见解是从不同侧面认识疾病的,本体论观点着眼于结构的破坏,生理学观点着眼于功能的紊乱。然而,认识疾病和治疗疾病,都应从整体观念出发,辩证地处理好疾病过程中局部和全身的相互关系,重建机体内外环境的平衡关系。

20世纪80年代,西方有学者从达尔文进化论的角度来审视人体疾病,提供了有别于传统医学思维模式的一种新的视角,认为人体在生理构造及运行模式上存在着一系列设计上的折衷和妥协方案,当这些妥协方案涉及人体与自身(如免疫系统)和其他生物(如病菌)的互动过程中时,便有可能引发疾病。

(三) 衰老

任何生物(包括人类)都严格地按照生物学规律,经历由胚胎到出生、生长、发育、成熟、衰老直至死亡的过程。衰老是生物体自成熟期开始,随着年龄增长发生的内在的、渐进的、受遗传因素影响的、全身复杂的形态结构与生理功能不可逆的退行性变化,是人类正常生命活动的自然规律。

衰老一般可分为两类:生理性衰老和病理性衰老。前者指成熟期后出现的生理性退化过程;后者是由于损伤和感染、应激和劳损、免疫反应衰退、代谢障碍、营养不足等内在的或外在的原因使人体发生病理性变化,使衰老现象提前发生,这种衰老又称为"早衰"。心理和生理是本质不同的两种活动过程,心理活动是比生理活动更高级的物质运动形式。一般地讲,由于各种原因,人的心理功能和生理功能的衰老不是同步进行的,先产生"未老先衰"的心理状态,进而影响机体的整体功能,这就是"心理性衰老"。

衰老一般具有以下几个特征:普遍性:所有的细胞、组织、器官和机体都会在不同水平上出现衰老改变;进行性或不可逆性:随着时间的推移,衰老不断进行性地发展;内因性:不是由于外伤、事故等外因的直接作用,而是内在决定性的衰退;有害性:衰老时,机体代谢、适应、代偿等多种功能低下且缺乏恢复能力,患病率和死亡率随年龄增加。

生物(包括人)为什么会发生衰老?其实这个问题迄今并没有得到很好的解释。目前建立在细胞和分子水平上的衰老理论一般涉及两大观点:衰老是先天的和衰老是随机的。先天论认为,人从胚胎到死亡,机体发育的全过程是由体内的"生物钟"所控制的,这种生物钟为人的一生中可能发生的多种生命现象的变化预先设定了相应的时间,例如视觉的改变、听觉的下降、肺活力的降低、骨骼中钙的丢失等。随机论认为,机体的衰老是由一系列的随机事件所产生的,如自由基对脱氧核糖核酸(DNA)的损伤。其实,衰老是许多生理、心理、病理等过程的综合作用的必然结果,是个体生长发育最后阶段的生理和心理过程。人类在衰老过程中,机体的组织结构和功能发生明显的变质和退化,导致机体调节和适应能力与思维能力的降低,其最后结局就是死亡。

(四) 死亡

生命是处在同化和异化不断运动变化的过程之中,死亡则是这一运动的终止,也是生命变化的必然结局。单细胞动物的细胞死亡即是个体死亡,而多细胞动物个体死亡时,并不是所有细胞都同时停止活动。如人的心跳停止后,气管上皮细胞还可进行纤毛摆动,表皮细胞可再存活三四天。根据死因,高等动物(包括人)的死亡主要分为:因生理衰老而发生的生理死亡或自然死亡;因疾病而导致的病理死亡;因受物理、化学或其他因素所致的意外死亡。

大多数情况下,死亡的发生是一个渐进性过程,大致经过以下几个阶段:①濒死期,也称临终状态。此时机体各系统的功能已发生严重障碍,脑干以上的中枢神经系统处于深度抑制。临床上表现为意识模糊或丧失,反射迟钝或减弱,血压降低,心跳和呼吸微弱。这一时期持续时间差别很大,猝死者可甚短,而慢性病可持续数日,部分患者经抢救可延续生命。②临床死亡期的主要标志是自主呼吸和心跳的停止,瞳孔散大固定,对光反射消失。有人据此进一步按心跳停止和呼吸停止发生的先后顺序不同,分别称为"心脏死"和"呼吸死"。此时延髓处于极度抑制状态,但从整体而言,细胞和组织都仍进行着极其微弱的代谢活动,若采取恰当的措施,尚有复苏的可能。③生物学死亡期是死亡过程的最终不可逆阶段。此期中枢神经系统及其他器官系统的新陈代谢相继停止,虽然在一定时间内某些组织仍有不同程度的代谢功能,但整个机体已不能复活。

死亡的概念和标准经历了一个认识转变的过程。传统的死亡概念是心脏呼吸概念,医学上实用的传统死亡标准是心搏、呼吸、血压的停止或消失,接着是体温下降。这是把心脏作为机体生命中枢的逻辑结论。原始人把灵魂离开躯体称作死亡,确定灵魂是否已经离开躯体的标准是呼吸的停止。古代捕鱼部族的人看见鱼停止呼吸,鱼就死了,于是认为人停止呼吸就是死了。据说中国古代有的医生在判断死亡时,用很轻的棉絮或蚕丝放在垂死者的口、鼻上方来测看是否摇动来判断死亡。如果不见棉絮摇动,说明垂死者呼吸已经中断,即可宣布死亡。在中国人的俚语中,"没气"、"断气"就是以呼吸停止为死亡标准的代名词。后来人们又从脉搏的搏动,发展到贴耳胸前闻听心跳的情况来判断死亡。听诊器的发明则使人们能够以心跳的存在与否作为判断死亡的主要方法。1951年出版的美国《布莱克法律辞典》将死亡定义为:"生命之终结,人之不存;即在医生确定血液循环全部停止以及由此导致的呼吸脉搏等生物生命活动终止之时。"它从病理学角度把血液循环的停止代表心脏跳动的停止,并置于呼吸心跳之前的地位,这是对死亡定义从体表征象转向生理病理实质的一种进步。

由于医学技术的突飞猛进,特别是器官移植的成功和生命维持技术的发展,传统的死亡概念和标准遭遇了挑战。1968年,美国哈佛医学院特设委员会把死亡定义为不可逆的昏迷或脑死,诊断标准为:没有感受性和反应性、没有运动和呼吸、没有反射、脑电图平坦等。这实际上提出了一个新的死亡概念——中枢神经系统死亡概念。死亡的概念和标准不仅是医学上的重要问题,也是涉及社会、伦理、法律的重大问题。脑死亡概念和标准的提出,标志着人类对死亡认识的深化。

第二节 医学的解释模型

科学解释是科学的一个重要特征,也是科学的一个主要目的。它不仅涉及科学的功能,而且关系到对科学本质的理解。科学解释的基本形式有:归纳概率解释、演绎规律解释和因果律解释等。近年来,叙事医学和隐喻医学作为一种科学解释的方法论,受到了医学界和哲学界的普遍关注。

一、科学解释

解释就是用某种事物来说明其他事物,把解释者与被解释者联系起来,从而达到对被解释事物(现象或理论)的理解。科学解释是根据已有的科学概念、科学定律、科学理论等,通过逻辑推导、类比思维或数学模型等,把某种自然现象纳入科学规律,对自然界的各种现象进行本质的说明或论证。科学解释还可以将描述一事物各种属性的经验定律联系起来,并阐明各种经验定律的相互关系。对各种自然现象作出愈来愈好的解释,是科学理论的重要功能之一,也是自然科学的主要目标之一。

科学解释一般由解释者和被解释者组成。前者对于后者提供说明或论证的理由,后者通过前者而得到一种说明。并非任何解释都能称之为"科学的解释"。作为科学的解释必须具备两个必要条件:解释者与被解释者之间必须有逻辑上的相关性;构成科学解释的陈述必须在逻辑上或原则上能够接受经验检验。各种不合逻辑的论证,不能成为科学的解释;一切宗教的、玄学的解释也不能成为科学的解释。在科学解释中,其解释者除了解释特指的被解释者以外,必须能够经受经验的检验。所以,科学解释应是合乎规律的。

当然,科学解释并非一定是正确的,过去科学中的许多解释后来被证明是错的;今天科学中的许多解释将来也可能被证明是错的。科学假说允许我们用某种未经证实的想象的实体和作用来解释现象,只要它们在逻辑上或原则上是可接受检验的。经不起经验检验的解释终将在科学进步中被淘汰。科学在发展过程中,不断地筛选出那些最耐受检验的好的解释。

科学解释主要有两种基本模式:归纳概率解释和演绎规律解释。

归纳概率解释以概率性规律作为解释的基础,解释者是概率陈述(如宏观事件的统计规律或微观世界的量子力学概率性陈述),解释者与被解释者之间是一种或然性关系。例如,吸烟和肺癌的关系,用吸烟来解释肺癌的发生。又如,解释"小孩 X 为什么得了麻疹"。因为麻疹是有高度传染性的,与麻疹患者接触,被传染上麻疹的概率为 Y%,小孩 X 的哥哥得了麻疹,而且小孩 X 与哥哥接触较多,所以小孩 X 得了麻疹。归纳概率解释的被解释者并不是逻辑地由解释者所蕴涵,而只是由解释者说明被解释者的或高或低的概率。比如,吸烟和肺癌的关系,多数肺癌患者有吸烟史,但并不是所有吸烟者都必然罹患肺癌。同样,与麻疹患者接触,被感染上麻疹的概率比较高,但并不是所有接触麻疹患者的人都必然罹患麻疹。

演绎规律解释以普遍有效的必然规律作为解释的基础,从已有科学理论中,用演绎推理合乎逻辑地构造一种说明。例如,解释"一个人 X 死了",演绎规律解释就是:所有的人都会死(大前提),X 是人(小前提),所以,X 也是要死的(结论)。演绎推理从解释者(即无须再解释的科学理论)中按照具体推理规则必然地推出被解释者(当下的解释对象)的情况。例如,金属是导体,铁是金属,铁必然是导体。可见,演绎规律解释是一种必然性关系,被解释者为解释者所蕴涵,只要大前提为真,其结论必然可靠。

二、疾病解释

因果律解释就是解释者试图找出制约某现象发生、某规律存在的原因,回答解释者与被解释者之间的某种必然联系,也是追溯事物间发生、存在和发展的最初动因。因果联系是必然联系,也是世界上较普遍存在的一种联系样式。A 事物的存在或出现以 B 事物的存在或出现为原因,而不是相反。这样在解释 A 时,经常要将 A 看作是 B 的结果,而用原因 B 来解释 A。如"X 患上了糖尿病",是因为"X 的内分泌系统出了问题","胰岛素分泌不足,摄入体内的糖不能够正常吸收和转移,致使糖分从尿中排出"。因果律解释是寻找证据,回答事物发生的内在机制的认知过程,所谓的"知其然,更知其所以然",这正是科学研究的主要目的之一。现今因果律解释也不局限于机械决定论的因果解释,也有统计性因果解释等。

当一个患者前来就医时,医生的首要任务就是能够解释患者身上所出现的一系列症状,并诊断该患者得了什么病。例如,一个患者表现为发热、流鼻涕、肌肉酸痛,医生诊断这个患者可能患了流感,以此来解释上述症状。还有一种医学解释与其说属于临床实践范畴,不如说属于医学研究范畴,即要求解释该患者为什么会患流感这个问题。在过去的 150 多年中,医学已证认和形成了大量的有关人类疾病的解释,这些解释也大多涉及因果律解释。

关于疾病的医学解释模式一般可以高度地概括如下:

解释目标:为什么患者会罹患某种具有相应症状的疾病?解释模式:该患者正在或曾经接触特定的致病因素。所以,这些致病因素引起了疾病和症状。[1]

在临床实践中,上述解释模式中的几个方面(患者、致病因素、疾病和症状)将被具体的患者和疾病所取代。如果仅从上述一般性的概括来看,这种疾病解释并非很有用,但是感染性、营养性和其他类型的疾病解释已为医学解释提供了强有力的途径。

症状是疾病所能观察到的外在表现,它随着时间的推移以其特殊的方式发展,形成了疾病的病程。症状来自于疾病的一种或多种致病因素。治疗将会对症状和病程产生影响,而这种影响通常是通过作用于引起症状的特殊的致病因素来实现的。比如,结核患者往往表现出一系列典型的症状,如咳嗽,肺及其他部位的结核结节等。20 世纪之前,该病的病程以机体消耗直至死亡而告终。这种疾病常常侵袭患者肺部,而且结核能传染至全身各个部位。1882 年,德国细菌学家科赫(Robert koch)经过悉心的研究,终于发现了结核病的"元凶"是一种现称为"结核杆菌"的细菌。1932 年,德国病理学家家和细菌学家多马克(Gerhard Domagk)发现一种叫"百浪多息"的磺胺药能杀死这种病原微生物。1946 年,美国放线菌学家和抗生素学家瓦克斯曼(Selman A. Waksman)发现链霉素在治疗该病时被证明也是有效的。从此,人们对结核病的病因有了充分认识,因此除了一些对抗生素产生耐药性的菌株外,人们已经能够很有效地治疗结核病了。

20 世纪 80 年代以来,随着分子遗传学的突飞猛进,关于疾病的医学解释经历了一些重大转变,如对癌症的解释。医学解释和物理学有所不同,物理学通过少量数学方程就可以对许多观察到的现象、事实提供统一解释。而医学往往需要通过将诸多疾病病因的各种解释有机地结合起来,才能提供不同类型的一致解释。比如,以分子遗传学为基础的疾病解释与 19 世纪中叶以来创立的以微生物或营养为基础的疾病解释有着显著的差别。

分子遗传学有一个总的关于疾病的医学解释

〔1〕保罗·萨加德.病因何在——科学家如何解释疾病.刘学礼,译.上海:上海科技教育出版社,2007:26.

模式,在这个模式下面又有针对不同疾病专门的解释模式,包括那些单基因缺陷所致疾病、多基因疾病和癌症等等。

分子遗传学关于疾病的医学解释模式一般可以概括如下:

解释目标:为什么患者会罹患某种具有相应症状的疾病?解释方式:该患者体内的基因在 DNA 上编码——DNA 转录出 RNA——RNA 转译出肽链,最后形成蛋白质(患者的机体维持正常功能需要蛋白质的合成),DNA 发生了突变——突变的 DNA 可能改变维持机体正常功能所需的蛋白质的合成。所以,该患者机体的功能紊乱引起了疾病和症状。[1] 在医学研究中,上述解释模式中并没有说明突变是由遗传所致还是患者(如大多数癌症患者)后天获得所致,也没有说明蛋白质合成的变化究竟是导致功能的丧失(如在遗传性疾病中),还是获得一种新的功能(如在肿瘤增大的病例中)。这种解释模式,与感染性及其他疾病的解释存在显著的差别,它过于概括以致不能用来解释一些特定的疾病。但是,分子遗传学关于疾病的医学解释模式已广泛应用于单基因缺陷所致的疾病、癌症和许多常见的多因素相关的疾病解释中。

疾病的医学解释模式提供了与疾病及其相应症状有关的因果关系模式。19 世纪七八十年代,古老的疾病体液学说被应用于不同的解释模式来说明感染原因的病菌学说取而代之。从此,医学研究又将引起疾病的营养缺乏、自身免疫反应和分子遗传学过程等充实到疾病的医学解释模式中。癌症这类疾病可以通过遗传因素和环境因素的一般模式得到解释。医学上的一些统一认识并非源于一系列的普遍原理,而是来自于疾病的医学解释模式这一有条理系统的广泛适用性。

三、医学叙事

所谓叙事,在拉丁语中的本意是指行为和具有连续性的体验。简单地说,"叙事是为了告诉某人发生了什么事"的一系列口头的、符号的或行为的序列。韦伯国际辞典对"叙事"的定义为"讲故事,或者类似讲故事的事件或行为,用来描述前后连续发生的系列性事件"。当代法国著名哲学家、文艺理论家和诠释学的重要代表人物利科(P. Ricoeur)认为,人类的知识大都以叙事的形式存在,人必借助于叙事才能存留关于自己或任何人和事的知识。

也就是说,知识必以叙事的语言才能保持和被他人理解。自 20 世纪 80 年代初开始,叙事作为文化研究的一种方式开始被广泛使用,自然科学也都纷纷开始把故事作为重新发现本学科"叙事"特点的手段。"叙事"取代了"论证"和"解释",成为哲学和跨学科研究的中心词汇。

叙事是一种不同于逻辑科学范式的思维模式。医学知识体现的是一种范式思维,然而,当医生将抽象的、一般化的生物医学原则应用于具体的、特异性的患者个体时,就需要诉诸叙事思维方法。当医生和患者初次接触时,通常叙事成了开启医患沟通之门的钥匙。医生在给患者诊断,开出处方,或建议患者手术之前,不可避免地要进行交谈。然而,尽管谈论相同问题,但是作为专家的医生和作为外行的患者之间的说话方式和知识预设却大相径庭,或者说医生的"医学声音"与患者的"生活世界声音"之间存在着冲突。医学诊疗和医学解释、患者的病史及痛苦表达都是一种叙事。叙事不仅是一种医学实践的思维方法,而且也是一种医学解释。医生需要对患者的疾病体验进行意义解释,而叙事方法可以为疾病的意义解释提供有价值的参考和启发。

日益复杂的技术使当代医学变得日益冷漠,医学的突飞猛进似乎是以牺牲医患关系为代价。技术正让医学逐渐丧失了原本非常宝贵的"艺术性"和"人性",技术正让医生离病房越来越远。今天的医生几乎没有时间去思考和理解患者所要面对的疾病带来的生活境遇,而患者则期望医生能够理解和见证他们内心的感受和痛苦,并在这个过程中能与他们同在。然而,在现代语境中,权威中心的表现是"专家话语权"及其延伸。现代性的核心特征是机械唯物论和工具理性论。作为医学代理人的医生掌握了医学话语权。这种看似正常化的医学实践其实有碍患者主观能动性的发挥。信奉必然的医学必定会成为权威,成为权威的医学就很难再关照人的尊严,而导致当代医学缺乏"人情味",医患之间出现视觉偏差。20 世纪 80 年代之前,医患沟通一般涉及以社会、伦理、法律等等理论为基础的研究。80 年代之后,研究方法出现了社会语言学转向和人文转向。近年来,国内外医学文献中"叙事"一词的使用频率越来越高。

2001 年,美国哥伦比亚大学临床医学教授卡蓉(R. Charon)首先提出了"叙事医学"(Narrative

〔1〕 保罗·萨加德. 病因何在——科学家如何解释疾病. 刘学礼,译. 上海:上海科技教育出版社,2007:35-36

Medicine)新名词,主要用来探讨文学与医学的关系,或者更具体地说,通过文学叙事来丰富医学认知生命、疾苦和死亡的意义。她在《内科学年报》上发表的一篇带有鲜明感性与体验色彩的论文《叙事医学:形式、功能和伦理》中,介绍了她个人如何运用叙事写作理解患者,与患者一同寻找最佳治疗方案的亲身经历,并述说了临床叙事写作的分类与功能。在卡蓉看来,医学需要两条腿走路,一条是科技,另一条是人文。叙事医学不仅有助于改善日趋紧张的医患关系,更重要的是,它还原了医学应有的人文本性。

叙事医学又称"基于叙事的医学",是对"一枝独秀"的"基于证据的医学"(循证医学)的一种挑战,目的在于让我们的医生耐心地聆听被医学话语、专家话语所排斥的普通患者的声音,同时作为一种实践理性干预患者的治疗和康复,叙事医学有利增强医学伦理困境中不同视角之间的相互理解。

叙事医学中所指的叙事方法包括精细性阅读(close reading)和反思性写作(reflective writing),由此重新审视医学中4大基本的关系:医生与患者、医生与本我(医生职业角色与非职业角色的自我)、医生与同事(医生)、医生与社会。如果医生具有叙事能力,便能与患者共情,反思自己的医路,认识自己的职业特点,优化自己的诊疗思维,并由此可以就医疗卫生问题与公众展开对话,以一种开放的、自我省思的姿态重构当代医生的伦理素养和精神生活。

医学叙事的基本类型可以从不同角度加以区分。比如,海顿(L C Hydén)从形式上提出了3种基本类型:作为叙事的疾病(这是狭义的医学叙事,患者对疾病事件、过程和症状进行叙事,并从中表达内心的感受和痛苦);关于疾病的叙事(医生通过叙事来表述医学知识、交流临床信息,如病案讨论);作为疾病的叙事(患者失去联系过去或现在经验的叙述能力,患者并非疾病叙事的唯一叙述者,实际上疾病叙事是由医患双方共同完成的,能够沟通各自体验、增进相互理解)。卡里茨库斯(V Kalitzkus)和马提森(P F Matthiessen)则提出了四种基本类型:患者叙事(这是标准的医学叙事,患者表达对疾病的感受和体验);医生叙事(在医治患者过程中,医生对自己职业角色和医患关系的理解);关于医患接触的叙事(患者叙事通过医生专业知识得到解释,并最终导致合理的诊治);元叙事(主流

医学话语所表达的对健康或疾病身体的社会文化理解)。此外,医学叙事的基本类型还有其他的分类方法,但它们都有共同特点,即不把疾病叙事视为纯粹的生物医学描述,而是广泛涉及患者的社会文化、伦理道德、生活现实等方面的因素,帮助患者理解疾病的意义。

在临床医学实践中,叙事提供意义的建构不只是一种简单的话语表达,更是一种复杂的意义建构过程,既是人认识和理解生活的一种方式,也是了解他人认知与人格的途径。疾病是复杂的,患者也是复杂的,患者有其生物的、心理的、社会的背景,而不单纯是疾病的载体。医生所掌握的不仅仅是普遍抽象的医学规律,更是大量具体生动的临床病例。医生赖以诊断的患者叙事,不仅包括对疾病及其症状的报告,而且还表达了病程中所承受的苦难和体验,而后者过去往往被排斥在医学考察范围之外。病例记录表征着医生临床诊断的过程,是对临床观察的叙事组织,医生要理解特定患者的疾病表述,就需要通盘考虑患者的病史并将其转换成医学病例。

美国临床医学教授卡蓉在临床教学改革实践中引入文学叙事的理念和方法,要求临床医生积极推行"床边叙事",并倡导基于叙事医学的病例书写范式,即在临床诊疗常规指导下书写的"标准病历"之外,用非教科书、非技术性语言书写一份有关患者的疾苦与体验以及生活境遇的"平行病例"(parallel chart)或称"影子病历",类似于一段"临床札记"、"临诊笔记"。[1] 医生对患者的病历不应该只有一本现今流行的"电子病历",医生通过患者形形色色的疾苦叙事,走进患者的内心世界,帮助患者建立"心理病历"、"社会病历"。这些"人文病历"不仅能告诉医生:患者生了什么病,更能告诉医生:患者到底是一个怎样的人?这个人到底需要什么样的帮助?西方医学之父希波克拉底好像说过,在医生的心目中,患者的情感必须获得高度的重视。了解一个患者本身,有时候比了解该患者生什么病来得更加重要。今天,尤其对慢性疾病和肿瘤患者,把疾病描绘为叙事,将疾病事件及其症状置入患者的语境中,将生理症状转换成生活侧面,诊治和预后在个人生活框架中便获得了意义。

叙事医学就是用叙事能力来实践的医学,在医生和患者处于"叙事治疗"时,他们所面对的不再是一种可以置身事外的"技术"或"工具",而是患者的

---

〔1〕 R. Charon. Narrative medicine: honoring the stories of illness. New York: Oxford University Press, 2006: 155.

生命故事，反映的是患者的生命要求、生命抉择和生命态度。医学叙事有助于患者与医生面对面的交流，思考患者的生命在时间中的意义，指导医生在生命面前采取恰当的行动，帮助医生真正把患者看做一个有主体意识的人，而不仅仅是疾病的载体。

当然，任何新生事物都将遭到批评与诘难，叙事医学研究也频繁遭到批评与诘难。有人认为，叙事文本介乎真实与幻觉之间，写实与虚构之间，存在选择、添加、强调和自主诠释的主观创造空间，同一故事可能存在着多个叙事版本。也有人认为，叙事医学研究的过程控制，在相当程度上依赖于研究者个人的天分、直觉、临床经验、不拘泥于条条框框等，难以传习。

其实，叙事医学并非颠覆，它要做的不是去反对任何一种医学，而是去成就所有的医学。在学界看来，这是一种分叉，它将克服循证医学的不足之处。叙事医学重要的不是"叙事医学"名称的本身，而是一种叙事方法。讲故事的叙事方法可以看成是对现有的观察、实验、调查、思辨和其他传统方法的补充。倘若把医学视为当代文化的一部分，叙事医学不过是人文社会科学领域认知变迁背景下医学发生的叙事学转身。叙事医学将文学虚拟、虚构的方法与价值引入医学，这对于迷信证据主义、客观主义的人来说，无疑是具有挑战性的和革命性的，它拓展了以求真务实为基本诉求的坚硬的医学实证价值，构成与循证医学的互补。医学叙事将患者、疾病、病痛联系起来，将生理与心理联系起来，将科学世界和生活世界联系起来，使疾病得到解释而产生意义，这将在很大程度上强化了以患者为中心的现代医学理念，构建和谐的医患关系，推动人文走向临床，让人们在疾病和死亡面前显得更有力量、更有意义、更有尊严。

四、医学隐喻

作为一种科学解释的方法论，隐喻是自然语言中一种几乎无所不在的普遍现象。英语中的"metaphor"（隐喻）一词源自希腊文的"metaphora"（意为"carrying across"，即"由此及彼"之意）。可见，所谓"隐喻"，其本意就是指将一事物转移（投射）到另一事物，涉及两个事物：A 和 B。隐喻的基本形式：A 是 B（A 是被描写的对象，即目标；B 是用来描写对象的项，即喻源）。由此不难看出，隐喻和类比是相互依赖、紧密联系的。比如，在细胞生物学中，我们常常形象地将各种"细胞器"比作日常生活中见到

的工厂里的若干车间和部门。一般工厂有采购原料的部门、对原料进行初加工的车间、生产产品的车间、质检部门、销售部门、为产品生产提供设计图的部门、负责动力供应的部门等等。从这个人们原有经验出发，再对线粒体、叶绿体、内质网、高尔基体等依次做出隐喻："动力车间"、"养料制造车间"、"蛋白质加工合成车间"、"蛋白质发送站"等。这些隐喻一方面能帮助人们建构各个细胞器的功能知识，同时也引出细胞内细胞器之间的分工合作关系的概念。

人们对隐喻的研究由来已久，但基本上人们都是把隐喻作为一种修辞领域而非认知领域的现象来研究。传统的隐喻理论把类比看作只是一种单纯的语言变化机制，并没有注意到它在人类思维过程中与隐喻思维是紧密联系的，因而把隐喻看作只是附属于语言的一种比喻方式，很难适用于具有精确、客观等特征的科学语篇。

当代隐喻理论突破了传统认识，不再认为隐喻缺乏科学语言的精确性，只在语言中起修饰作用，在科技文体中至多充当辅助性角色的观点，而是把隐喻看作人类认知世界的工具和重塑人类经验的过程。对一个极端错综复杂的问题进行解释时，隐喻比实证的语言更为生动也更为明晰。隐喻在科学理论的解释过程中不仅发挥着不可或缺的作用，而且也是构建科学理论的基本成分。

医学隐喻是对客观实在的一种语境化的把握，而语境是在特定的时代环境下由于语言和社会的影响，也由于它自身的历史而形成的。医学隐喻是人类更为本质也更为日常的思维方式，也是人类认识世界、认知解释的有效工具，具有方法论功能。比如，在中医病因概念中有"感受寒邪"之说。当我们说患者"感受寒邪"这句话有何意义？我们在什么情况下说出这句话？通常是患者发病前有气候的变化，或患者因天气炎热一味贪图凉爽、或患者没有及时增添衣被以保暖等等，特别是患者表现出"发热恶寒，身痛无汗，脉浮紧"的症状。甚至可以说患者有无感寒经历都不主要，关键是要有"发热恶寒，身痛无汗，脉浮紧"的症状。"寒邪"这一隐喻的形成，是来自于人们的联想与体验。气候变化的寒冷是人体可以感受得到的，恶寒也是人体能够感受得到的，很自然地使人们将气候变化感受到的寒冷与人体发病时的恶寒联系起来，认为人体之所以出现恶寒是感受了天气的寒冷，并将其称之为寒邪。这里的寒邪之寒是对自然界的寒冷之寒的借用，它可以表述为以下的语句："体内之寒邪"是"自

然界的寒冷"。但这是一个隐喻,体内之寒邪与自然界之寒冷两者存在于不同的"域",这和人们平时常说的"时间是金钱"没有本质的区别。

人类要认知周围的世界,探索未知的领域,就必须借助隐喻这种普遍认知手段,将已知的概念系统投射到未知的领域,以获得新的认知。尽管隐喻认知有模糊性的一面,但它产生的创造力及其在拓展科学理论陈述意义空间中所发挥的作用是不容忽视的。亚里士多德说过,隐喻是天才的象征,它不是能够学会的,因为好的隐喻意味着从相异的事物中觉察到其相似性的能力。法国哲学家利科(Paul Ricoeur)说:隐喻创造意义。美国圣菲研究所研究人员霍兰(John H·Holland)十分重视隐喻在复杂科学研究中的作用,在他看来,隐喻是创造活动的核心,隐喻能够加快创新的步伐。英国理论物理学家、科学技术学家齐曼(J. Ziman)更是把科学的历史等同于隐喻变更的历史。他说,科学理论不可避免是隐喻的,我们无法把隐喻从科学推理中排除出去。科学隐喻不仅仅是思维工具或修辞手段,它们恰恰是科学理论的实质内容。科学的历史就是模型和隐喻不断变化的历史。

中国语言对于隐喻提供了欧洲语言无法比拟的可能性,正如霍兰所强调指出的:"真正综合两种传统:欧美科学的逻辑——数学方法与中国传统的隐喻类比相结合,可能会有效地打破现存的两种传统截然分离的种种限制。在人类历史上,我们正面临着复杂问题的研究,综合两种传统或许能够使我们做得更好。"[1]比如,中医学作为中华传统文化的优秀代表,2000多年来保持着旺盛的生命力,这与它的隐喻思维不无关系。中国语言赋予中医学具有较灵活的隐喻思维,可以跨越不同的知识空间,在两个看似不相干的事物之间建立联系,只要这两个事物在某一点上具有相似性,思维就可以在这之间驰骋。隐喻在认知方面的主要成就正是基于事物间的相似性,通过把未知事物和已知事物作比较,可以对未知事物产生更深刻的认识。相似性是隐喻的一种纽带,在隐喻中起核心作用,使在常识看来不着边际的东西之间建立起亲缘关系,形成新的联系,新的意义也随之创造出来。比如,中医学有"肝是将军"之隐喻。对"肝是将军"的解释是有序的,"肝"是"目标"(被描写的对象),"将军"是

"喻源"(用来描写对象的项),而不能倒过来说成"将军是肝"。"肝是将军"只是部分的相似或相同,如肝藏血,血舍魂,与将军作战谋略有相同之处,因而也可以说对"肝是将军"的解释是有限制的。

隐喻是一种认识世界的思维方法,也是认知解释的重要工具之一。由于其模糊性,它在科学技术领域中的合法性地位曾经受到逻辑经验主义的质疑。逻辑经验主义认为,所有的科学概念都应当基于严密的逻辑归纳和演绎,科学理论陈述的语言必须严密、精确,而无歧义。当代美国学者桑塔格(S. Sontag)根据本人罹患癌症的切身体验,"一再伤心地观察到,隐喻性的夸饰扭曲了患癌的体验,给患者带来了确确实实的后果:它妨碍了患者尽早地寻求治疗,或妨碍了患者作更大的努力以求获得有效治疗。"而她认为,"隐喻和神话能置人于死地(例如,它们使患者对诸如化疗一类有效的治疗方式产生一种非理性的恐惧,而强化了对诸如食疗和心理疗法这类完全无用的治疗方法的迷信)。"[2]在桑塔格看来,在疾病带来的痛苦之外,还有一种更为可怕的痛苦,那就是关于疾病的隐喻并由此导致的对于疾病和死亡的态度。她在《疾病的隐喻》一书中指出:"疾病是生命的阴面,是一种更麻烦的公民身份。每个降临世间的人都拥有双重公民身份,其一属于健康王国,另一则属于疾病王国。尽管我们都只乐于使用健康王国的护照,但或迟或早,至少会有那么一段时间,我们每个人都被迫承认我们也是另一王国的公民。"[3]这段话,将我们的目光从身体疾病本身转到如影随形附着在疾病之上的隐喻。桑塔格所谓的疾病隐喻,就是疾病之外的某种具有象征意义的社会重压。疾病属于生理,而隐喻常常属于社会意义。桑塔格利用各类文本考察并批判了结核病、癌症、艾滋病等基本如何在社会的演绎中一步步隐喻化,从"仅仅是一种身体的疾病"转化成了一种道德批判,并进而转换成政治压迫的过程。

结核病曾一直被情感化地加以看待,被浪漫化地加以处理。结核病患者常被视为生性敏感、耽于感情的人,其脸色的苍白和潮红,也被视为热情的顺从与举止的亢奋。结核病一直被认为能带来情绪高涨、胃口大开、性欲旺盛。它也是关于时间的疾病——它加速了生命,又因其发生的肺部是位于

---

〔1〕 约翰·H·霍兰. 隐秩序:适应性造就复杂性. 周晓牧,韩晖,译. 上海:上海科技教育出版社,2011.
〔2〕 苏珊·桑塔格. 疾病的隐喻. 程巍,译. 上海:上海译文出版社,2003:90-91.
〔3〕 苏珊·桑塔格. 疾病的隐喻. 程巍,译. 上海:上海译文出版社,2003:5.

身体上半部的,即处于精神化的部位,因此结核病获得了与其所在部位相对应的精神化品质。而结核病患者的死亡也被美化,赋予道德色彩,从而这种疾病成为一种"贵族病"。

在很多人的眼中,癌症等于死亡的化身,死亡的隐喻缠绕着癌症,这是许多患者悲痛欲绝,甚至放弃治疗。不仅如此,癌症还隐喻着患者人格上的缺陷,容易罹患癌症的人,是那些心理受挫的人,不能发泄自己的人,遭受压抑的人,尤其是那些压抑自己的肝火或性欲的人。这使桑塔格感到痛苦和愤怒:"不是如此这般的命名行为,而是'癌症'这个名称,让人感到受了贬抑或身败名裂。只要某种特别的疾病被当作邪恶的、不可克服的坏事而不是仅仅疾病来对待,那大多数癌症患者一旦获悉自己所患之病,就会感到在道德上低人一等。"[1]

进入20世纪80年代,癌症已不再是最恐怖的疾病了。艾滋病作为被填充了更多耻辱感的疾病,逐渐承受了过去加诸癌症之上的那些负担。它被描述为一种"入侵",一种"污染",被视为具有强得多的损毁个性的能力。"就目前大多数艾滋病病例来说,患艾滋病的人被发现正好是某个'高危群体'的一员,某个被社会所蔑视的群落的一员。艾滋病把艾滋病患者的身份给暴露出来了,而这重身份本来是对邻居、同事、家人、朋友隐瞒的。"[2]最后,艾滋病被视为那些边缘人群、亚文化群体的传染病。

20世纪人们对癌症及艾滋病的隐喻与19世纪对结核病的隐喻虽有不同,但存在着相同的规律:本来纯粹是身体的病,却被当作隐喻,从中阐发出种种社会、政治、道德和文化意义。"尽管疾病的神秘化方式被置于新的期待背景上,但疾病(曾经是结核病,现在是癌症)本身唤起的是一种全然古老的恐惧。任何一种被作为神秘之物加以对待并确实令人大感恐怖的疾病,即使事实上不具备传染性,也会被感到在道德上具有传染性。"[3]

桑塔格对结核病、癌症和艾滋病的考察还结合了对淋病、梅毒、霍乱、麻风等传染病的研究,这些疾病都是由于其传染性而被附着上各种危险、不名誉或不合社会规范的各种隐喻色彩。不论在西方还是东方,即使在今天,许多疾病的原本真相仍然遮蔽在人们对疾病的联想和恐惧而塑造的各种隐喻之中。比如,对慢性乙型肝炎的歧视,就存在着种种对这一疾病"妖魔化"的阐释,似乎乙肝就意味着不卫生甚至是肮脏的、危险的。

桑塔格以其"反对阐释"的立场,试图通过对社会生活中的疾病隐喻进行深刻分析,层层剥除笼罩在这些疾病及患者之上的各种隐喻,为人们在还原疾病的本来面目与反思真实的疾病对人们真正的意义之间搭起桥梁。她努力挖掘一些疾病隐喻及其背后内涵的过程,实际上就是在实践她反对阐释,以还原疾病的真相。

那么,疾病的真实面目又是怎样的呢?法国学者福柯(M. Foucault)对临床医学的出现过程所做的研究,可以构成桑塔格剖析疾病隐喻的基础。福柯认为,"疾病的'实体'与患者的肉体之间的准确叠合,不过是一件历史的、暂时的事实。它们的邂逅仅仅对于我们来说是不言而喻的,或者更准确地说,我们现在只是刚刚开始客观地看待这种邂逅。疾病构型的空间与病患在肉体中定位的空间,在医疗经验中叠合,只有一段较短的时间,在这个时期,十九世纪的医学同时发生……"[4]这是疾病这一概念的"实体"产生的状况,福柯从另一个角度佐证了桑塔格论述的疾病被隐喻的历史。虽然桑塔格从文本研究中难以涉及社会舆论层面形成隐喻的过程,在今天也许疾病隐喻形成的过程更需要在疾病与人、疾病与社会以及疾病与文化关系的研究视野中加以思考。但无论如何,桑塔格的著名代表作《疾病的隐喻》已成为当代社会批判的典范,她为揭示被遮蔽的事实的本真而进行的反思方式,对医学人类学研究而言具有深远的启发性和基础性意义。

(刘学礼)

思 考 题

1. 医学知识的人文性突出表现在哪些方面?
2. 生命区别于非生命的主要特征是什么?
3. 科学解释主要有哪些基本模式?
4. 论述医学叙事的基本类型及共同特点。
5. 隐喻在医学研究中有何意义?

[1] 苏珊·桑塔格.疾病的隐喻.程巍,译.上海:上海译文出版社,2003:8.
[2] 苏珊·桑塔格.疾病的隐喻.程巍,译.上海:上海译文出版社,2003:101.
[3] 苏珊·桑塔格.疾病的隐喻.程巍,译.上海:上海译文出版社,2003:7.
[4] 苏珊·桑塔格.疾病的隐喻.程巍,译.上海:上海译文出版社,2003:7.

延伸阅读书目

1. 保罗·萨加德. 病因何在——科学家如何解释疾病. 刘学礼,译. 上海:上海科技教育出版社,2007.

2. 苏珊·桑塔格. 疾病的隐喻. 程巍,译. 上海:上海译文出版社,2003.

3. R·M·尼斯,G·C·威廉斯. 我们为什么生病—— 达尔文医学的新学科易凡,禹宽平,译. 长沙:湖南科学技术出版社,1999.

4. 米歇尔·福柯. 临床医学的诞生. 刘北成,译. 南京:译林出版社,2001.

第五章 医学理论的哲学假定

医学和哲学都是历史悠久、充满智慧的学问，两者在历史上和逻辑上始终保持着千丝万缕的联系。哲学的研究对象是整个世界一般性的规律，它不仅是对世界根本性问题的总体看法，即世界观，也是人们认识世界和改造世界的一般方法理论体系，即方法论。医学是一门具体科学，它以健康和疾病的具体问题为研究对象，也是医学认识与实践的特殊方法论。然而，普遍性寓于特殊性之中，共性寓于个性之中，在每门医学分支学科特殊的研究对象之中，都蕴含着普遍的性质；在每个个别的医学问题之中都存在着一般的规律。

西方医学之父希波克拉底（Hippocrates）在论及医学与哲学的关系时指出："哲学应该深入到医学中，医学应该深入到哲学中。因为哲学的所有特性在医学中都保持自己的意义。""医学没有哲学的普遍真理不行，哲学没有提供给它的医学事实也不行。"[1]自古以来，医学家总是自觉或不自觉地运用某种哲学思想来指导自己的医学研究和医疗实践，总结自己的科研成果和临床经验，正如医学史家西格里斯特（H. E. Siegrist）所说："所有的哲学体系都在医学中有所回响，正如医学和科学的经验在哲学上有回响一样。""医生不应该害怕从事哲学研究。如果他不想仅仅做一个狭隘的专家，他就必须以更宽阔的视角去看待医学，必须知道医学在我们的知识体系中所占据的位置。如果他是一个真正的科学家，他的思考就会受到约束，他就不会让自己迷失于不着边际的猜想中。"[2]医学在它的历史进程中，总是处在各个时代哲学思想影响之下，各种医学理论也包含着它的哲学思想。

第一节 机械论与有机论

机械论和有机论各自以不同的视角探寻世界，机械论把世界看成是有机联系的整体，但这个整体是笼统的、粗糙的、模糊的。在整个科学方法发展过程中，机械论是一个不可逾越的阶段，它为人类认识自然提供了有益的工具，也给人们留下了一种具有局限性的自然观和思维方式。有机论则把世界看成是各部分简单组合而成的整体，即"加和性"的整体，但这个整体是机械的、呆板的。机械论和有机论都既有其合理性，又各持片面性。机械论和有机论的哲学思想都对医学的发展产生了重要影响，然而，现代科学已超越了它们，走向了有机联系着的一体化的世界。

一、机械论

机械论萌芽于文艺复兴时期，它是一种比古代朴素唯物主义更高级的唯物主义。它以反对神学和经院哲学为己任，随着科学技术的不断进步而产生和发展。在17、18世纪，自然科学首先是从研究最简单的运动形式——机械运动开始的。牛顿力学将这一研究推进到了顶峰。当时机械力学获得了最高程度的发展，科学家习惯用力学原理来解释一切自然现象，从而使自然科学带上了浓厚的机械论色彩。那时的物理医学派就是其中典型的代表。

17世纪，意大利物理学家伽利略（G. Galileo）在机械力学上所取得的成功，使人们以为一切自然现象包括生命活动都可以运用机械力学原理而迎刃而解。伽利略的朋友桑克托留斯（Sanctorius）首先应用伽利略发明的仪器，根据度量原则，企图测定人体的体温、脉搏以及体重等动态变化。英国医生哈维（W. Harvey）也深受这种思潮的影响，他把心脏比喻为唧筒，并以动力学原理和计量方法描述血液循环。法国哲学家、数学家笛卡尔（K. Descartes）在哲学上确立了机械论，并将其引入生物界，他将动物视为具有各种生理功能的"自然机器"，甚至提出人体本身也是一种"尘世间的机器"。在笛卡尔看来，宇宙是一个庞大的机械，人的身体也是一部精细的机械，从

〔1〕 邱仁宗.医学的思维与方法.北京：人民卫生出版社，1985：8.
〔2〕 亨利·欧内斯特，西格里斯特.疾病的文化史.秦传安，译.北京：中央编译出版社，2009：147.

宏观到微观,所有物体无一不是可用机械原理来阐明。他赞赏哈维的血液循环理论,认为哈维的理论正好说明了生命就在于血液的机械运动。受笛卡尔哲学思想的影响,伽利略的学生波累列(G. A. Borelli)在对动物运动的研究中,试图以严格的机械论加以解释,并用数学公式表达出来。他曾用杠杆原理来说明手臂的运动,认为人体的生理活动都可以用机械律说明,如胃肠的消化是机械性的磨碎,呼吸是肋间肌和膈肌的运动,心脏是唧筒等等。

第一个从哲学上对"人是机器"思想加以详述的是18世纪法国哲学家拉美特利(J. La Mettrie),他在《人是机器》一书中,不仅批判了宗教神学唯心主义的灵魂不朽说,也否定了笛卡儿关于灵魂是一种独立存在的实体的观点,直言不讳地宣称自然界和物质无所依赖地在宇宙中独占首要地位,没有给造物主留下丝毫空隙。拉美特利对机体和心灵活动的形式作了机械论的解释,认为人与动物并无太大差别,人只不过比动物"多几个齿轮","多几个发条",它们之间只是位置的不同和力量程度的不同,而没有性质上的不同。在他看来,"人体是一架会自己发动自己的机器;一架永动机的活生生的模型。体温推动它,食物支持它。"[1]拉美特利关于"人是机器"的思想打破了自然哲学中唯心主义的最后壁垒,正是在"人是机器"的口号下,宗教神学唯心主义被驱逐出了医学领域,医学开始成为精细分析的实验性科学,人们看到了人体内各种精细的构造和各种精密的功能。

人体是世界上最复杂的物质形态,人的生命运动是世界上最高级的运动形式,虽然它具有与机器相同的物质性,并包含着一些机械运动,有着类似机器的许多特征,但是这毕竟只是人的最简单的部分特性,此外还有物理的、化学的,更有生物的、思维的物质特性和运动形式,这是无法用机器来类比,用机械运动规律来解释的。机械论以分门别类、彼此孤立的研究方式,使人们在认识生命时割裂了整体与局部、结构与功能、运动与平衡诸方面的相互联系。18世纪,意大利医学家莫干尼(G. B. Morgagni)把人体看成是器官的堆积,把疾病仅仅视为局部器官的损害。19世纪,德国病理学家魏尔啸(R. Virchow)创立了细胞病理学说,这无疑是人类认识疾病的一大突破,但他把人体看成

是细胞的堆积,认为"所有疾病都是局部的","除了局部疾病之外,没有别的疾病",忽视了疾病的全身性反应和发展过程。机械论的固有局限性同时给唯心主义留下了余地。笛卡尔因无法解释生命活动的特性,只好设想"上帝已经创造了一个有理性的灵魂";哈维创立了血液循环理论,却说有个"至上权力在主宰血液循环";拉美特利最后也不得不求助于神秘的"本元"、"始基"来推动人体这架机器。机械论最终成为医学进一步发展的羁绊。

二、有机论

有机论是一种把活的有机物当作整个自然的模式和比喻的哲学,认为生命并不是机械论所描绘的是一种"机器",而是一种"有机体"。这种有机体的进化并不单独取决于有机体自身,也不完全取决于外界环境的单独作用,而是取决于有机体与环境的复杂作用。相互联系和相互作用构成了生命有机体的主要特征。

在中国古代,那种认为万物皆有"生命"、世界是一个变动不居的有机整体的有机论思想屡见不鲜。英国科技史家李约瑟对中国古代有机论自然观曾作过深入的研究,他指出:"可以极详细地证明,中国传统哲学是一种有机论的唯物主义。历代哲学家和科学思想家的态度都可以形象地说明这一点。机械论的世界观在中国思想中简直没有得到发展,中国思想家普遍持有一种有机论的观点,认为每一现象都按照等级秩序和其他一种现象联系着。"他还指出:"中国的世界观所遵循的是一条截然不同的思想路线。所有存在物的和谐协调并非出于它们之外的某一更高权威的命令,而是出于这样的事实:它们都是等级分明的整体的组成部分,这种整体等级构成一幅广大无垠、有机联系的图景,它们服从自身的内在的支配。"[2]

与之相对,在西方,从古希腊一直到20世纪初,尽管不时有各种有机论思想的闪现,但占据主流地位的是机械论的自然观。这种哲学思想的盛行,在极大推动近代科学产生与发展的同时,也日渐暴露出其所固有的弊端。随着相对论和量子力学的诞生,以及以系统范式为基础的一系列自组织理论和复杂性科学的兴起,人们的自然观开始从机械论转向有机论。

20世纪以来,现代生物医学的发展出现了整

〔1〕 拉·梅特里.人是机器.顾寿观,译.北京:商务印书馆,1996:20.
〔2〕 李约瑟.中国科学传统的贫困与成就.科学与哲学,1982,1:31.

体、系统、综合的观念。随着稳态、应激、神经-内分泌-体液调控等一系列生命活动机制的相继揭示，在更深的程度上显示了人体是一个统一的有机体。20世纪中期，美籍奥地利理论生物学家贝塔朗菲(L. Von Bertalanffy)指出，生物学中的机械论试图用物理、化学定律解释生命现象，实际上并没有真正探讨生命的基本问题，诸如有序、组织、整体性和自我调节。于是，贝塔朗菲独辟蹊径，把生命看作是一个有机的整体，并通过"开放系统"来定义和描述生命体，进而形成了自己关于系统的一些基本观点：

(1)整体观点。与分析和累加观点相对立，一切有机体都是一个系统，即由相互联系、相互作用、相互制约的若干部分或要素组成的具有确定功能的有机整体。

(2)组织观点。生命自然界的基本特征在于，它是巨大的等级体系，它从有机化合物分子经过自我复制的生物单位，延伸到细胞和多细胞有机体，最后到生物群落。

(3)动态观点。与静态和机器理论相对立，一切生命现象本身都处于积极的活动状态；与有机体原本是反应的系统的概念相对立，有机体原本是主动的系统的概念；与通常的看法相反，即并不是外界刺激，而是内在状态的需要，才决定了有机体的反应，以及有机体在本质上能自主活动的系统。为此，贝塔朗菲主张用有机论来代替机械论和活力论，并认为生物学的首要任务是发现生物系统的基本规律，建立生物体的系统理论，这种思想对现代生物学和医学理论的发展起到了重要的推动作用。

第二节　二元论与整体论

在关于世界本原问题上，一元论主张世界只有一个本原，而二元论认为世界存在物质和精神两个本原，这两个本原各自独立、性质不同、互不相关、平行发展。在医学史上，二元论哲学思想曾一度缓冲和调和了宗教与医学的激烈冲突，"医学应专心研究人体的生理功能，而把灵魂的问题留给上帝和他的代理人(教会)来处理"。[1]整体论是指生物学和医学中与机械论相反的哲学理论，它强调生物的整体性，认为整体内部各部分之间的整合作用与相互联系规定着整体的性质。二元论与整体论对近现代医学的发展产生了不同程度的影响。

一、二元论

哲学史上二元论的著名代表人物之一是法国的笛卡尔，他把世界分为两部分：形体世界与灵魂世界，提出了"我思故我在"的著名命题，认为"我"的本质是思想，即灵魂，是认识的主体，是精神实体；我会怀疑，我的存在是不完满的、有限的，但心中有一个最完满的上帝的观念，所以说上帝存在。上帝创造了"形体"，又把"形体"的观念放到我心中，那么"形体"也就是真实可靠的实体。笛卡尔肯定了形体和灵魂是世界上彼此独立存在的两个不同的实体，形体的根本属性是广延(占有空间)，灵魂的根本属性是思想，两者完全独立，不能相互影响，不能由一个决定或派生另一个。哲学史上还有一些哲学家的思想体系中也包含有二元论的因素，如荷兰哲学家斯宾诺莎(Spinoza)认为，"神"即自然，是世界的唯一实体，它有无限多的属性，其中可以为人类所知的只有广袤(物质性)和思维(精神性)两种，两者绝对独立。

二元论把物质的派生物精神当作完全脱离物质而独立的东西，不能科学地解决世界的本原问题，所以笛卡尔为了说明物质实体和精神实体的来源，不得不承认上帝是"绝对的实体"，无论物质实体，还是精神实体，都得依赖于上帝。这样，他的二元论最终还是倒向了客观唯心主义的一元论。

二元论既反对用精神来说明物质，也反对用物质来说明精神，坚持两者彼此独立，互不相关，它徘徊在唯物主义一元论和唯心主义一元论之间，企图调和两者的根本对立。这种二元论在解释诸如人的身心之间的协调一致问题时，必然遭遇难以克服的困难。笛卡尔生前所写的最后一部著作《论灵魂的感情》就试图通过对生理和心理的研究，用一种"交感说"来解释身心问题。在笛卡尔看来，人不同于动物，他有灵魂或理性，因此，人是物质实体与精神实体的联合体。为了说明这两种实体在人身上的结合，笛卡尔借鉴了亚里士多德的一个比喻：一艘船在水中行驶，水流推动船舵，船舵通过一系列机械装置把水流的情况传递到舵轮，再经由舵轮传递给舵手；当舵手决定调整航向时，他扳动舵轮，舵轮通过一系列机械装置带动船舵，于是船就沿着舵手所意图的方向前进。为了进一步说明精神与肉

〔1〕 F·D·沃林斯基.健康社会学.孙牧红,译.北京:社会科学文献出版社,1999.

体的相结合并相互作用,笛卡尔提出了所谓"松果腺"理论。他说:"虽然灵魂与整个身体相结合,然而在身体之中的某一部分,灵魂在那里比任何部分更显著的发挥它的功能……这就是大脑最里面的那一部分,即以某种方式悬于脑管之上的腺体(通过这个脑管,在前腔的元精和后腔的元精之上,已经产生了联络,一直在这个小腺体中发生了非常大的变化);反过来,在元精的路径中发生了一些微小的变化就可以给这个腺体的运动带来很大的变化。"笛卡尔说的这个"小腺体"从解剖学的角度来看就是松果腺,他认为精神与肉体就是通过松果腺来相互作用的。笛卡尔关于身心交感的这种解释并没有使问题真正得到解决,因为心灵既然是一个没有广延的、无形的精神实体,它又如何能够通过一个占有空间的有形器官——松果腺——与身体发生相互作用呢?除非承认心灵也是物质性的,这样才能使身心交感成为可能。

笛卡尔在哲学上主张精神和肉体的二元分裂,但在医学上却不否认生理和心理的统一,他认为,在人的身上,"精神和肉体高度地搅混在一起","组成一个单一的整体"[1]笛卡尔的哲学是与宗教神学相妥协的产物,是一个充满矛盾的体系,其中既有进步合理的因素,又有落后糟粕的部分。因此,二元论哲学对于医学发展的影响就表现为笛卡尔试图缓冲和调和宗教与医学的冲突,在承认宗教神学的前提下,为医学发展争取了空间[2]。

二、整体论

整体论认为自然界的事物是由各部分或各要素组成的,但各部分不是孤立的,而是一个有机的整体。整体的性质大于其组成部分性质的总和,整体的规律不能归结为其组成部分的规律。

中国传统医学强调人体是一个有机的整体。比如,"脏腑理论"即人体结构心、脾、肾、肺、肝等器官生理功能相互调节的理论,它注重的是综合功能,而不是人体结构的解剖,表现了整体观念的意之所在。所以,中医对病症进行综合治疗,而不像西医那样,把人看成是一部机器,"头疼治头,脚疼治脚"。此外,中医还有"经络理论"、"阴阳理论"、"天人相应理论"等,都是从整体角度观察和研究人体。

中国传统医学中的整体论思想早已得到普遍认可,其实,在西方医学中也不乏整体观念。古希腊医学学派众多,但有一个共同点,就是都具有一定的整体论思想。如阿尔克迈翁(Alcmaeon)认为健康是一种和谐状态,疾病是和谐破坏的表现,各种不正常的营养、气质等都可打乱元素之间的关系而造成疾病。恩培多克勒(Empedocles)认为,构成人体的四元素和谐,人体就健康,混乱和不和谐就会产生疾病。希波克拉底强调人体与自然的统一,气候、空气,土壤、水质,居住条件以及其他环境因素对健康均会产生影响。实际上,直至19世纪中期以前的2000多年里,整体观念在西方医学中也占有重要的地位。[3]

现代整体论思想来自生命科学的发展,这一思想的萌芽可以追溯到19世纪法国生理学家伯尔纳(C. Bernard)的研究工作。伯尔纳在其名著《实验医学研究导论》中指出"机体的特色是对于外界的变化保持一定的内部条件","所有生命机体,不论其为何种形态,都是以使生命条件保持内稳态为目的"。这一思想当时虽为受到重视,但对后来医学发展又很大影响。进入20世纪之后,生物化学和神经生理学等学科的成就,日益显示生命系统各部分的结构及其相互作用与单纯的物理化学过程不同。生命系统的各部分虽各有其自己的功能,但它们必须通过各种调节过程与其他部分进行整合、协调,才能维持内环境的稳定与外界保持平衡。20世纪30年代之后,整体论思想在科学界受到广泛的支持。1945年,贝塔朗菲(Bertalanffy)首次提出建立的一般系统论便是整体论思想发展中的一个里程碑。

整体论强调生命系统是有机整体,各部分之间存在相互联系和相互作用,不是松散的堆砌和同质的集合;整体的性质大于各部分性质的总和并有新质的出现;离开整体的结构与功能就不可能对其组成部分有完备的理解;有机整体具有历史性,它的现在包含其过去与未来,它们之间存在着相互作用。

现代科学方法不断突破了旧的思维方式,将以实验为基础、进行定量描述的西方传统与强调有机整体论的东方思想方法有机地统一起来,形成了一种新的综合,即现代系统思想。医学家们已充分认

[1] 北京大学哲学系外国哲学史教研室.十六—十八世纪西欧各国哲学.北京:商务印书馆,1961:180.
[2] 刘虹,张宗明,林晖.医学哲学.南京:东南大学出版社,2004:34.
[3] 张大庆.西方医学中的整体论.医学与哲学(人文社会医学版),2010,31(2).

识到,静态的、单因素的分析方法并不能解决医学面临的所有问题,要想掌握人体的生理、病理规律并对其进行有效的控制,需要对分析研究的结果进行整体的综合,即在分析基础上"重构"整体。比如,整体医学正是突出强调治疗患者整体,而不是其局部的医疗卫生实践。

第三节　还原论与突现论

能否用低层次的事物的性质和规律解释高层次事物的属性和规律?能否用现有事物的结构、属性和规律预言自然界进化形成的新事物的结构、属性和规律?在这些问题上,还原论和突现论的回答正相反。还原论作为一种化繁为简,即把复杂的生物体分解为简单的组成部分进行分析的思想方法,在生物学中极富成效,大大推动了生物学的发展。但是,还原论的胜利并不意味着它已经实现了把生物学现象归结为物理和化学现象的理想。突现论认为,生物现象与那些被看作仅仅是物理客体的那种任何结果都可以由它的组成部分的活动所产生的现象全然不同。整体的特征不能够(甚至在理论中也不能)从组成部分的最完备的知识中推演出来,不能割裂开来或者包括在其他部分组合中[1]。

一、还原论

"还原论"哲学上也称为"简化论",是西方认识客观世界的主流哲学观。还原论可以通俗表达为:如果一件事物过于复杂,以至于一下子难以解决,那么就可以将它分解成一些足够小的问题,分别加以分析,然后再将它们组合在一起,就能获得对复杂事物的完整、准确的认识。从生物学的传统来看,还原论是针对长期流行的活力论而提出的。活力论是这样一种信念:生命系统具有自己独有的特征,这些特征所遵循的规律与那些适用于一般事物的规律极为不同;正是由于这些独有的特征,生命才成为可能。在现代生物学发展的早期阶段,即在19世纪中叶到后期的几十年中,在活力论和生物特殊本质之间曾有过一场广泛的、似乎具有决定性的争论。这场争论的结果是,活力论被摒弃了。因为不存在某种只遵循自身规则的、特殊生命事物的任何迹象,而且肯定不存在1000多年以来一直流

行的关于生命非物质形态的任何证据。由于关于细胞的物理和化学特性的知识与日俱增,活力论那种如此难以捉摸和虚幻的东西看来是不必要的。从根本上说来,生命现象的物理和化学特性与无生命世界的物理和化学特性是同样的。这便是还原论者得出的结论。[2]还原论根据分子生物学的成就,认为不仅遗传能还原为化学的相互作用,而且其他生命现象也能还原为化学过程,强调一切生命现象都可通过实验分析而还原为物理、化学的规律,并最终都可以用物理、化学去说明。

在西方,以还原论为指导思想的实证科学已经延续了几个世纪。人们将事物从整体分解为局部,对每一种物质的结构和性质进行十分精细的测量和分析。还原论的方法论对科学研究来说不是没有意义的,它的基本思路应是肯定的。毕竟自然科学探究的是自然界的客观规律,科学的客观性和真理性需要有可观的经验基础来保证。生物体是自然界中最复杂的系统,是由不同层次的各个部分组成的有机整体;生命活动是生物体各组成部分的物理、化学活动的综合表现,因此,了解各组成部分及其物理、化学变化,对于认识生命活动具有重要意义。没有对这种物理、化学过程的了解,对生命活动的认识只能是模糊的、抽象的。没有物理、化学和数学等学科的理论和方法在生物学上的应用,就不会有现代生物学。西方医学走向科学化、近代化,也是以还原论为指导思想,借助显微镜等科学仪器,用解剖方法和实证科学手段,将人体还原为器官、细胞、分子等不同组分,试图揭示每一组分的秘密。

当然,作为一种科学研究的方法论,还原论的合理性同时形成了它的局限性。例如,还原论侧重于对微观世界较深层次的分析,而忽略从宏观世界的角度去把握事物在较高层次中的联系。就生物体而言,生物与非生物虽然有联系,但毕竟也有质的区别。在生物界出现了一些非生物界所没有的新特征、新规律,例如自我调节、自我复制、选择性反应等。生命系统除了服从一般物理、化学规律之外,还要受生物规律的制约。因此,我们在重视还原分析方法的同时,不应由此而否认物理、化学规律与生物学规律之间存在着质的差别。

总之,我们承认生命运动有其自身的不同于物理、化学运动的规律,它是一个独立的运动形态,其

〔1〕厄恩斯特·迈尔.生物学思想的发展.刘珺珺,等译.长沙:湖南教育出版社,1990:68.
〔2〕斯蒂芬·罗斯曼.还原论的局限:来自活细胞的训诫.李创同,王策,译.上海:上海译文出版社,2006:17.

中物理、化学规律发挥着作用,但不能简单地归结为物理、化学规律。认识生命运动中的物理、化学规律是认识生命过程的必要条件,但不是充分条件。重视用现代物理、化学方法研究生命科学与承认还原论是两回事[1]。

二、突现论

"突现"也可称作"涌现",一般是指系统中的个体遵循简单的规律,通过局部的相互作用而构成为一个整体的时候,一些新的属性或规律便会出现在系统里,或者说多种原因的联合结果与它们各自独立起作用的结果的和是不同的。生命系统尤其具有这样的特殊性:整体的特征不能够,甚至在理论上也不能从组成部分的最完备的知识中推演出来。例如,生命是建立在分子基础之上,每个分子都有一定的简单规律,但当它们聚合在一起相互作用的结果产生了生命体,而这些分子的简单规律机械叠加是无法诞生生命体的。简单的规律通过在系统内部中的相互作用而产生出新的现象,所以在复杂系统中还原论难以找到问题的答案。

突现论认为,自然界并不是严格决定论的,而是具有统计决定性这样一个特点,因此原因和结果之间的联系难以琢磨。比如,生物进化就是一个既是不可预见的,也是不可重复的过程。因为,一方面基因的重组和突变是一种产生独特个体的不可预见的事件,即在两个既定的亲代的子代可能拥有的成千上万种可能的基因组合中,只有一种为特定的组合得以实现,这种成千上万分之一的事件是不可能提前预见的;另一方面,环境的异质性也使得自然选择的结果难以琢磨。因此,进化了的新的生物的特点和活动规律就不可能从原来生物的特点和规律加以预言和解释。在生物学中,新属性在高层次的出现在逻辑上是不可能从其组成部分的属性中预见到的,正如美国动物学家迈尔所说:"在生物科学中现时预见的可能性是非常小的。在家庭中,下一个孩子的性别不能够预见。人们不能预见到在白垩纪开端繁荣昌盛的恐龙群体会在这个时期末完全灭绝。一般说来,生物学中的预见比物理学科中的预见更加具有或然性。"[2]

突现论认为,较低层次的事物组成较高层次的事物时,产生了不能用较低事物的性质解释的新特性,并且这种新特性的不可解释性,不仅仅是现象的,而且也是理论上的。也就是说,高层次事物的性质和规律不可能还原到低层次事物的性质和规律,也不可能从低层次事物的性质和规律来预言,高层次事物本身的性质和规律是自主的、基础性的。对于不同层次的属性和规律我们使用适合于它们的概念加以概括。还原论者假定较高层次的概念是暂时的表述,最终可以由低层次的更科学的概念所代替,但科学史上的事实常常是,较高层次的概念和理论先有一定程度的自主性发展之后,在这些概念和理论的指导下,低层次的理论才逐步发展起来。比如,遗传学从经典阶段到分子阶段的发展就是如此。而且即使低层次的理论发展起来以后,高层次的理论并不因此就被代替或被抛弃。相反,它们仍然是科学中的基本理论,所以高层次分析具有重大的理论意义和方法论意义[3]。

突现是作为总体系统行为从多个参与者的相互作用中产生出来的,从系统的各个组成部分的孤立行为中无法预测,甚至无法想象。一切突现现象归根结底是结构效应、组织效应,即系统的组成部分相互作用造成的整体效应。那么,系统层次之间不满足叠加原理的原因是什么,系统整体如何突现出新的性质,如何建立层次之间的联系,诸如此类问题的探讨将有助于我们对复杂系统整体与局部的关系有更深入的了解。

第四节 经验论与唯理论

长期以来,哲学认识论中有两个对立的流派争论不休,一个是经验论,另一个是唯理论。经验论认为人类所有知识都是通过感性经验得来的,一切知识必须建立在经验基础之上,而唯理论认为知识只有通过理性认识才能获得,知识必须建立在理性基础之上,理性中有天赋观念,它是一切知识的根源,感性经验只能提供概然、零碎的认识。这两种哲学思想也都影响了医学的发展。

一、经验论

经验论又称经验主义,是与唯理论相对立、一味强调经验作用的一种哲学认识论理论。它的一个基本观点是把人的感觉经验作为认识的源泉,主

---

〔1〕 胡文耕.分子生物学中的哲学问题.天津:天津人民出版社,1982:88.
〔2〕 厄恩斯特·迈尔.生物学思想的发展.刘珺珺,等译.长沙:湖南教育出版社,1990:62.
〔3〕 李建会.与真理为伍——现代科学的哲学追思.上海:上海科技教育出版社,2002:78-79.

张人类所有知识起源于经验。许多经验论者主张以观察和实验为主的经验方法是发展科学知识的基本方法，有的还特别强调和具体论述了经验归纳法在人类知识发展中的意义。

古希腊有的医家高度重视医学的经验性，主张医疗主要依靠饮膳，患者健康状况应根据其症状来确定，而食物则应依其各自可明显观察到的成分，如甘、苦、酸味等，分成若干类别，而不是任意按其中的元素来假设。古希腊解剖学家希罗费罗斯（Alexandria Herophilus）写道："首先描述现象，即使它们并不重要。"他还声称所有的因果解释都是假设性的和临时性的。希罗费罗斯的学生塞拉皮昂（Serapion）创立了经验主义的医学派。经验主义是理论化的、病原学的医学的对立面；而当他们在自身对于是否任何一种推理都可以进入医学体系意见纷争之时，甚至该学派那些疏于推理的成员也只能接受一种经验的推理方式，即对可观察到的各种相互联系的经验概括。但是，经验论者并不是对任何事都能为所欲为。阿斯克勒必阿底斯（Asclepiades）抨击了经验论者的自相矛盾：他们说以经验为依据的联系在成为定理之前需要许多次的观察，但到底要多少次才行？而且他们还谈到"相似情形"的再现，可没有哪两次生病是一模一样的，任何人可能都会有这样那样的情况是与他人相同的。因此，他们本来需要对相应的类似情况做出解释，但却不能提供一种解释。盖伦（C. Galen）以自己的综合性研究使这场争论平息下来。盖伦是一位理论家，他相信对于最好的内科医生而言，对人体基本结构成分的适当理解是必须的。就其盛行的年代而言，经验主义就其过去而言是好的，而经验论者也能够成为疗效卓著的从业者。但他们的实践因为拒绝支持理论性推理而有致命的局限性，而这类理论推理能使技艺娴熟的医生理解他以往从未经历过的情形的特质，并由此不再仅仅依赖臆测。确实，盖伦能够说明有技能的经验论者成功的关键所在：他们仅仅看到了可观察的现象有规律的巧合，这些现象显示了以因果关系为基础。老练的理论家能够用判断和充分推理推断出那些联系，并由此在坚实的基础上构建理论的医学。但这并非易事，而且如果没有对健康方面经验的证实过程的理解，也无法做到这一点。事物间因果关系的解释只有在作为持久和强有力的经验探究时才能发现[1]。

近代经验论取得重大发展是与17、18世纪英国和法国的一批哲学家的努力分不开的。他们把经验论作为认识论和方法论的原则进行了深入而系统的探讨。17世纪经验论的最大功绩是深入地研究和论证了观念的来源，建立了知识的发生学，从而有力地批判了天赋观念论，同时也促进了经验医学的发展。

迄今为止的大部分医学学说都带有经验性的，经验医学的特点：

（1）研究对象是各种疾病的具体的特征和规律，包括各种疾病所特有的病因、病理、临床表现、药理作用机制等，不涉及健康和疾病的普遍本质和一般规律。

（2）研究方法是通过临床观察和实验研究获取经验事实，以此为依据进行归纳和总结，虽然有时可以借鉴其他理论，但就本质而言，经验医学不强调运用演绎方法和理论论证。

（3）研究内容是以感性知识为主体，即根据经验事实对各种疾病的症状、体征、主诉、检验指标、病理解剖、病理生理等方面的特征作出具体的描述，为临床诊断和治疗提供依据，至于这些现象之间的相互关系及其内在的共同本质和规律，则难以作出更深刻的揭示。

医学是一门实践性很强的科学，通过临床和实验等实践活动，依靠获得的经验事实来建立和发展医学知识，是发展医学的基本途径，但不是唯一途径，理论研究和演绎方法也是不可忽视的重要途径。由于主客观条件的限制，实践的不充分、事实的不充足往往使经验知识带有局限性。医学中的经验论对医学的发展也有一定的阻碍作用。科学和经验之间不能简单地画上等号，经验主义的医学知识有时往往是不可靠的。经验性的知识必然建立在感觉之上，由于感觉的相对性和主观性，在此基础上归纳推理而得出的结论不一定是正确的。归纳法是经验论用以探求事物本质的主要工具，但归纳法中例证的收集不可能完备无缺。因此，在医学探索中，只有自觉掌握并运用唯物辩证法，引入实践的观点，把实践作为检验真理的唯一标准，以科学与理性取代经验主义，才能通过对理论的扬弃来推动医学的进步。

二、唯理论

唯理论又称理性主义，是与经验论相对立、一

〔1〕 詹姆斯·汉金森.技艺与经验：希腊哲学和医学的地位.医学与哲学，1998，19（3）：167.

味强调理性作用的一种哲学认识论理论。一般说来,唯理论不接受经验论所主张的一切知识起源于感觉经验的基本原则,强调理性认识与感性认识具有质的差别,主张用理性认识去把握事物的本质及其具有普遍性的规律。但是,唯理论把依靠感觉经验得来的感性认识看作是不可靠的,而唯有依靠理性进行逻辑推理得来的知识即理性认识才是可靠的,从而否认理性认识来源于感性认识,使理性认识成了无源之水、无本之木。

唯理论认为,无论是凭理性直观所获得的"自明之理",还是从这些"自明之理"出发通过逻辑演绎推理所获得的知识,都是理性认识,同时又与演绎法密切相连,因此,这种演绎法被称作是"理性的演绎法"。唯理论的主要奠基人笛卡尔认为,从感觉经验而获得的感性认识是不可靠的,甚至是错误的。他以一块蜡为例:这块蜡刚从蜂房中取出来时,具有蜜的甜味、花的芳香,并且具有一定的颜色、形状、大小;当把它挪到火旁时,味道消散了、香气蒸发了、颜色改变了、形状失掉了、体积变大了,它变成了液体,原来的蜡块不复存在了。所以,凭感觉就不能说它是原来的蜡块,只有理性才知道蜡还是原来的那一块,只有心灵才了解它。因此在他看来"外部感官的判断有错误。"

历史上许多人信奉疾病神赐说,能够发现宗教医学祈祷疗法的局限性并不容易,要使医学完全摆脱巫术和宗教的影响,走上科学的理性轨道就更加艰难了。古希腊哲学的兴起,为理性医学的诞生奠定了基础。古希腊哲学尤其是自然哲学对医学的最大影响是使人们采取了一种理性的态度对待疾病和治疗,疾病的发生不再被认为是由恶魔入侵身体,或是触犯神灵而受到的惩罚,而被认为是由自然因素引起的,它是一个自然过程,研究疾病现象必须同研究其他自然现象一样。这种观念的重要意义是使得古希腊医学在世界上第一次从巫术和宗教中摆脱出来成为真正的理性科学。

唯理论是伴随着自然科学的发展而产生的,它力求为自然科学奠定基本理论与方法,并推进自然科学的进一步发展,具有反封建宗教神学、反经院哲学的历史意义。医学发展到现代阶段出现的理论医学便是从理论角度研究医学中一般规律的医学学科,它不是以临床经验和实验研究为依据对医学的各种具体问题作出回答,而是以理论研究的方式对医学的各种普遍性一般问题作出回答。马克思主义哲学认识论科学地揭示人的认识是一个基于实践的由感性到理性、由低级到高级的发展过程,感性认识和理性认识有着密不可分的辩证关系:理性认识依赖于感性认识,理性认识必须以感性认识为基础的基础;感性认识有待于发展和深化为理性认识,只有使感性认识上升到理性认识,才能把握事物的本质,满足实践的需要;感性认识和理性认识相互渗透、相互包含,两者的区分是相对的。马克思主义哲学认识论从根本上既反对了唯心主义的经验论和唯理论,又克服了旧唯物主义的经验论和唯理论各自的局限性,对推动现代医学科学的发展同时具有方法论的意义。

(刘学礼)

思 考 题

1. "人是机器"的思想对医学发展曾起到什么作用?机械论为什么最终成为医学发展的羁绊?

2. 有机论和整体论的思想有何异同?

3. 如何理解还原论观点的合理性和局限性?

4. 突现论的基本观点是什么?它对当代医学发展有何启示?

5. 通过具体事例说明医学中的感性认识和理性认识的辩证关系。

延伸阅读书目

1. 拜伦·古德. 医学、理性与经验:一个人类学的视角. 吕文江,余晓燕,余成普,译. 北京:北京大学出版社,2010.

2. 斯蒂芬·罗思曼. 还原论的局限. 李创同,王策,译. 上海:上海译文出版社,2006.

3. 普特南. 理性. 真理与历史李小兵,杨莘,译. 沈阳:辽宁教育出版社,1988.

4. 约翰·H·霍兰. 隐秩序:适应性造就复杂性. 周晓牧,韩晖,译. 上海:上海科技教育出版社,2000.

5. 拉·梅特里. 人是机器顾寿观,译. 北京:商务印书馆,1996.

第六章　医学发现与发明

当今,最具有代表性的生物医学发现与发明成果无疑是诺贝尔生理学或医学奖的获奖成果。诺贝尔科学奖不是一个可以通过制定计划去实现的目标,对其获得者科研生涯的真正奖励在于其过程的诱惑,这足以激发科学工作者投身其中。

DNA双螺旋结构的发现是20世纪生命科学的三大发现之一,以其为标志诞生的分子生物学自1953年至今,表现出了强大的生命力和对生命科学发展的推动力。这一发现是生物医学科学与生物医学技术相互促进的生物医学发现的客观性的存在和主观能动性的体现,是逻辑与经验之间反复变化的结果,是历史机遇的显现与捕捉,也是生物医学创新中最具代表性的成功案例。

第一节　医学的思维方式

思维,又称为思考,英文是 thinking,是人脑的机能,是人的大脑对于思维对象的间接地概括地反映。思维的对象可以是客观存在的,也可以是客观不存在的。因此思维具有创造性,生物医学思维是针对生物医学问题和生物医学现象所开展的思维,具有思维的一般性特征,也具有生物医学思维的特殊性。

一、思维与医学思维

思维是人脑以已有的中介,对客观现实的概括的、间接的反映。思维是一种高级的认识活动,它是在人的实际生活过程中,在感觉经验的基础上,在头脑中对事物进行分析与综合、抽象与概括,形成概念,并应用概念进行判断与概括,认识事物一般的和本质的特征及规律性联系的心理过程。思维过程的基本特征是概括性和间接性。思维的种类可以从不同角度区分,根据思维所要解决的问题的内容,可分为动作思维、形象思维和抽象思维;根据思维探索答案的方向,可分为聚合思维和发散思维;根据思维的独创性,可分为常规思维和创造思维;根据思维适应人类实践活动目的不同需要,可分为推理思维和决策思维;根据思维的意识性,可分为内向性思维(我向思维)和现实性思维;根据思维的性质,可以分为主体性(主观性)思维和客体性(客观性)思维。思维是人脑的功能,其活动是复杂的,目前认为是大脑皮质的整体性活动,不同的思维种类可能与脑的不同部位有关。

思维不是一种孤立的心理现象,它总是与一个人的其他心理现象密切联系着,是在一个人的整个心理背景上进行的。一个人的动机、兴趣、性格和意志品质等都会制约着思维活动的进程,个人的自我意识对思维活动具有定向、控制和调节的作用,思维过程的特点也反映了人的个性差异。因此,人的思维活动及其表现方式,不仅与其职业特点密切相关,也与其职业发展过程特点密切相关。医学思维发端于医学现象、实验与实践,广义上是指客观认识生命和健康的基本原理的思维过程,狭义上是指临床思维。在医学发展史的数次思想解放运动中,医学思维经历了与神话及巫术的分离,将生老病死看作自然现象,用自然哲学的观点和方法解释生命现象;经过"人是机器"的物理学解释,转向从生物学意义上的器官、组织和细胞的视角研究人体的结构与功能、疾病的诊断和治疗;最终转向了基因层面的分析与系统整体观的统一,将人体看作一个有机统一体,并进一步揭示肉体与精神的统一,关注环境对于机体的影响,开始重视防治疾病,把医学发展方向朝向通过预防保健和教育等手段,提升人体良好的健康水平,而非被动的单纯的治疗。

医学思维是生物医学研究工作者和临床医学实践工作者特有的思维方式,研究医学思维方式是一个十分重要的课题。与其他科学思维方式类似,医学思维也有一个逐步分化和历史演进的过程。按照基础研究和临床研究的区别,医学思维可以划分为:理论思维和临床思维;临床思维又可以进一步划分为:诊断思维、治疗思维、预防思维、保健思维等;按照临床科室的差异,还可以分为内科临床思维、外科临床思维等;按照科学与技术的差异作为分类标准,医学思维可以进一步分为医学(科学)发现思维与(医疗技术)发明思维等,不论属于哪一种思维方式,它的发展都经过一个从简单对比,到逐渐形成,再到上升为哲学思维的演进过程。生物医学科学家和医学家的思维方式经历了质的飞跃:实现了描述与思辨、分析与综合、具体与抽象的统一。思维的进步与生物医学科学的重大发现与发明同步发展和提高。

人类思维方法是由多层次和多要素构成的复杂系统。几乎所有的思维方法都围绕着"系统"这个核心概念展开,因此掌握思维方法的关键是掌握"系统"。从系统论的角度,可以把思维方法划分为3个层次:一般的思维方法,各学科共同的思维方法,以及某学科特有的思维方法,它们之间的关系是一般和特殊的关系,也是大系统和小(子)系统的关系。

二、医学发现与医学发明的思维特点

医学是人们以生命和健康科学知识为基础的一种维护健康、预防疾病和治疗疾病的实践活动,是一个科学知识体系,是一种特殊的知识形态,也是一种思维方式。从广义的角度理解,这里的知识不仅包括医学科学知识,还包括医学技术知识。

(一) 医学科学与医学技术的区别

医学既是科学,又是技术。医学科学与医学技术如同科学与技术一样,在许多方面密不可分,在许多方面又区别明显。我国著名医学哲学家杜治政教授提出医学科学与医学技术的8个不同点[1]。

1. 医学科学与医学技术追求的目标不同　医学科学的目标是揭示生命发展和运动的规律,解释生命发生、成长、生命内在系统的相互关系以及死亡的本质;医学技术的目标是去除疾病、增进健康,前者将知识视为目标,后者将知识视为手段。

2. 医学科学与医学技术的研究对象不同　医学科学以人的生命、人体的自然生物为研究对象,医学技术以谋求发明、制造增进人体健康、消除疾病的物质手段为研究对象。

3. 医学科学与医学技术的启动和催生原因不同　医学科学研究的启动与催生原因与社会需求不那么直接,很大程度是受科学家的好奇心和发现欲驱动的。医学技术的启动与催生原因则是治疗的直接需要,与社会背景和社会需要直接相关。

4. 医学科学与医学技术的关注重点不同　医学科学的关注重点是"是什么"和"为什么",医学技术的关注重点则是"做什么"和"如何做"。前者的重点是发现,后者的重点是设计。

5. 医学科学与医学技术采用的方法不同　医学科学大多采用实验推理、归纳演绎的方法,医学技术更多的是使用构思、调查、设计,然后进行试验、修正设计的方法。

6. 医学科学与医学技术的最终结果与评判标准不同　医学科学成果的形态是理论、概念、假说和定律,评判标准在于是否反映了客观真理性、解释的全面性、逻辑的完备性。医学技术的成果则是物质化的技术产品,评判标准是其有效性、可靠性,以及其经济价值、社会价值等。

7. 医学科学与医学技术遵循的规范不同　医学科学遵循着美国社会学家默顿(R K Merton, 1910-2003)所总结的规范:普遍性(universalism)、公有性(communism)、无功利性(disinterestedness)、有组织的怀疑主义(organized skepticism)。医学技术的规范以获取某种设定的物质与经济效益为旨归,其特质是事先保密、事后有专利。

8. 医学科学与医学技术的价值含蕴不同　医学科学的价值往往是中立的,或者不含有特定的价值成分。医学技术则处处渗透价值,与价值结有不解之缘。科学家只衡量自己活动和成果的价值,技术专家凡事都要衡量其价值。

医学发现和医学发明是医学创造活动的两种基本形式。医学发现是指医学科学研究和健康维持、疾病预防、诊断、治疗等活动中对人的生命运动、健康与疾病现象及其规律的揭示,其本质是了解生命现象,掌握人体构造、生理功能、病理变化以及疾病防治和增进健康的规律,是发现新事实、揭示新规律;它是一切医学科学研究活动的直接目标和医学科学进步的主要标志。医学发明是指为了人类健康维持、疾病预防、诊断、治疗的需要而创造出的新的物质产品、技术手段和方法,其本质在于创造,开创前人没有的技术手段、方法和设备。

20世纪30年代以来,美国、前苏联、德国、日本等国相继兴起了专门探讨科技创新发明活动的一般规律和方法的创造学研究热潮,从国际到国内涌现出一些专门论述科学发现和技术发明活动规律及其思维方法的论著。事实上,科技史上有所发现发明的科学家和医学家们都十分重视并富有科学思维。然而,令人遗憾的是,其中较少见到生物医学思维方式与其他学科思维方式异同之研究。

〔1〕 杜治政. 医学哲学:不是多余的话. 南京:江苏科学技术出版社,2012:50-52.

1949年的诺贝尔物理学奖获得者、日本物理学家汤川秀树（Hideki Yukawa，1907-1981）说"人类在创造科学中所能做的就是发现隐藏在自然界中的某种东西。人类必须在自然界中发现的两种最重要的东西，就是最基本意义下的原料和自然界的普遍规律[1]。"于是，我们遇到了汤川秀树同样的问题：人类怎样才能够发现（或发明）它们呢？自然科学的各门学科虽然具有不同的研究方法，但一些基本原理和思维技巧是大多数学科研究共同使用的，包括实验、观察、调查等经验方法；概念、判断、推理，包括抽象、假说、比较、分类、归纳与演绎、分析与综合等逻辑方法；猜想与反驳、辩证思维等哲学方法；概率统计、数学方法；以及信息论、控制论、系统论、自组织、耗散结构、突变理论、协同学等系统科学和复杂科学等一般的科学方法论。但各学科本身进展的阶段性以及学科之间发展的不同步、不均衡特征，无不在科学家思维方式上表现出鲜明的时代烙印和个性色彩[2]。

（二）医学发现与医学发明的思维特点

1. 可变性 作为生物医学研究对象的人具有主观能动性，其年龄、生理、疾病、文化和科学素养等始终处于一个动态变化过程，尤其精神、心理、社会因素对生理变化的影响难以把握。

2. 复杂性 医学既不是自然科学，也不是人文社会科学，而是兼具自然科学和人文社会科学属性的综合性科学，因而它的基本因素包括基础医学知识、技术医学知识和人文社会医学知识，对于一个生物医学科学技术问题来讲，其复杂程度可见一斑。

3. 特殊性 研究对象的特殊性，决定了生物医学科学技术研究既不同于自然科学研究，也不同于人文社会科学研究；人的个体差异的特殊性，也决定了生物医学科学研究与自然科学研究或人文社会科学研究的不同。

4. 交叉性 自然科学研究有其自身的规律和方法，人文社会科学研究有其自身的规律和方法，生物医学因其兼具自然科学和人文社会科学特点的属性，常常综合采用自然科学研究和人文社会科学研究的方法，也就形成了自身特有的规律和方法。

5. 实践性 生物医学的根本特征是它的实践性，就是说生物医学科学研究成果对于生命机体健康的维持、增进和疾病的诊断、治疗的应用效果，或者说，是对于已经收到维护健康或治疗疾病效果的技术、诊疗方法、药物等作用机制的确切了解。

6. 持续性 一方面，自然界生命有机体特别是人体的生理、心理和精神的奥秘成千上万，人类自诞生以来就想想穷尽，然至今仍九牛一毛；另一方面，随着经济社会的发展和人们生活水平的提高，健康需求与日俱增，新的疾病不断涌现，决定了无论基础研究还是临床研究，都需要不断探索，以穷其理，以解其难，以供其需，以治其病。

此外，作为生物医学研究对象的人既有生物属性，又具有宏观直观性；作为生物体的人，还具有动物的一般属性，因此可以建立动物模型，用模型的方法模拟人体的结构和功能，并可以通过建立计算机模型而模拟某些特定的病理和生理过程，对未知的生物现象作探索性的研究。在临床研究中，还可以通过人体试验和临床观察，确定模型研究结果与临床应用之间的相关性，通过安全性、有效性、不良反应等指标体系，对理论研究的临床应用效果作系统地评价。生物医学研究还包括了对人的行为模式以及生态环境等方面的研究和评价。这些也是生物医学思维的特点。

1995年，我国著名科学家卢嘉锡、吴阶平、于光远、陈宜瑜、卢良恕担任主编、中国科学院学部联合办公室为主导的《院士思维》编委会正式成立，并于1998年出版了第一卷和第二卷。我们对其中收录的中国科学院生物学部和中国工程院医学学部部分院士的"思维之光"进行了梳理提炼，尝试提出生物医学科学家有别于其他学科科学家的思维方式：

1. 经验转移 人人都有不同程度的某种经验，但把解决某个问题取得的经验用来解决类似的其他问题的能力并不相同，即运用转移经验的能力不同。其要点在于善于发现不同问题之间类似的地方。著名医学家、中国科学院院士吴孟超教授认为"要注意积累经验，更要注意触类旁通，对于经验，至少要做到以一当十"。

2. 积累资料 在实验室研究和临床研究中都会遇到大量资料，只有注意积累，进行分析，形成见解，批判性思考，记录感想，才可能发现逻辑上的矛盾、方法上的疏忽和理论上的失误等，使思想进一步充实、成熟、完善，最后进行科学总结和创造。

〔1〕 汤川秀树.创造力与直觉：一个物理学家对于东西方的考察.周林东，译.石家庄：河北科学技术出版社，2000：121.
〔2〕 卢嘉锡.院士思维卷一.合肥：安徽教育出版社，1998：2.

3. 见微知著 人体系统过于复杂,生命之谜待解甚多,然而人又是一个生物体与精神心理交织而成的有机整体,系统之间、部分之间、有形无形之间,相互联系,彼此影响。在科技研究中,如何"一叶知秋",需要很强的预见能力。吴孟超院士在开创我国肝胆外科事业的初期,根据肝癌在我国发病率很高、而在西方发达国家发病率极低的情况,认识到一定要建立具有中国特色的肝胆外科学,一定要从中国人肝脏的解剖这个基础开始研究中国肝胆外科。依据这一科学预见性的认识,经过一段时间的艰苦工作,他终于独创性地提出了以"五叶四段"为特色的肝脏外科解剖理论。

4. 勤于动手 当今的实验室条件今非昔比,专门的技术人员分工明确,很多科技工作者觉得只要有思路、有助手、有研究生就行,用不着自己动手,但实际上问题可能恰恰出在这儿,动物准备、试剂存放、实验操作、资料整理、计算、图表,每一个看似无关的步骤与环节,都可能发生问题,使实验结果在不知不觉中出现伪迹,最终酿成大错。著名生理学家、中国科学院院士张香桐认为科学研究过程是脑与手相结合的创造过程,并始终保持参与从研究课题一开始直到实验最后结束的全过程,多次及时地抓住了光顾的机遇。

5. 缜密思考 近几十年来,生物医学科学技术研究表现出两个现象,一个是以临床观察为主要方法的传统临床研究在实现重大医学科学技术突破方面越来越显示出其局限性,另一个是重大医学科学技术成就的取得越来越依靠于实验研究。尽管如此,医学是一门具有人学特征的学科,也是一个既具有经验学科性质又具有理论学科性质的复杂的综合的人文社会科学和自然科学技术门类。医学的研究对象是人,作为医学研究对象的人同时具有生理心理和文化社会属性,医学的性质和对象决定着研究课题、研究方法、实验设计、实验结果、研究结论、论文观点的特别要求,那就是严谨逻辑与缜密思维,决定着对规范程度的更高要求,如药物临床人体试验研究均需要得到医学伦理审查委员会的批准,新的医疗技术的临床应用必须采取准入制度。

(三)医学发现的思维方式

科学通过新发现得到发展,其本身是一种思维过程,是一种思想在实践中的具体体现。从这个角度讲,科学发现都是能够深入到自然界内在活动中的人类思维。

"科学本身就是一项矛盾的活动。几乎所有伟大的思想都来自个人的头脑,且往往先由一个人通过实验进行测试。但是,验证和接受新的信息都需要交流、会议并建立共识等涉及社会团体的活动。在许多方面,正是这种个人的想象力与社会的信念之间的平衡,使得科学变得格外有趣和令人满足。科学家们可能以个人方式进行工作和竞争,但这种竞争性的努力却最终定向于一个共同大厦的建设,即对自然界的理解"[1]。这里的"思想"是指科学家和医学家们的主观能动性,"自然界"是指作为科学家和医学家们研究对象的客观性。瓦穆斯(Harold Varmus,1939-)的这段话清楚地分析了医学发现的客观性与主观性的关系。事实上,科学发现最能张扬主体能动性。因而,人类在思维活动中的客观性与主观性的关系,实质上是客观性思维与主观性思维的关系。客观性思维和主观性思维不是彼此相反,而是互补的,即主观性思维用实例验证了客观性思维[2]。

医学哲学关注的是生物医学科学发现的本质,即发现的思维方式[3]。心理模式的一个典型案例是 2005 年诺贝尔生理学或医学奖获得马歇尔(B. J. Marshall,1951~)的论述。他认为,逻辑实证主义在 20 世纪 30 年代的崛起使发现偏离了哲学议程,但发现问题的再度复兴是通过一大批哲学家努力付出的结果。科学发现已成为认知心理学和人工智能领域研究者的研究对象。今天,科学发现已成为哲学、历史和心理学交叉研究的跨学科研究领域。并且研究了是否存在发现逻辑,讨论了不属于形式逻辑的医学发现模式,提出了心理模式、神经发现模式,以及计算机在当前医学发现中的作用。

马歇尔和沃伦(J. R. Warren,1937~)获奖成果的"发现逻辑"是这样的。在他们之前,人们普遍认为细菌不可能在胃的酸性环境中生存。沃伦在他的日常工作中偶然意外地发现了一种螺旋形致胃癌细菌,并带着惊奇继续观察这些细菌。马歇尔加盟后,帮助沃伦搜寻该螺旋细菌的特质和医学意义。首先是沃伦观察到细菌与胃炎有关,马歇尔发现胃炎常伴有消化道溃疡,他们自然形成了一个假

〔1〕 瓦穆斯. 科学中的艺术与政治. 章俊,徐云东,焦俊芳,译. 北京:中国人民大学出版社,2013:263.
〔2〕 James A. Marcum. An Introductory Philosophy Of Medicine:Humanizing Modern Medicine. Berlin:Springer,1979:292.
〔3〕 Fred Gifford. Philosophy of Medicine. North-Holland,2006:195-196.

说,即细菌可能与溃疡有关。通过胃镜检查和组织病理活检发现,有溃疡的患者远比没有溃疡的患者可能更容易感染该细菌,他们因此产生假设,即细菌引起溃疡。通过给动物注入这些细菌并导致溃疡,通过建立动物模型,研发出了有效消灭细菌的多种抗生素,最后得出研究结论:这些细菌是一个新的种类,新的属,最终称之为幽门螺杆菌。

马歇尔和沃伦的发现,主要涉及两种概念变化。第一类是引进新概念——幽门螺杆菌,是观察细菌和概念组合认知过程两种感知认识的结果。起先他们以为这种细菌可能属于公认的菌种——弯曲杆菌,因而最初命名为"幽门弯曲菌",标志着新物种居住在幽门连接十二指肠的胃部分,但形态和核糖核酸(RNA)分析显示,这种新的细菌与空肠弯曲杆菌(Campylobacter)非常不同,因此它们被重新分类为一个新的属的成员。这种重新分类是第二类主要概念性变化——细菌引起胃溃疡从而产生了消化性溃疡病的一系列概念性的戏剧性的重新分类。以前,溃疡被看作是代谢性疾病,甚至更早些时期被认为是来自于精神压力而导致的心身疾病。通过马歇尔和沃伦的工作,消化性溃疡被重新分类为传染病。

这些新概念的起源,是沃伦通过显微镜观察细菌活动的过程,也是研究者本人的心理活动的过程,是马歇尔在概念层次质疑这些细菌的医学意义的心理活动的过程。溃疡细菌理论的发现涉及"心理活动在科学发现中的作用发挥"这种说法的重新生成和修订。这些发现过程,其实是真正的客观性思维验证真正的主观性思维的过程,除了前述质疑和探索两个心理过程以外,还包括猜测、反驳、假说、推理、分析和综合等逻辑思维,也包括直觉、灵感、创造性思维等非逻辑思维。

(四)医学发明的思维方式

技术通过新发现得到进步,其本身也是一种思维过程在实践中的具体体现。从这个角度讲,技术发明是能够深入到自然过程的人类思维的外在活动。人类在技术发明的思维活动中的客观性与主观性的关系,实质上也是客观性思维与主观性思维的关系。医学科学发现是一个天然的自然过程,需要社会因素作用,意在提出符合某一客观事物发展的说明;医学技术发明是一个社会的自然过程,需要符合天然的自然过程,意在用对客观事物的已有认识创造出新的客观事物。鉴于客观性思维本身也是人的主观能动性的表现,从某种角度讲,医学技术发明的思维方式中,至少在形式上主观性思维具有更多的"主动性"。

自20世纪以来,心脏介入技术彻底改变了心脏疾病诊断及治疗的传统模式。这就不能不提及1956年诺贝尔生理学或医学奖获得者福斯曼(W. Forssmann,1904~1979),他成功完成了世界上第一例人体心脏导管术,为心导管技术的创造和发展做出了里程碑式的贡献。这项医学技术发明可以分为两个过程,一个过程是对客观事物的已有认识。导管术在福斯曼之前已初露端倪:1844年,德国生理学家伯纳德(C. Bernard,1813~1878)尝试用导管记录马匹心脏内压力,并创造出"心导管术"一词;1861年,实验生理学家夏凡(Jean-Baptiste Auguste Chauveau,1827~1917)和马瑞(Etienne-Jules Marey,1830~1904)成功地从颈部血管将测压计引入麻醉动物的左、右心室及右心房,测量到心脏内压力变化;1912年,德国医生昂格尔(Ernst Unger,1875~1938),布莱雪(Fritz Bleichröder,1875~1938)和罗勃(W. Loeb,1859~1924)在患者身上进行了静脉探察,并提出了用导管进行"动脉内治疗"的想法;1928年,意大利人蒙塔纳里(Arrigo Montanari)利用导管顺利完成了狗和人尸体的右心探察。

福斯曼自大学时代起,就经常根据已有认识不断提出新的问题。在大学临床实习期间,他目睹了许多心脏病患者由于得不到正确诊断和恰当治疗而饱受疾病折磨后,就产生了寻找一条新途径有效诊疗心脏疾病的想法,他认为如果能将抢救心肺复苏的药物直接给到心脏的话,那么心肺复苏的成功率会更高,从此开始刻苦钻研心脏解剖,多次在尸体上进行导管试验。1919年,他成为一所城镇医院的外科住院医师,他认为通过肘部的静脉能够将一根导管送至心脏,但这一设想遭到同行的嘲笑和医学会的反对,因为他们认为这会引起致命的心律失常,于是福斯曼开始在自己身上进行心导管试验,几经周折失败。1929年的一天,福斯曼成功将一根导尿管从贵要静脉插到自己的心脏,并爬楼梯走到放射科拍了人类历史上第一张心脏导管的X线片。科学从问题开始,福斯曼的主观性思维始终以发展的眼光看待医疗实践和医学研究,始终想寻找到有效诊疗心脏病的新途径,不断在对现实客观事物已有认识的基础上抓住其内在联系,比如将心导管技术与刚起步的X线造影技术相联系,又不断提出新的客观性思维,将两者辩证统一后,建立了"一根导管全贯通"的新理念。可见,在医学技术发明中,积极的主观性思维有助于客观性思维的不断深化与验证。

第二节 逻辑与经验

关于人类怎样才能发现和发明的问题,科学家们自身的科研经历和研究成果就是最好的和最直接的回答。汤川秀树认为,其中最著名的或许是伽利略的回答:"经验和推理是科学赖以建立的两根支柱"[1],而"大胆假设,小心求证"则是科学哲学家波普尔的回答。

(一)医学问题

1. 医学发现和发明始于问题 医学发现和发明始于什么? 在这一点上,它们与科学技术其他学科之间没有本质的区别。科学技术探索始于什么? 不同学科的专家与实践者存在不同的认识。在历史上,亚里士多德曾在认识论层面提出"质料因"(matter)和"形式因"(form)概念,在方法论层面总结提出"归纳-演绎"的程序理论,牛顿总结出"分析-综合"以及"数学—模型"综合方法的程序观,他们认识的共同点是科学发现和技术发明始于观察。迄今为止,绝大多数专家与实践者的观点认为,科学发现和技术发明始于问题。爱因斯坦认为,"提出一个问题往往比解决一个问题更为重要,因为解决一个问题也许仅仅是一个数学上或实验上的技能而已,而提出新的问题,新的可能,从新的角度去看旧的问题,却需要创造性的想象力,而且标志着科学的真正进步"[2]。

那么,什么是医学问题? 如何才能提出问题? 如何提出一个科学问题? 如何知道提出的问题是否科学? 这些问题都是关于医学科学发现与技术发明问题的问题。

医学问题是指医学领域中的矛盾,是医学工作者在知识背景或专业实践中提出的关于医学认识与实践活动需要解决又未解决的矛盾。人的生命运动、健康维持和疾病防治有内在规律,是一个非常复杂而又精致科学的客观存在,其中充满了大大小小的问题,能否提出问题往往决定着解决的难易程度,只有提出恰当的问题才能在科学发现和技术发明中实现目标、达到目的、取得成功。1951 年秋天,时已 35 岁尚在读博士学位的克里克(Francis Crick,1916~2004)和年仅 23 岁但已获博士学位的沃森(James D. Watson,1928~)走到了一起。他们两个在各自的科学领域都只沾到一点边而已,克里克是从物理学进入 DNA 分子的研究,沃森是从遗传学踏入。两人对于他们将投入的研究工作——结晶体的化学及物理分析,之前都没有一点科研学习背景,两人都是通过自然或因工作需要发狠补学的。但重要的是,除了个性与专业背景的差异之外,他们对问题的看法是一致的,都深信 DNA 的结构是生物学的一个基本问题,或许是生物学最根本的问题。

2. 科学问题的由来 生物医学过程中存有许许多多的问题,其中有科学问题与非科学问题,真实问题与虚假问题,待解决问题与无知问题,抽象问题与具体问题。因此,在提出问题以后,紧接着的问题就是如何确定科学发现和技术发明选题的科学性。科学技术的发展具有连续性,随着科学技术水平的提高,科学技术成果的增加,生物医学科学发现与技术发明创造的难度越来越大,在前人基础上从理论中发现问题的情况愈来愈多,选题科学性的确定难度也就愈来愈大。

科学与非科学的划界是一个仍在争论的科学哲学的最基本问题。波普尔(K. Popper,1902~1994)认为"一个问题只要它是可检验的,或可证伪的,就是科学的"[3]。沃森和克里克之所以能在解开 DNA 结构的竞赛中后来居上,战胜其他两个著名的小组——英国的威尔金斯(Maurice Hugh Frederick Wilkins,1916—2004)和美国的鲍林(L C Pauling,1901~1994),除了通过比较和归纳正确地选择了 DNA 结构这个课题以外,还有检验方法选择的正确和不断地证伪。一是运用综合方法,把此前在遗传问题研究上相对独立的信息学派、结构学派和生化学派等领域统一起来,综合他人意见建议果断证伪、摒弃错误,如他们第一次提出的三链模型经弗兰克林 Rosalind Elsie Franklin,1920—1958 等人提出含水量搞错而被当场否定之后,转而进行了为期一年的智力投资,他们第一次提出的双链同类配对模型经多诺休(Jerry Donohue,1920~1985)指出 G-T 互变异构形式选择错误时,很快放弃同配的偏见,从而发现了碱基的互补规则等。二是运用模型方法,其他两个专业造诣均比沃森和克里克深厚的小组恰恰输在了经验方法的选择上。鲍林单纯运用直接生化法,从化学角度解决了许多问

〔1〕 汤川秀树.创造力与直觉:一个物理学家对于东西方的考察.周林东,译.石家庄:河北科学技术出版社,2000:121-122.
〔2〕 刘大椿.科学哲学通论.北京:中国人民大学出版社,1998:263.
〔3〕 刘大椿.科学哲学通论.北京:中国人民大学出版社,1998:264.

题,认识了 DNA 的多链、氢键,但他们没有及时掌握 X 射线晶体分析最新成果,不能运用功能和信息方法,因而在碱基互补等问题上束手无策。威尔金斯本应有机会最先解决问题,但他不认为模型法能解决问题,从未打算用结构理论说明生物遗传的功能。弗兰克林完成了发现 DNA 结构的大部分工作,但她认为解决问题的唯一方法是使用纯结晶手段,因而对模型法和综合法不感兴趣。

问题就是矛盾。生物医学科学发现和技术发明中问题可以来自多个方面:已有理论同经验事实的矛盾,现有理论内部的逻辑对立,不同理论体系或学派的,相关学科知识领域的交叉地带,寻求新理论的逻辑统一性,社会发展新需要与满足这种需要的理论技术手段之间的矛盾等。不论哪一个问题,其解决过程不可避免地涉及发现与发明者的逻辑与经验。

(二) 猜测、反驳与假说

1. 猜测与反驳的特点、方法、原则 科学发现与技术发明永远具有某种不可预料的性质,因而其中充满着猜测与假说。这些不断出现的猜测与假说,所涉及的事实,与我们已知的理论或实践基本不符,或者是难以用现有理论和掌握事实加以解释,因而就会随着科学实验或临床实践的不断变化,质疑甚至自我否定。如此一来,又会不断出现对猜测、假说的最终内容进行批判的状况,这就是反驳。因此,猜测是指根据已知的科学知识和科学事实对研究的未知问题试探性地提出一种假定性的推测和说明。一般来说,猜测没有大小,随时随地可以发生;假说则充满了理论色彩,理论的形成必定的假说为先导,有假说的成功才能产生科学理论,其实质也是猜测。反驳是指对猜测的结果即假定性的推测和说明进行的理性批判和经验检验。

1963 年,波普尔在《猜测与反驳——科学知识的增长》一书中提出猜测、反驳、再猜测、再反驳的科学发现的理论。猜测与反驳作为科学技术发展的重要形式,科学技术研究的重要环节,科学技术研究的基本方法,表现出具有一定科学性、推测性和假定性的特点。猜测与反驳的反复过程涉及逻辑思维与非逻辑思维的诸多方法,其实在整个过程中,多种方法往往是综合作用的。猜测与反驳既有假定性的一面,又有科学性的一面,故在应用过程中还需遵循一些原则:解释性原则,相容性原则,预见性原则,简单性原则,可检验性原则。

2. 猜测与反驳的模式 刘大椿教授详细地介绍分析了波普尔提出的科学知识增长模式,即猜测与反驳的模式[1]:

首先是提出问题,接着是猜测与反驳,再提出新的问题。猜测-反驳模式可表示为:

问题→猜测→反驳→问题……

或用公式表示为:

$P_1 \rightarrow C \rightarrow R \rightarrow P_2 \cdots$

其中 P_1、P_2 表示旧、新问题(problem),C 表示猜测(conjecture),R 表示反驳(refutation)。这 4 个环节可表达为:

(1)科学技术从问题 P_1 开始,促使科学技术工作者思考。

(2)针对问题,科学技术工作者根据现有理论技术知识和实践经验进行大胆的试探性的猜测 C,即提出假设或理论。

(3)各种理论接受批判,经验观察、实验、实践的严格反驳 R,通过反驳证伪存真,提出真理程度更高的新理论。

(4)新理论作为一种假设,只能得到部分的确认或验证,必然产生新的问题 P_2。

随着以上 4 个阶段的循环往复,科学技术不断发展。猜测-反驳模式的成功运用,需要满足以下条件:①提出各种各样不同类型的理论;②各种理论包含足够丰富的猜测性内容;③经受严格的理性批判和经验检验。

3. 猜测与反驳的验证 猜测与反驳需要大胆假设,仔细求证,需要具有高度的怀疑精神和敢于否定的胆略,更需要通过逻辑分析、非逻辑分析、实验检验和实践检验等步骤得到验证。2004 年诺贝尔生理学或医学奖授予美国科学家阿克塞尔(R Axel, 1946~)和巴克(L B Buck,1947-)两位师生,表彰他们发现人类嗅觉系统的奥秘。早在两千年前,希腊的卢克莱修(T Lucretius Carus, 约 99 ~ 约 55 年 B.C.)就认为,不同的气味是因为气味分子的形状不同,但生物是如何分辨气味分子的形状呢? 虽经多年努力,一直没有人能分离这种神秘的气味受体,也使得我们一直无法了解嗅觉形成的分子机制。因而寻找气味受体或其基因就成了嗅觉研究最重要的目标。阿克塞尔和巴克并没有直接针对受体蛋白,而是转向嗅觉细胞中决定蛋白质的基因。

巴克首先根据实验结果假设受体在形态上和功能上的一些特性,即气味受体可能与 G 蛋白结

---

[1] 刘大椿.科学哲学通论.北京:中国人民大学出版社,1998:271-272.

合,这就可能缩小研究范围;其次,她假设气味受体是一个相互偶联的蛋白质家族中的成员,即气味受体为一基因族,这就可以从大型蛋白质超家族入手研究;再次,她假设气味受体基因应只表现在嗅觉神经细胞中,主张只对嗅觉细胞中出现的基因进行研究。在这一过程中,巴克提出的3个假设极大地缩小了研究范围,使研究小组能集中对一些可能专门为受体蛋白质而编码的基因进行研究,为研究至少节省了好几年时间,从而取得较大进展。可见正是关于嗅觉现象的3个假设引导研究者揭开嗅觉的神秘面纱。

(三)推理、分析与综合

1. 推理 逻辑方法是科学发现和技术发明的重要方法,而且是最基本和最普遍的方法,推理是其中之一。推理是指由一个或几个已知的判断推导出一个未知的结论的思维过程。其种类主要有类比、溯因(逆推推理)、合情推理、归纳推理和演绎推理等。

类比是根据两个或两类研究对象之间某些方面的相似或类似关系,推出它们在其他方面也可能相似或类似的一种逻辑思维方法。类比推理任何时候都包含着猜测的成分,总以已知的科学技术知识和实践经验为依据。类比包含着比较和联想两个环节,其模式有简单共存类比,因果类比,数学类比,对称类比,协变类比,模拟类比,综合类比等。虽然早在希腊时代,亚里士多德就分析过类比,类比是多种逻辑的整合,但类比得出的结论并不总很可靠,尤其是表层次上的类比极不可靠。类比常常需要与其他逻辑方法结合使用,可以作为一种科学猜想的方法,只有深层次的类比才能成为科学发现和技术发明的一种重要的创造性思维方式。

溯因(逆推推理)是从结果反推出原因的一种推理方法,用于阐明新观念、新假设是怎样产生的。亚里士多德等人都曾提出溯因推理形式或模式。溯因推理以科学理论的可错性为认识论基础,吸收了假说-演绎法的合理成分,强调了假说形成中创造性思维的作用,提示了观察中的理论渗透。

合情推理是一种或然推理,没有固定的标准和程式,实际上是由一些猜想构成的。合理推理是似乎正确的推理,是似乎合理的推理,而不是必然正确、必然合理的推理。有人认为,类比推理和归纳推理作为科学发现与技术发明的两种重要模式,只不过是合情推理的特殊情况而已。

归纳推理在医学科学发现和技术发明中,是指从许多实验观察或临床实践的个别医学现象或医学事实中概括出医学的共同本质或医学的一般原理的逻辑思维方法,即从特殊到一般。可分为完全归纳法和不完全归纳法,不完全归纳法又可分为简单枚举法,判明因果关系归纳法和统计归纳法等。生物医学领域的问题大多比较复杂,而且具有个体差异,因而归纳推理的结论难免出现误差,需要演绎、分析等逻辑方法补充。

演绎推理在医学科学发现和技术发明中,是指从许多实验观察或临床实践的一般原理、结论出发,推出对某一个别医学现象或医学事实的新认识的逻辑思维方法,即从一般到特殊。演绎推理通常由大小前提和结论构成。演绎推理需要前提真实且遵守一定的逻辑规则,结论才可靠,否则会由于演绎推理不当造成误判,因而需要归纳、分析等逻辑方法结合使用。

2. 分析与综合 尽管科学发现与技术发明的水平与其所处时代的科学研究方法相适应,但分析与综合作为一种基本方法,却始终贯穿各个时代,所有的区别仅是两者在不同时代的权重不一而已。就科学发现和技术发明面对的问题而言,不论大小难易都可视为一个整体,为了解决这个问题,加深对问题的认识,弄清问题的本质,常常需要把面对的问题分解成部分,再把分解的部分重新结合为整体。医学科学发现和技术发明中的分析,是指把医学研究对象的整体分解为若干部分、侧面、属性、层次、阶段等分别加以研究的逻辑思维方法。医学科学发现与技术发明中的综合,是指把医学研究对象的若干部分、侧面、属性、层次、阶段等按内在联系有机地联结为一个整体加以研究的一种逻辑思维方法。

分析类型有定性分析、定量分析、定性与定量结合分析、功能分析等,综合类型有结构综合,机理综合,动态模型综合等。分析是认识研究对象整体的必要阶段,综合是把握研究对象本质与规律的必然过程。分析与综合相互渗透与转化,在分析基础上综合,在综合指导下分析,两者不断循环往复,交替进行,推动对研究对象认识的深化与发展。

在生物医学科学技术史中,没有分析就没有近现代医学科学技术,没有综合就没有若干重大医学科学技术的创新。在医学科学技术发展过程中,我们又常常由于局限在分析或综合的形式上而导致创新缺憾。因此,在医学科学发现和技术发明过程中,不能仅仅局限于医学研究对象的某一部分、侧面、属性、层次、阶段而忽视了其整体,也不能仅仅局限于医学研究对象部分、侧面、属性、层次、阶段的简单相加而造成认识错误。

从医学科学技术研究的哲学层面来看,当前表现最为突出的问题是还原论至上。还原论自科学诞生之日起,就一直是科学技术研究的主要驱动力,至今仍然统摄着大多数生物医学研究领域,以至于我们长期以来的科学技术研究方法都是:把一个系统拆解至基本构成部分,然后尽可能地在其最基本的层面上进行探究。这种思维方式曾为医学科学技术的迅猛发展提供了强大的指导与支持,但它越来越明显地暴露出其自身存在的缺陷,那就是"将无可挽回地导致两重深层的混淆与误解:第一层混淆与误解,是将生命的物质体现等同于或归因于生命本身;而第二层混淆和误解则仅将生命组成部分之加合错定为生命整体本身"[1]。正是在这个过程中,科学技术工作者越来越多地感到一样的困惑:"在我的工作中,经常遇到的困难是:如何把对于有机体现在低层次上的研究,整合为对其整体方面更为广泛的理解"[2]。

(四)直觉与灵感

1. 直觉 直觉一般指不经过复杂智力操作的逻辑过程而在头脑突然出现的直接领悟的思维。直觉思维过程,没有明显的分析活动,没有严密的逻辑推理,个体往往"知其然而不知其所以然"。但是直觉的产生并非毫无根据,它与掌握牢固的科学知识、丰富的知识经验以及积极地从事实践活动有密切的关系。直觉在生活实践中具有重要的价值,是创造活动的重要特征。

1969年诺贝尔生理学或医学奖获得者卢里亚(S. E. Luria,1912~1991),1935年以名列前茅的成绩获得医学博士学位,但却一直觉得自己并不适当一名医生,如果以神秘的物理学为手段来研究生物学问题,或许会取得突破。于是他便义无反顾地做出了那个非同寻常的选择。在与物理学家们相处的日子里,他知道了缪勒(H. J. Muller,1890~1967)及其有关X射线诱导突变的论文,特别是从中学会了以物理学家的方式深入思考。在其后对噬菌体的研究中,卢里亚观察到一个现象:如果将噬菌体去感染某种敏感细菌,第二天除了极少数的细菌外,其他细菌全都会被杀死并溶解掉;这极少数的细菌最终会长成一群一群的菌落,从这些菌落培养出来的细菌便永远不会再被那种噬菌体感染,而只会对另一种噬菌体有反应。他不由得想到:这些抗噬菌体的细菌是如何产生的?这种变化究竟是在噬菌体的诱导下产生的,还是只是一种基因的随机突变?曾有一位英国物理化学家利用数学公式证明,细菌所有的变异都是针对环境改变而引起的一种适应性行为,它不同于高等生物的随机突变。但曾与物理学家交往和相处,并不像一般生物学家那样对数学感到太陌生的卢里亚,却实在搞不懂这位物理学家的数学论证。相反,他却有一种强烈的直觉,认为抗噬菌体细菌的产生是由于基因突变而引起的。

他当时的根据有3个:一是无法想象一个没有基因的生物会是什么样子;二是只要有基因就会有突变;三是极少数细菌对噬菌体的抵抗性如此稳定,看来只能由突变所导致。后来,经过苦苦思索,卢里亚完成了一个极为著名的实验,即对于细菌自发变异的证实,从而与同事们一起开创了微生物遗传学,尤其在对噬菌体侵染过程本质的探索和噬菌体遗传学的研究方面,开辟出了一条崭新的科学道路。

2. 灵感 灵感是指创新性劳动活动过程中出现的一种功能达到高潮的心理状态。这种状态是由疑难转化为顿悟的一种特殊的心理状态,是在创新性思维过程中的酝酿期后产生的,能导致科学和技术新的构思和观念的产生或实现。灵感的发生是突发式的、飞跃式的,其出现是以长期的、辛勤的巨大劳动为前提或基础的,是在创新性劳动过程中出现的心理、意识由量变到质变的转化结果。灵感的特点是注意力高度集中,创新性想象活跃;情绪亢奋,精神状态良好;思维高度敏锐,工作效率提高。灵感的捕捉,需要创新者进行长期的预备性劳动,对要解决的问题达到痴迷的程度,思维高度集中,并摆脱习惯性思维的束缚,随时准备记录、实验等。

1969年诺贝尔生理学或医学奖的三位获得者中,其中两位是德尔布吕克(M. Delbrück,1906~1981)和赫尔希(A. D. Hershey,1908~1997)。德尔布吕克开始以天文学为主修专业,后转而攻读天体物理学,曾任哥本哈根理论物理研究所客座研究员。1932年,26岁的德尔布吕克有幸聆听了诺贝尔物理学奖获得者玻尔(N. H. D. Bohr,1885~1962)在丹麦哥本哈根国际光疗会议上做的题为《光与生命》的演讲。玻尔在演讲中从量子力学的角度出发,论述了物理学与生物学的互补原理。当

〔1〕罗思曼. 还原论的局限:来自活细胞的训诫. 李创同,王策,译. 上海:上海世纪出版集团,2006:1.
〔2〕罗思曼. 还原论的局限:来自活细胞的训诫. 李创同,王策,译. 上海:上海世纪出版集团,2006:6.

时,德尔布吕克深受启发,忽然萌生了投身于生物学研究的想法。1933年他参加了德国柏林"基础物理学未来"讨论会,在会上得出了生物学中没有获得解决的问题最多,一些人将进入生物学研究领域的结论。而后,他毅然由主攻物理学改为专攻生物学,并推测应当从遗传学领域发现生命本质,而运用新的量子物理学理论有可能认识遗传现象。为了观察遗传过程和掌握基因本身的性质,他决定以噬菌体为模式系统进行研究。有一天,他突然想到,噬菌体头部含有DNA,其他部分都是蛋白质,它是生命的最简单形式了。那么,从这个最简单的生物着手,搞清噬菌体的繁殖过程,就可以找到生物的遗传基因。问题是怎样才能知道噬菌体的何种部位是遗传基因?他苦思了很长时间,仍然找不到解决的办法。后来,他和赫尔希反复研究,终于从物理学有关放射性同位素的原理中找到灵感:用放射性同位素磷和同位素硫分别给DNA和蛋白质做上记号,然后让噬菌体在溶解大肠杆菌中大量繁殖,这时,带有放射性同位素的噬菌体子代,一个个就像带上了一部发报机似的,让人看到了它的行踪。1945年,德尔布吕克和赫尔希等发现DNA才是生物的遗传基因。这一发现,开创了生物学的新纪元,使生物学进入分子生物学时代。

第三节 机 遇

机遇是指好的而又少有的机会,是指突然出现的有利条件和环境。机遇会匆匆而过,因此要抓住机会,这就需要有事先的准备,要有长期的思想准备和理论准备,也要有知识和方法的准备。哲学家和科学家告诫我们,"机遇偏爱有准备的头脑",在很多种情况下,机遇需要自己去主动创造而不是被动地等待。机遇也伴随着挑战敢于抓住机遇的人一定也是敢于迎接挑战的人。

(一)机遇认识

1. 医学发现与发明的机遇随时可能出现 医学发现与发明的机遇是指在生物医学科学技术研究的实验、观察与实践过程中偶然出现的有利于发现与发明的契机或条件。"在科学研究中,这种偶然性事件总是不断发生,但往往被秘而不宣,事实上它比科学家们愿意承认或者意识到的要更经常。偶然发现导致了某些今天在拯救着亿万生命的重大医学突破,以及许多家喻户晓的药品和治疗方法。锂制剂、万艾可、抗抑郁药、化疗药物、青霉素等抗生素药物,都不是某个医学工作者刻意去发现某种能够起特定作用的药物的结果,它们是在寻找别的东西时偶然发现的"[1]。

发现和发明永远具有某种不可预料的性质,因而当科技工作者对所研究对象认识还不清楚而又不断努力探索、寻求问题答案时,就可能出现一些出乎意料、又在情理之中的新思想、新方法、新发现、新发明。机遇往往在研究计划以外意外发生,事先难以预测,影响因素非常复杂,所以意外性就是其最大特点。机遇的出现在于能帮助生物医学科学技术工作者把握其内在本质,由偶然深入到必然,引导或启发发现与发明,于是人们开始试图通过总结认识和把握机遇的发生规律。机遇的类型按意外程度可以分为部分意外的机遇与完全意外的机遇。

2. 医学发现与发明的机遇需要准备 机遇的发生虽然意外,但机遇的发生确有其内在依据,因而对机遇的把握需要准备。"机遇只偏爱那种有准备的头脑",巴斯德(L. Pasteur,1822~1895)这句名言既是自己的科学经验总结,更激励和引导了无数科学技术工作者的科学发现与技术发明活动。

青霉素的发现和制造,是科学上的一项奇迹,是第二次世界大战中堪与原子弹和雷达并驾齐驱的三项重大发现之一。弗莱明(A. Fleming,1881~1955)发现青霉素的经过已经成为人们关于科学发现的机遇的常识。"数以千计的人可能观察到这种情况,弗莱明确实没有作任何实验或没有任何根据而观察到了,然而弗莱明心中有数,在等待着它的到来"[2]。弗莱明是一位出色的科学家,他始终不渝地坚持他的细菌培养工作,实际上在此之前,弗莱明曾因对坏疽及其他一些可怕的并发症震惊而病倒。这种坏疽及并发症,正是他在第一次世界大战中从死伤者的伤口中发现的,他一直念念不忘能制出一种对组织无损伤的先进抗菌药物。可见,表面上看青霉素的发现极其幸运,其实背后却需要长期而艰辛的准备,蕴藏着生物医学研究对象必然性与偶然性的辩证统一,机遇只不过是必然性的表现形式;蕴藏着生物医学研究目的有限与无限的统一,机遇不过是生物医学研究目的的意外发现;蕴藏着生物医学研究确定性与非确定性的统一,机遇不过是非确定性因素的结果。

---

〔1〕迈耶斯.现代医学的偶然发现.周子平,译.北京:生活·读书·新知三联书店,2011:2.

〔2〕梅德瓦.科学家成功的道路——致青年科学工作者.石进超,陈莹,译.西安:陕西科学技术出版社,1987:113.

（二）机遇作用

1. 促进发现和发明 机遇是一个并不陌生的话题，但在科学发现与技术发明史上并未得到足够重视。比较而言，生物医学科学技术史上因缘机遇把握而致重大发现与发明的事例较多，充分说明一个事先没有想到的观察，可能是引起发现与发明的线索，结果却得到惊人乃至革命性的发现。1904年，诺贝尔生理学或医学奖得主巴甫洛夫（I. P. Pavlov, 1849～1936）选择狗为实验对象，研究神经对心脏功能的调节作用。因而他几乎天天喂狗。有一天，他在非喂食时间到了狗舍，看见狗一边摇头摆尾，一边流出大量口水。巴甫洛夫对不喂食也能产生唾液的现象感到很奇怪。但当他再一次不拿食物去狗舍时，狗却不流口水了，这使他更加奇怪：为什么第一次流而第二次不流呢？后来他发现区别只有一点：第一次他的腰上系着喂食铃，而第二次没有。于是他有意识地带一只铃去了狗舍，结果狗又流口水了。巴甫洛夫终于明白狗把铃声作为喂食的信号了。这个意外的发现，启发巴甫洛夫以唾液和胃液的"心理性"分泌入手，系统地对大脑皮层和两半球的生理活动进行了独创性的研究，提出了条件反射的概念，建立了大脑皮层的条件反射学说。

2. 推动科学发展 在生物医学科学技术活动中，人们进行的实验、观察与实践一般事先都有明确的目的和详细的计划，但在进行过程中，往往会出现预料不到的偶然机遇，这些机遇为先导的科学发现与技术发明成果甚至超过常规预期，成为开拓新的研究领域或创建新的理论的起点，进而推动科学发展。1973～1975年，瑞士的津克纳格尔（R. Zinkernagel, 1944～）以访问学者身份来到澳大利亚，由于所在医学研究院用房紧张，他与多尔蒂（P. C. Doherty, 1940～）不得不挤在一个实验室工作。随后，多尔蒂邀请津克纳格尔一起用小鼠做实验，共同探寻如何保护机体不受流行性乙型脑炎病毒的感染。在两年工作期间，他们工作卓有成效，在完成一系列精心设计的T细胞识别机理实验后，提出了两个免疫学原理，第一个称为"自我识别"的原理，第二个称为"双重识别"的原理，两个共同被称为"多-津模型"的原理，已经成为现代免疫学的一个里程碑，它揭示了自身免疫疾病的隐秘，为疾病疫苗的研制奠定了理论基础，指引临床医学家们创建了肿瘤的免疫治疗。1996年，两人凭借T细胞介导的免疫防护的特异性研究成果获诺贝尔生理学或医学奖。

3. 助力人才成长 刚开始步入科学技术研究生涯的人，常常怀疑自己是否有足够的才智和胜任力，担心自己不能有所发现与发明。在科学技术史上，机遇所起的广泛作用常常被掩盖了，这使得其他研究者不清楚偶然发现的重要性。其实，在长期的科学技术研究过程中，人们常常会得到一些偶然的发现。对于这种偶然发现的态度，又常常影响甚至决定了发现者的一生。有的不轻易放过，总是想方设法弄清它的原因，于是做出了重大发现与发明，成为世界科学家，甚至荣获诺贝尔科学奖；有的不以为然，按着惯性思维忽略而过，于是可能终身碌碌无为。1976年诺贝尔生理学或医学奖获得者之一是美国的盖达塞克（D. C. Gajdusek, 1923～），1997年诺贝尔生理学或医学奖获得者是美国的普鲁西纳（S. Prusiner, 1942～）。两人的研究均起因于偶然遇见的不治之症患者死因的探究。结果一个揭示了南太平洋考察时发现的蔓延在土著人中间的"库鲁病（Kuru）"的病因，从此揭开了对朊病毒研究的序幕；一个揭示了在医院治疗中发现、与后来震撼英伦三岛并蔓延欧洲大陆的疯牛病有共同病原体的克-雅氏病（Creutzfeldt-Jakob）的病因，从此揭开了对非传统意义的病毒、还有争议但极可能是一种全新病原体研究的序幕。更为重要的是，两人从开始研究到获奖均用了25年左右的时间，其间不畏艰苦，锲而不舍，持之以恒，反复试验。这就提示我们科学发现与发明中的机遇只是一个线索，一种先导，不是科学发现与发明本身，从机遇到发现与发明成果还要经过艰苦努力过程。只有善于识别，抓住有希望的线索，追根刨底，才可能导致科学技术研究的重大突破，成长为生物医学科学家。因此，在科学发现与发明过程中，既不能轻视机遇，也不能静待机遇，更不能完全寄希望于机遇。

（三）机遇把握

1. 敏锐观察 生物医学科学技术工作者不仅要善于发现，而且要善于学习掌握已经做出的发现。只有那些辛勤劳动，对问题长期钻研的人，才会在进行实验、观察、实践的过程中，既注意观察预期事物，又特别保持对意外事物的敏感性，从而捕捉线索，摘取成功之果。1895年11月8日，德国的伦琴（W. K. Rontgen, 1845～1923）正在实验室里从事阴极射线的实验工作，一个偶然事件引起了他的注意。当时，房间里一片漆黑，放电管是用黑纸严密包着的。他突然发现在不超过一米远的小桌上有一块亚铂氰化钡做成的荧光屏发出闪光。他很奇怪，就移远荧光屏继续试验。只见荧光屏的闪光，仍随放电过程的节拍断断续续出现。他取来各种不同的物品放在放电管和荧光屏之间,发现有的挡不住,有的起到一定的阻挡作用。伦琴意识到这可能是某种特殊的射线,它具有特别强的穿透力。于是,他立刻集中全部精力进行彻底的研究。他深深地沉浸在这一新奇现象的探究中,一连许多天把自己关在实验室里,达到了废寝忘食的地步。6个星期后,伦琴已经确认这是一种新的射线。当年底,他在公之于众时把这一新射线称为 X 射线[1]。对于伦琴来说,他当然没有料到在重复阴极射线实验时,会发现一种新的性质特殊的射线。在整个过程中,机遇之所以成为线索,主要得益于他几十年的实践所造就的敏锐观察力。

2. 准确判断 在科学发现与发明研究中,靠敏锐的观察力发现了线索,还需要有高度的判断能力,才能及时看出其潜在的可能性,判断这个线索的潜在价值,决定有无进行深入研究的必要,并知道如何把它推向下一步。遇到机遇时不能准确判断,这是许多生物医学科技工作者常常错过机遇的原因之一,诺贝尔生理学或医学奖史上也不止一次地出现过这种现象。中国医学科学院基础医学研究所的薛社普院士就曾亲身经历过一次。他当年在美国华盛顿的哈姆巴格实验室(Hamburger's Lab)留学,他的一个师兄比克尔(Elmer D. Bueker,1903~1996)在该实验室读博士。巴克的毕业论文首先提到有关神经生长因子方面的概念,他把肿瘤种植到了鸡胚中,促进鸡胚神经系统增长了两三倍。他虽认为这种现象很奇怪,但没有沿着观察到的线索深究其原因,从而错过了一次机遇。后来,哈姆巴格(Viktor Hamburger,1900~2001)的两个学生,美国的科恩(S. Cohen,1922~)和意大利的蒙塔尔西尼(R. Levi-Montalcini,1909~2012)在他的指导下证实并提纯出世界上第一个细胞因子——神经生长因子(nerve growth factor,NGF),三人于1986年共同获得诺贝尔生理学或医学奖。

3. 科学素养 在生物医学科学发现与发明研究中,对机遇的敏锐观察和准确判断能力来自研究者的科学素养。正如弗莱明所言:"一切新事物的发现都是偶然的:牛顿看见苹果从树上落下来,瓦特看见正在沸腾的水壶,伦琴发现一些雾状感光的底片。而这些人也都具备了足够的知识,能够由这些稀松平常的偶发事件中,发现新的事物"[2]。

其实,生物医学科技工作者的科学素养不仅限于本专业的微观领域,还需具有相关宏观领域的知识积累。生物医学是一个非常大的学科领域,几乎与每一个学科都有关系,在生物医学科学技术发现发明过程中,需要全方位、立体化、多视角研究生命和疾病的全过程。生物医学科技研究要从传统描述性的科学走向综合的分析表述性的科学,我们需要关注的并不仅是包括计算生物学、代谢组、蛋白组和高通量的筛选在内的系统生物学,也不仅是生物医学基础研究向临床应用的转化医学,而应扩展到所有学科之间的关系。国家杰出青年科学基金成立十周年纪念活动时有一个报告,题目是 NBIC,非常简单,就是英文字母的纳米科学、生物技术、信息技术和认知科学,生物医学已经高度重视这些学科的交叉渗透和融合,这是宏观文明和微观文明并进的一个突出特点。这些综合丰富的科学知识中蕴藏着生物医学科学技术研究方向确定、整合与凝练的若干机遇。

4. 自由眼光 1957年诺贝尔物理学奖获得者杨振宁在第22届国际科学史大会(北京)上的演讲中提出,孤持、距离、自由眼光是互相联系的特征,是所有科学、艺术与文学创造活动中一个必要因素。他认为,爱因斯坦凭借比一般人更自由的眼光抓住了时代的机遇,从而有机会改写物理学的进程。诺贝尔物理学奖和化学奖获奖项目中有许多与生物医学有着密切联系,提示我们眼光需要更宽广长远一些。长期以来,美国为代表的西方医学研究水平代表着人类征服疾病、改进健康的希望,但从另一个角度看,它也存在着缺陷,比如机械还原论成为限制医学发展的枷锁,研究方法存在的盲目性和局限性,生物学家主导研究,单一药物治疗疾病等。这就为我国在生物医学科技研究的某些领域领先起跑、成为未来的生物医学科技强国提供了宝贵的机遇,比如促使生物医学研究向临床转化,利用新的生物医学技术研究疾病的整体变化,鼓励新的研究思路和技术创新,加速新药的研发和临床应用。这种战略机遇和政策机遇为生物医学科技研究方向的选择、调整、整合,技术方法应用,提供了更加宽泛的视野、更加自由的眼光和更多潜在的机遇。

第四节 创 新

科学研究是一种创造性的精神生产活动,需要

〔1〕 郭奕玲,沈慧君. 诺贝尔物理学奖一百年. 上海:上海科学普及出版社,2002:37-38.
〔2〕 欧特劳诺斯基. 亚历山大·弗莱明:盘尼西林的发现者. 刘芳,译. 北京:外文出版社,1999:5.

富有精神的创造力。哲学家认为创新是一个民族的灵魂,创新也是学术发展的不竭动力。医学领域的创新精神和创新能力是医学发现和发明的思想源泉和动力。创新机制的完善为医学发现和发明提供机构保障。创新政策引导为医学发现和发明提供政治环境。创新需要满足的外部条件是:社会是否需要创新,社会能否为创新提供必要的物质条件,社会意识和文化环境能否与创新精神相协调。有了良好的外部环境,还需要培养科学家成为具有创新精神和创新能力的卓越人才。

(一)创造与创新

过去多提创造,现在多说创新。其实,创造与创新是两个具有内在联系而又不尽相同的概念。创造,是指首创前所未有的事物,是一种最终产生创造成品的活动或现象;创新,是对过去已存在的事物进行改进、扩展,并赋予新内容,《辞海》上没有这个词。从定义上看,创造侧重于"再创"。从层次上看,创造是最高层次,创新则低一个层次。

对于创造性和创新性的认识,心理学、教育学、哲学等不同的学科有不同的解释,至今尚无完全统一的认识,但基本上都把创造性与创新性等同认识,认为创造性或创新性是一种能力。有学者认为,创造性是指个体产生新颖的有社会价值的产品或对问题做出独特解答的能力。现代心理学的研究认为,创造性是几乎所有人都有的一种心理能力,也就是说,每一个正常人都具有创造性,区别仅在于程度不同。

创新是科学技术研究的生命,是一种艰苦探索的过程,是一种批判、质疑、求证的过程,是一种坚持独立见解的过程,是一种接受新事物、维护新观点的过程。求新的结果是创新,从时间过程上看,这个结果的到来有长有短,几月、几年,甚至几十年,这在科学技术史上屡见不鲜;从研究过程看,这个结果的到来,往往要经历曲折反复、失败、误解,直到最终成功;从评价过程看,外界的惊羡赞叹,讽刺挖苦,甚至排斥打击,不一而足;从接受过程看,人们对其从怀疑、反对、否定,到认可、接纳、借鉴、推广、改进、发展,一应俱全。

(二)医学创新的原动力

人类历史的发展证明,医学创新必须具备的条件之一,是动力因素,即驱动人们从事科学创新的力量。这种力量可以是政治的、经济的,也可以是精神的、心理的。不论哪一种,其原动力几乎都是人们对自然现象的好奇心、求知欲、兴趣和责任感等非功利化的因素。

1. 好奇心、求知欲、兴趣——心理层面的生物医学科学技术创新原动力

好奇心是人们对新奇事物积极探索的一种心理倾向,求知欲是人们积极探索求新知识的一种欲望,兴趣是人们积极认识某种事物或关心某种活动的心理倾向。从横的方面看,三者是互相促进、彼此强化的;从纵的方面看,三者是沿着好奇心-求知欲-兴趣方向发展的。人的兴趣的发展一般要经过有趣-乐趣-志趣等3个阶段。一个人的兴趣只有上升到了志趣阶段,他才会全身心地投入学习或工作中去。

科学家和医学家的成功经历虽各有特点,但都有一个共同点,那就是他们对生物医学强烈的好奇心、旺盛的求知欲和浓厚的兴趣,这正是他们产生奇思异想的土壤。在这些土壤里,科学家和医学家的心灵绝对自由,想象空间无限,随着兴趣层次从起初的有趣到乐趣,再到志趣的逐步提高,促使他们在丰富和掌握知识的同时,培养了全面细致的观察力,提高了敏锐而灵活的思考力,发展了丰富的想象力,推动科学家和医学家们在科学技术活动中孜孜不倦地探索,创新性地做出了贡献。

爱因斯坦曾说,科学的殿堂里有3种人,一种人是把科学作为谋生的职业,一种人是把科学作为智力的游戏,还有一种人把科学作为自己的"宗教",他们兢兢业业、废寝忘食地寻找科学现象背后的规律,发现自然的和谐,从中得到无穷的乐趣。科学家和医学家的成功经历告诉我们,他们几乎都是第三种类型的科学家和医学家。因此,可以说好奇心、求知欲和兴趣是科学家和医学家心理层面的科学技术创新原动力,它们对科学家和医学家的科学活动起着启动作用,在他们正在进行的科学活动中起着推动作用,在他们科学活动的创新性方面起着促动作用。

2. 责任感——精神层面的生物医学科学技术创新原动力

科学技术研究活动的过程,不仅是一组技术性的和理论性的操作活动的集合,而且也是全面体现和反映科学家与医学家责任感的过程。科学家和医学家不是自封的,它是一个人的责任感,特别是社会责任感充分表达和积累的结果;科学理论不是信手拈来的,在获取的过程中需要科学家和医学家的责任感为内驱力;科学技术研究活动过程比其他认知活动过程更需要精神力量的支持和维系,这种精神力量的基础和支点是科学家和医学家们的责任感。显而易见,责任感是科学家和医学家们精神层面的科学技术创新原动力。

一个人复杂的责任感系统可分为个人责任感和社会责任感两个方面或两种形式。从系统论角度看,社会责任感的层次结构可分为:家庭责任感,他人责任感,集体责任感,国家、民族责任感和人类责任感[1]。科学家和医学家具有无处不在的集体责任感、国家民族责任感和人类责任感。

在绝大多数情况下,科学家和医学家们的责任感是以他们的创新行为作为标志的。1933年诺贝尔生理学或医学奖获得者中摩尔根(T. H. Morgan, 1866~1945)筛选的"蝇室"(flyroom),1969年诺贝尔生理学或医学奖获得者德尔布吕布和卢里亚其同创造的"噬菌体研究组",1963年诺贝尔生理学或医学奖获得者埃克尔斯(J. C. Eccles,1903~1997)领导的神经细胞生理学研究集体等,都已成为具有良好集体责任感的优秀合作团体的代名词。诺贝尔生理学或医学奖获得者的创新无一不来自其高度的人类责任感。1989年诺贝尔生理学或医学奖获得者毕晓普(J. M. Bishop,1936~)说出了这些科学家和医学家的共同思考:"科学受到赞扬,但同时也受到害怕,不信任和蔑视。科学为未来提供希望,但同时也引起道义上的冲突和模糊不清的选择。前进的困难是很大的,但假如后退就会一无所有,所以困难再大也得往前走"[2]。

(三)医学创新性思维的特征与过程

1. 创新性思维的含义 创造心理活动的基本成果是创造力,创新性思维是创造力结构的核心。创新性思维是一种有创见的思维,是思维的高级形式。学者们对这一概念的理解至今仍不一致。有人认为,创新性思维有狭义,更狭义和广义之分,狭义的创新性思维,指在人类认识史上首次产生的前所未有的具有较大社会意义的高级思维活动;更为狭义的创新性思维,指创新性思维基本上等同于直觉、灵感和发散性思维,认为唯有这几种思维活动才具有创新性;广义的创新性思维,指对某一具体的思维主体而言,具有新颖独到意义的任何思维。

随着心理学研究的进展,更多地立足于广义的角度去研讨,甚至在表述时不再提广义、狭义之分,而只用广义的含义,即认为创新思维就是个人在已有理论知识和实践经验的基础上,以新颖独特的方法从某些事实上寻找新关系,提出新问题,找出新答案,造出新产品的思维过程。

2. 创新性思维的特征

(1)敏锐性:这是创新性思维的前提特征。在司空见惯的事物中发现未知的新东西,在已有知识经验的基础上对未知的新东西提出预见或假设,通过已知的现象揭示其未知的内在客观规律,根据人们生活需要设计制造原本没有的新产品,等等。凡是属于探索未知的活动都首先需要问题解决者提出问题,而问题产生于好奇和质疑,好奇和质疑需要通过敏锐的观察和敏捷的反应才能发现问题。这个过程中的思维特性,属于创新性思维的敏锐性。

(2)层次性:这是创新性思维的结构特征。在人的认识活动中,思维是一种高级的认识活动。在人的思维活动中,创新性思维是一种高级活动。在人的思维活动中,创新性思维是一种高级的活动形式。在创新性思维内部,其结构也存在层次性,且复杂多样,如生理结构、能力结构、形式结构等,每一种、每一层结构都影响和制约着创新性思维整体水平的高低。

(3)整合性:这是创新性思维的方法特征。创新性思维是问题解决者认识过程、情感过程和意志过程的结合,是问题解决者多种思维的结晶,因而,其潜能的挖掘和水平的发挥,就需要一种整合。这种整合是在对已有知识、经验、能力进行分析基础上的整合,是把创新性思维作为一个整体的整合,是通过交叉联系、辩证统一、分析组合、抽象概括以后的整合,是以不同的思维对相同或不同的内容进行的整合。

(4)灵活性:这是创新性思维的过程特征。创新性思维之所以能创新,就在于它的问题的可变性,求解的主动性,方式方法的不固定性,对象的转移性,概念的跳跃性,结构的变换性,经验的借鉴性,变化的迅速性,程序、途径的不恒定性,过程的动态性,结果的不确定性等。正是这些动态的、不断变通的具体表现,构成了富含创新意义的创新性思维的灵活性。

(5)求异性:也叫新颖独特性。这是创新性思维的实质所在。创新性思维的成果水平与问题解决者的年龄和角色有一定相关性。从成果水平衡量标准来看,成年人以独创性和新颖性为重要特征,青少年、儿童以问题解决者从未见过、听过或接触过的非模仿抄袭为主要特征,科学家等以独创性

〔1〕段志光. 大学生社会责任感研究中的理论问题探讨(下). 山西高等学校社会科学学报,2000,3(12):69.
〔2〕毕晓普. 如何获得诺贝尔奖. 程克雄,译. 北京:新华出版社,2004:198.

为重要特征,普通人以新颖性为重要特征。从创新性思维的全过程来看,求异性贯穿和体现在每一个环节,从问题的提出、方法的选择、对象的筛选到结论的给定等,只要有别于前人和常人,只要是新的发现、新的见解、新的突破,具有一定的首创性和开拓性,其思维特征就都属于创新性思维的求异性。

3. 创新性思维的过程 关于创新性思维过程的分析研究,20世纪初已有心理学家研究,自始至今,最有影响的理论当数华莱士(G. Wallas,1869~1937)1926年根据名人事业成功的步骤提出的4阶段理论:准备期、酝酿期、豁朗期、验证期。

(1)准备期:准备是解决问题的先决条件。准备期主要是熟悉问题,对欲解决的问题进行有意识的、较系统的准备,如收集必需的信息、掌握有关的知识和技术等。这种准备包括一般准备和特定准备。从问题的解决过程来看,有的准备期容易察觉,有的准备期不易察觉。

(2)酝酿期:在充分准备之后,经过苦心思索仍不得解决问题的要领而暂缓探讨、等待有价值思想的期间。这一时期如何渡过很有讲究。华莱士认为,在问题不得其解而暂时将其搁置起来的这段时间,干一些轻活,解一些简单的小题目,对问题解决是有好处的。酝酿期在解决问题中的作用可能是放松考虑、除去压力有助于排开无效设想,开朗的心境有益于活跃新的或有效的办法;也可能是问题解决者的潜意识仍在对已有信息进行重新组织加工,从而产生新思想。不同问题的酝酿期可能不同。简单问题不一定有这一时期。

(3)豁朗期(灵感期):在创造成功的过程中,这是最重要的阶段,也是一个激动人心的阶段。这一时期,由于某种机遇突然使新思想浮现,使百思不解的问题一下子迎刃而解。在前提上讲,酝酿期是基础;在必要条件上讲,客观上可能受益于某一重要信息的启发,主观上可能受益于问题解决者重压后的放松、急迫后的舒畅。从判断角度讲,豁朗期来临之前,问题解决者往往有一种预感。

(4)验证期:是对豁朗期产生的思想进行验证、修正或评价。这一时期,不仅要运用已有的信息,也要获取新的信息。任何新的思想,只有通过实验、实践或时间的检验,才能被完善、承认、确定、传播、表现或否定。从本质上看,验证期与准备期相一致,只不过准备期验证的是问题解决者头脑里已有的思想,验证期验证的是问题解决者的新思想。

(四)医学创新性思维的培养与运用

1. 医学创新性思维的培养

(1)努力丰富知识,占有足够信息,建立合理知识结构。学习是创造的前提,没有扎实的基础知识,就不可能进行创造。目前的一般共识是,东方学生的理论基础知识比较扎实,西方学生的创造性思维基础比较强。尽管如此,我国的研究生仍需努力扩大知识面,广泛占有信息,为培养创新性思维能力打下坚实的基础。

(2)善观察,敢质疑,学会发现和提出问题。科学独创,贵在质疑。要提出问题,就要学会善于发现问题。要发现问题,就要善观察,敢质疑。这就要求在课堂上要主动参与老师的教学,在实验中积极动手,在课外独立活动,在临床上认真实践,敢于发表自己的见解,培养自己的自主意识。

(3)积极地发展想象力,培养科学思维能力。以一定的科学理论和认真细致而深入的观察为基础的想象,是提出科学假说的酵母和前奏。创造性活动离不开想象,科学研究中的创新性思维必须借助于想象。丰富想象力有赖于发散思维的培养。发散思维是培养创新性思维的基础。发散思维与集中思维的有机结合是培养创新性思维的一种有效途径。

(4)注意集中思维热点,及时捕捉灵感。一个人的思维是经常在进行的,但思维的热点并不一定经常集中,这段时间可能在学习方面,那段时间可能在生活方面。思维热点集中,就有可能产生灵感。不是所有的创造都需要灵感,但灵感的确可以促进创造。心理学研究表明,灵感是创新性思维活跃的一种表现。在诺贝尔生理学或医学奖史上,不止一位科学家利用灵感进行了创造发明。

(5)注重个性品质和创造精神的培养。古今中外许多成功者的经验表明,能否创造性地开展活动,以及创新活动的成败,不仅取决于创新能力的大小,而且和创新者的个性品质密切相关。有突出成绩的创新者,都具有强烈的事业心、责任感、勇于探索、勇于创新、自强不息等优良个性品质。众多科学家的成功还表明,个人的创造开发程度取决于他的创造精神。这种精神既包括探索创新、奋斗拼搏,也包括无私奉献、为社会服务。只有具备了这些品质和精神,人的创造力才能充分发挥,才能在未来的事业中取得成功。

2. 医学创新性思维的运用

(1)研究选题:科学研究是从问题开始的,因此问题是科学研究的起点。生物医学科学技术研究也不例外。尽管在技术领域有许多未知的东西，但也不是任何一种都可以成为创新目标。因而，研究选题在科研工作中极具重要地位，有经验的人都认为选题成功，科研就成功了一半。那么，问题是怎样产生的？从创新思维角度来看，问题产生于怀疑。怀疑就是在医学科学技术研究中对传统的概念、学说、理论在新的条件下失去信任，对其重新进行审查、检查、探索的一种理论思维活动。可见，能否在选题环节充分体现创新性，是生物医学科学技术研究工作成败的关键。

在生物医学科学技术实践工作中经常会遇到各种实际问题，这些问题可能会引起我们对医学科学技术活动认识中的矛盾，如经验事实之间的矛盾、科学理论和经验事实的矛盾、理论与理论之间的矛盾、一个理论自身的逻辑矛盾、理论发展引起的矛盾、对新成果的需要和原有成果不能满足需要的矛盾。要注意观察并记录这些矛盾和临床资料。这些数据在当时看来可能并没有一定的规律性，但当积累到一定程度时，通过整理、归纳、分析就容易发现新问题。积累资料到归纳总结的这个过程其实就是一个运用发散思维和聚合思维的过程。同时，在遇到实际问题时，要大胆提出设想，特别是多次遇到某种现象，而现有知识又不能圆满解释，意味着有未知的规律、原理值得研究。这时就需要运用直觉思维不畏险阻，坚定自己的想法。如果经过长期的坚持仍得不到结果，这时候又需要发散思维，与不同学科、不同专业的研究人员互相结合，针对同一问题，从不同侧面去探索问题的本质和规律，进行学术思想上的交叉、互融，达到学术理论之间的碰撞、互补和衔接，从学术争论中激发灵感，启发思维，从而通过创新性思维的科学应用在已知与未知的联系中，发现、提出、选择、确定生物医学科学技术研究中有价值的选题。

（2）研究过程：生物医学科学技术研究过程在总体上是一个从抽象到具体的过程，要把一个浓缩为几十个字的抽象问题，分解为研究对象的选择、确定、分组，观察指标的选择、确定，研究方法的选择、应用，研究结果的收集、整理、评价等，有些还需要进行预实验。在这个过程中，首先需要进行的是关于研究的总体设计，这就需要运用发散思维和辩证思维，即需要既从多种设想出发、多方面寻求答案，又从总体上把握部分与整体的关系、定性与定量的关系、简单与复杂的关系、原型与模型的关系、经验与理论的关系、模仿与创新的关系等。在生物医学科学技术研究过程中，还需要运用概念、推理、归纳、分析等逻辑思维，更需要运用直觉、灵感、顿悟等非逻辑思维。生物医学科学技术研究过程又是一个不断地从具体到抽象的过程，生物医学科学技术研究的目的是要透过医学科学技术现象揭示生物医学的本质和规律，这就需要对在研究过程中搜集的客观事实材料和阶段性结果进行分析和抽象，也就是从感性的具体上升到抽象的规定，这又需要运用聚合思维、推理思维和决策思维，对研究过程中的各种信息进行概括，使之朝着一个方向集中，努力找出事物的共同点，形成一种答案、结论或规律。

（3）研究结果：根据思维探索答案的方向，可以把思维分为发散思维和聚合思维。发散思维和聚合思维是创新性思维的基本成分。发散思维，又称扩散思维、辐射思维或求异思维，是指在思维过程中，从多种设想出发，不按常规地寻找变异，使信息朝各种可能的方向辐散，多方面寻求答案，从而引出更多的新信息。其主要功能是求异，它并不局限于从一种途径或一种既定的结论去思考问题，而是尽量提出各种符合条件的答案。对问题的解决提出新假设时，起着重要的作用，在创新性活动中具有重要地位。聚合思维也叫集中思维、辐合思维或求同思维，是指思维过程中对信息进行抽象、概括，使之朝着一个方向集中、聚敛，从而找出事物的共同点，形成一种答案、结论或规律。聚合思维同发散思维一样，也是一种重要的创新性思维。其主要的功能就是求同，当问题存在一个正确的答案或一个最好的解决方案时，人们把已知的各种信息重新加以组织，找出那个答案或方案，从而有利于认识事物的本质和规律。

就创新性思维的全过程来说，创新性思维是一个聚合-发散-聚合……这样一种多次循环往复、螺旋式上升的过程。因而，只有发散思维与聚合思维的有机结合，才能显示出各自和综合的意义。诺贝尔生理学或医学奖史中的众多事实，都说明了发散思维和聚合思维各自在获奖者创新过程中的地位和作用。

（4）研究总结：这是生物医学科学技术研究创新的最后阶段，因为生物医学科学技术研究总结的一个十分重要的功能就是实现科技创新。对此，不少论著的作者和专利申请者并没有真正意识到这一点。实际上，许多情况下生物医学科学技术论著的写作并不是简单、原始地反映科学研究的实践。科学技术研究实践所得到的感性认识、第一手材料和原始数据等还只是一堆"矿石"，必须运用创新性思维进行分析、比较、综合、归纳、推理、总结等一系列"冶炼"过程,才能得到科技含量高的"纯金属"——科研成果。因而,在生物医学科学技术研究总结中,总体上是一个从具体到抽象的过程,需要运用的更多的是聚合思维、逻辑思维、推理思维和决策思维。但顿悟等非逻辑思维也往往发生在对研究成果的反复思考之中。仅得到了科研资料和数据,还难以写出高质量的论著,甚至写不出论著,只有通过创新思维过程,充分挖掘资料和数据中蕴含的科学内涵,才能实现突破。这也是为什么同样辛辛苦苦地做研究,研究者写出的科学技术论著水平却大相径庭的原因所在。

(段志光)

思　考　题

1. 科学发现和技术发明的本质。
2. 生物医学科学发现和技术发明中主观性思维与客观性思维的关系。
3. 生物医学思维的特点。
4. 生物医学科学发现与技术发明中的机遇。
5. DNA 双螺旋结构发现的启发。

延伸阅读书目

1. V·K·麦克尔赫尼. 沃森与 DNA:推动科学革命. 魏荣暄,译. 北京:科学出版社,2005.
2. 段志光. 医学创新的轨迹. 北京:中国协和医科大学出版社,2009.
3. 汤川秀树. 创造力与直觉:一个物理学家对于东西方的考察. 周林东,译. 石家庄:河北科学技术出版社,2000.
4. 哈罗德·瓦穆斯. 科学中的艺术与政治. 章俊,徐志东,焦俊芳,译. 北京:中国人民大学出版社,2013.
5. 卢嘉锡. 院士思维. 合肥:安徽教育出版社,1998.
6. James A. Marcum. An Introductory Philosophy of Medicine: Humanizing Modern Medicine. Berlin: Springer,1979.

第七章 临床决策

临床决策是有关临床中如何选择和确定正确、科学、有效的诊断和治疗的一门学问,已成为临床医学中的一个重要领域。以往的临床决策中单一的经验—描述思维路径已不能适应当代医学科学的发展需要,当今的临床决策问题涉及循证医学、医学信息学、临床流行病学、认知心理学、药物经济学、成本效益评估、生命质量评估、医学伦理学和医学法学等学科领域,使得临床决策变得复杂,需要多角度思考,引进综合的决策方法。

随着医学技术和卫生保健服务的飞速发展,无论是医务人员,还是患者以及患者家属都面临着日益增多的临床决策问题。医务人员、患者及其家属在选择各种不同风险程度和益处的诊断治疗、选择参与医疗保险计划等问题时,都涉及决策问题。因此,临床决策方面科学知识的研究和教学,可有利于医务人员、患者及其家属在临床活动中作出最佳选择。[1]

第一节 面临的问题和挑战

对疾病的诊断和治疗是临床工作中的核心任务,因此,临床决策并不是一个新的问题,它是伴随着医学的产生而产生,也伴随着医学的发展而发展。早期的临床决策涉及的内容基本上包括诊断、治疗,后来逐渐扩展到预后判断、误诊总结和诊治失误惩戒等方面。临床决策基本上是由医生独立完成,使用的思维路径基本上是单一的经验-描述方法,临床决策的外部受控因素很少,医生可自由地、独立地做出对患者更为有利的诊治方案,医患关系单纯,患者通常很相信医生的决断及为己尽其所能。

这种传统的临床决策路径已面临着许多问题的困扰,医生的独立决策权也已面临着挑战。

一、医学高新技术带来的问题

医疗技术和诊治仪器的发展使得临床医学发生了革命性的根本变化。从20世纪初的 X 线、心电图,到中期的电镜、内镜、示踪仪、超声诊断仪,再到 CT 扫描、正电子放射断层造影术(PET)、磁共振成像(MRI)等,疾病的诊断发生了革命性的变化。肾透析机、起搏器、器官移植、人工脏器、微创手术、介入治疗等的临床应用,给许多过去无法救治的疾病带来了新的希望。药物学和制药产业的发展不断为临床治疗提供新的药物品种。

一个正确的临床决策要求对一个患者的病情诊断要正确,医生所观察到的实质性变化必须在诊断程序的每个方面中有所体现,从采集病史,到做理化检查、实验室结果、病理诊断、拟行治疗方案等等。然而,这种高新诊疗技术手段的丰富和选择的多样化所伴随而来的是,正确的临床决策程序被严重违背和打乱,医生越来越依赖于医学高新技术和仪器,甚至仅仅从临床理化检查来做出的临床决策,尤其在我国,随着医疗越来越市场化,这种乱象越发严重。这必然产生这些后果:一是医生与患者所面临的选项花样众多,抉择更加困难;二是留给医生临床决策的空间变得更小;三是医疗费用的增长。

二、医疗费用上涨与临床决策质量提高不同步

由于医疗技术的日益现代化,使得诊治手段日益多样化、精细化,治疗成本明显提高,医疗费用较以前大幅度增加,并呈现出逐年增加的趋向。但是与医疗费用急剧失控性上涨形成一个明显反差的事实是,医疗质量并没有同比例的得以提高。这种成本与效益产生巨大反差的结果,使得人们对医生临床决策的正确率和质量提出了质疑,使得人们认识到日益现代化的医疗高新技术给医疗带来了并不是质量的同步提高。过分地依赖高新技术,医生应有的针对病史、体征获取信息的能力综合分析判断能力下降,进而致使医生的临床决策能力下降已经成为不争的事实。一项来自德国的 40 年来尸检

〔1〕 张大庆.临床决策:医学哲学引进的一个重要领域.医学与哲学,2004,12(25):17.

报告分析显示,高精尖诊断技术的进步,并没有提高临床和病理诊断的符合率,甚至有的误诊,恰恰是由于高技术检查结果误导所导致的。这个结论被写入教科书。于是,社会和医学界都发出了有关降低诊断治疗费用,提倡有效、适度的治疗,提高临床决策质量的呼声[1]。

三、临床诊疗不规范

虽然临床各学科在诊疗疾病中有了诊疗常规、临床诊疗指南及临床路径等规则,但临床诊疗不规范在全球范围内是普遍存在的,只是发生的程度不同而已。美国《慢性病》杂志发表了一个文献[2],收集总结了 400 多篇文章,描述了这个问题,即不同医生对同一临床问题做出相左的判断,或者同一个医生做出前后矛盾的判断,这种情况临床经常发生,发生率在 10%～50%之间。这种不规范治疗在我国更为严重[3],辽宁省抗癌协会 2005 年的一项抽样调查表明,该省癌症的规范化治疗率仅为 32.46%,其中 A 级医院不规范治疗为 53.21%,B 级医院不规范治疗为 66.49%,C 级医院不规范治疗高达 96.69%。在抽查的 1534 个常见癌种病例中,规范化治疗率最高的是乳腺癌,为 52.61%;膀胱癌的不规范治疗率最高,为 96.43%,其次是肠癌,为 71.79%;胃癌为 68.66%。正是由于缺乏规范化的治疗,我国的癌症患者 5 年生存率不足 25%,而一些国家则高达 68%;德国中晚期肝癌患者确诊后,平均一年生存率为 70%以上,两年生存率为 50%以上,而我国绝大多数中晚期肝癌患者从确诊到死亡,一般不超过半年。广州某大医院曾对 100 余名肝癌患者的死亡追踪,结果发现超过 40%的患者死于肝衰,而非死于真正意义上的肝癌。其他如糖尿病、心血管病、肝炎等疾病的诊治,也大体如此。

临床决策的科学化是提高临床诊疗质量的关键,是世界范围内临床医学面临的主要课题,更是我国临床医学迫在眉睫的任务。

第二节 医学决策学的微观层次——临床决策

20 世纪 70 年代末以来,随着医学技术的进步和卫生保健服务的发展,医学决策问题成为各方广为关注的问题之一。1979 年,一个国际性跨学科的"医学决策学会"(Society for Medical Decision Making,SMDM)在美国成立,SMDM 主要是通过为医学研究者、医疗服务的提供者、决策者,以及公众建立相互交流、相互讨论学习的学术平台,在促进医疗中的临床决策和政策制定等系统性方法进步的同时增进医疗效果。

SMDM 的主要研究领域有:有关患者服务的最佳策略和政策制定;患者、临床医生、政策制定者做出决策的方法;决策效果及其测量与评估;制定最优决策的必要信息来源;决策制定的伦理、法律问题;教育与改进的方法;制定和改善实际决策的方法。SMDM 出版了国际医学决策学会期刊医学决策杂志(Medical Decision Making),该杂志提供了一整套严格和系统的医学决策制定的方法。它运用决策分析的基本原理、经济价值、质量评估的依据,从理论和实践上展示了各种统计学的技术模型和方法法则。在国际上有广泛的影响。

与此同时,国外一些大学也相继开设了医学决策学方面的课程,如美国宾夕法尼亚大学从 1980 年开始就为三、四年级的医学生开设了《临床决策》课程,受到学生的欢迎[4]。荷兰莱顿大学医学中心建立了医学决策学系,主要从事临床决策的分析研究和教学,推动患者保健过程中决策方法的实际应用,其研究领域包括:①描述性决策分析,即决策行为的分析;②规范决策分析的方法学和应用,如问题陈述、效用评估、生命质量分析、费用分析;③应用临床决策分析,如临床医学和初级卫生保健政策与决策的支持,改进保健质量与效益[5]。医学决策作为一门学科的建制化过程此时已基本完成。

医学决策包括宏观决策和微观决策,涉及决策分析、多元分析、预测建模、临床流行病学、循证医学、认知心理学、医学社会学、社会医学、卫生经济学、药物经济学、医学信息学、医学伦理学、卫生法学等诸多学科。卫生发展战略、卫生资源分配等属于医学宏观决策问题,宏观决策是关涉医疗卫生服务和公共卫生政策等社会重大问题;临床决策则属

[1] David M. Eddy. Clinical Decision Making. Boston:Jones and Bartlett Publishers,1996:2.
[2] Feinstein A. A bibliography of publications on observer variability. J Chronic Dis,1985,38:619-632.
[3] 本刊编辑部. 为临床决策的科学化而努力. 医学与哲学(临床决策论坛版),2006,1(27):1.
[4] Cebul R D ,Beck L H. Teaching Clinical Decision Making. New York:Praeger Publishers,1985:4.
[5] http://www.psycho-oncology.net/mdmu.html,2004.11.24.

于医学决策的微观层次，长久以来，人们关注的大多是医学决策的宏观层次，而对微观层次的临床决策往往忽略。实际上，人们更多地面对的是日常工作中大量的临床决策问题。临床决策不仅涉及临床医生，而且也将患者与患者家属包括在内。医生通过在可行的选择中间进行比较，衡量它们可能产生的种种事实后果，临床决策能够提供一个框架，帮助医生权衡利弊。此外，临床决策因其强调患者在决策过程中的重要性而能增进医患之间的沟通。医生可以依据决策树来考虑患者自己的背景和经验，向患者仔细地解释目前的情况和治疗选择，然后询问患者的意见，双方共同选择对患者有利的行动。因此，临床决策既是针对个体病例的决策，也应是宏观决策的具体运用[1]。

临床决策研究的目的主要在于：①理解临床决策理论的原理并应用这个信息，以便更有效地评价住院医生对患者的管理；②开发诊断推理技术，促进与患者、家庭和其他医务人员的有效的信息交流；③不同决策方法包括模型认同、算法和假设推导方法的形成，将增进患者的保健，并有助于收集科学证据；④评价临床决策如何增强医患关系。"临床决策"作为"医学决策"的一个分支，在20世纪90年代得到迅速发展。从1990年起，《美国医学会杂志》(Journal of the American Medical Association，JAMA)连续五年连载刊登了医学家、卫生政策与管理高级顾问艾迪(David M. Eddy)探讨临床决策的系列文章。文章发表后受到医学界内外专家学者的广泛好评。哈斯廷斯中心(The Hastings Center)主任卡拉汉(Daniel Callahan)认为艾迪的文章为面临卫生保健危机的美国医学界提供富有洞见的、及时的思想资源。《临床伦理杂志》主编奎斯特(Norman Quist)也指出，临床决策将理论与实践结合起来，是患者利益与医学善行相统一的标志。

国内也在2000年以后开始关注临床决策问题，第一个将临床决策作为一个医学哲学问题加以深刻系统论述的文章是张大庆教授于2004年12月发表在《医学与哲学》的，2005年9月，《医学与哲学》创办了临床决策论坛版。自此，临床决策研究才在国内开始广泛地开展起来。研究内容主要涉及：临床决策的绩效评述，临床决策与政策环境，临床决策与舆论导向，如何看待临床决策的失误，患者经济情况的临床决策，医师法与临床决策，临床

组织决策；以及当前临床决策中一些普遍关心的热点问题的研究和讨论，如：支架的放置，肝移植手术适应证的权衡与选择，器官移植，合理应用抗生素的问题，缺血性脑卒中的管理问题，关于诊疗的最优化和个体化，比较诊疗学，治疗指南的评价等。

第三节　临床决策的四个维度

临床决策的影响因素已经变得更加复杂、综合，临床医生再也不能像以往自主不受限制地进行决策。临床决策的多样性，既有选择药物、处方的问题，也有是否实施外科手术、特殊检查的问题，还包括是否进行试验性治疗，是否撤除治疗的问题；临床决策目的的多重性，如因为什么决策？是为了节约费用还是为了避免法律诉讼？是为缓解疼痛、痛苦与恢复功能，还是为了避免残疾或早死？面对一个晚期癌症患者，应该采取何种治疗方案，依据什么来决定治疗方案。这些问题充分地揭示了临床决策的多维度特征。

一、临床决策的科学维度

毋庸置疑，医学科学知识和诊断技术是临床决策的基础。一般的临床决策基于这种假设，即医生或医疗小组可依据医学理论知识和临床经验判断诊断、治疗和预后的合理性。因此，是否能把握疾病的发病机制和病理生理学过程是临床决策正确与否的关键所在。对于复杂的临床问题，可求助于专家权威的经验和知识，也可通过实验研究来寻求支持。但是，医生在决策时，主要根据他们对"事实"的解释来建构有关某种特定疾病状态的论点。而他们收集和组合信息的方式的局限性将影响到决策的有效性。一个科学的临床决策，首先取决于医生对病情判断的正确，取决于临床医生对自己接诊的患者诊断正确。这就要求医生对接诊的患者有全面准确的了解，对所观察到的实质性的变化必须在诊断程序的每一个环节上有所体现。从病史的采集、理化检查的选择、实验室结果的评估、病理诊断与临床资料的比较，到拟行治疗方案的确定，不仅要周密细致，而且必须建立在合理的程序上。在这方面，合理的思维与诊治程序，或者用现在时髦的话来说，科学的诊疗路线图，对于保证诊断的正确性有重要的意义。

循证医学为临床医生的科学决策提供了另一

〔1〕　张大庆. 临床决策：医学哲学引进的一个重要领域. 医学与哲学，2004，12(25)：17-20.

条选择路径。由于我们实际上对与疾病的机制只是部分了解,疾病原理和药物疗效的实验室研究结果或许并不是临床实践的最好指南。循证医学通过结合医生的临床经验与最佳临床证据,对患者进行评价并按照这些评价做出临床决策。例如,癌症治疗的决策涉及患者和医生之间复杂的互动。通常对患者存在几种治疗选择,包括标准治疗、研究性治疗和支持保健方法。对癌症患者的医疗决策是比较独特的,因为癌症患者通常面临高死亡率,选择其中哪一种治疗方案,这关系到潜在的严重后果。在作出治疗选择时,患者必须权衡每种治疗选择所伴随的利弊。这个过程涉及对于从医务人员和其他来源获得的信息进行评价,并须在个人的医疗条件,个人价值、背景、个性特征等情境中考察。循证医学方法有助于癌症患者选择最佳治疗,使临床决策与个体患者的价值协调一致[1]。将数学模型应用于临床决策,以对策论和概率论为基础,对临床问题作数量化的处理,可以提高决策的科学性。如近年来有学者应用马尔可夫模型进行疾病筛查、临床干预措施的决策分析和药物经济学评价,辅助医生提高诊断质量、选择合理的临床治疗方案,评价疾病预后等,引起了医学界的广泛关注。有学者指出马尔可夫模型可以取代决策树方法,作为标准的决策分析模型,因为它简明、计算上易于操作,用它来描述临床问题较少失真[2]。

二、临床决策的伦理法律维度

20 世纪 60 年代以后,医学高技术带来的临床伦理和法律难题日渐突出。例如,在生殖技术、器官移植等医学高技术的临床应用方面,如何确保技术应用的正当性,精子、卵子和器官来源及是否存在商业化等,是临床决策中不能回避的问题。生命维持技术的应用,使得医生必须重新评估死亡标准和患者的生命质量,而对于那些要求安乐死的患者如何做出适当的决策,还要顾及伦理法律的屏障及患者和家属的意愿,这些也是困扰医生的难题。

与其他自然科学研究不同的是,医学研究的最终成效都须经过临床人体试验的证实。即便是在试验后,无论是新药物,还是新的诊断治疗技术的临床应用都需要医生审慎、切实地以患者的利益为首要考虑,风险评估应视为实施前的常规手段。现

在包括我国在内的许多国家都立法规定患者对临床决策的知情同意,即便是对那些本人没有决策能力的患者,如精神患者、儿童等,医生也应寻求由其代理人的知情同意,前述的临床人体试验和实验性治疗等也都在履行知情同意范围之内。

三、临床决策的心理学维度

医学决策需要收集和综合大量复杂信息。然而,人脑的信息处理能力有限。即使这一任务被有选择地执行,某种程度的不确定性仍然伴随大多数医疗决策。只有小量假设(不多于 7 个)能被随时评估。处理复杂的、随机的决策,人们依靠的是思维中的心理学捷径,即直观推断(heuristics)。直观推断一般是有用的、使复杂决策简化。但是,有些直观推断是不准确的,可导致偏差估计和决策。意识到并理解这些人类信息处理的错误可帮助医生认识和避免之,使患者的诊断和管理得到改进。医生的不良心理状况也会影响诊治的判断和决策,甚至导致医疗差错和医疗纠纷。

另外,现代医学已经充分认识到,人的健康和疾病不仅仅与生物学因素有关,而且与心理因素关系密切。心理因素影响健康状况,也会导致疾病发生,患有生物性疾病的患者也会产生心理反应而影响疾病的发展和转归,许多心脑血管疾病、消化系统疾病、肿瘤等慢性疾病是生物与心理双重因素致病已被学术界广泛认可,单纯的精神心理性病症现已成为影响人类健康的主要杀手,临床决策中加以心理因素的考量,正确诊治疾病不可或缺的内容。

四、临床决策的经济学维度

费用-效益分析(cost-benefit analysis)是临床决策的重要因素之一。费用—效益分析通过定量研究的方法,对各种备选方案的费用、风险和效益进行比较。这种决策方法在卫生保健领域具有广泛的应用价值,不仅可用于卫生政策方法,也可用于患者个体和患者群体的评估。在临床决策中引入费用-效益分析方法,有助于补救目前医生在临床决策中很少考虑费用因素的不足。

另外,在有限的社会和个人资源及健康保险限制的条件下,费用开支和临床决策有更大的关联。有限的资源不应浪费。例如,当筛查一种发病率很

〔1〕 Meropol N J,Joanne Bazaglo,Melissa Klein Cabral,et al. Decision making and communication regarding cancer treatment and prevention.

〔2〕 Beck J R,Pauker S G. The Markov process in medical prognosis. Med. Decis. Making,1983,3(4):419-458.

低(如卵巢癌)的疾病时,追查那些实际上是假阳性的阳性结果的费用可能超过对真正有病患者的检查和治疗费用。从社会的角度看,误工损失的时间(患者和家属)和现金支出(例如家庭成员的车费,有时还有食宿费)也必须予以考虑。最后,患者经治疗康复后会发生其他疾病(医源性或自然发生),其治疗费用也可能是可观的。例如,一位年轻人治好了淋巴瘤以后,过几年可能患白血病或冠心病。

第四节 临床决策模式

回顾临床决策的历史,决策模式大致可分为 3 种类型,即家长式决策(parentalism decision making)、知情决策(informed decision making)和共享决策(shared decision making)。

一、家长式决策

家长式决策是指建立在传统医学模式基础上,医生受患者信托,在医疗活动中完全代理患者进行决策。这种决策模式基于医生与患者之间知识的不对等状况,主观上假设患者所患疾病只是躯体结构上异常、生理功能上障碍的客观存在,医生在医疗活动中可自主地对患者的诊疗进行决策,患者并不参与决策,患者只不过是呈现疾病模型的载体。在我国,医生这一职业自古以来被人们所尊敬,"医者父母心"、"医乃仁术"等深入人心,患者和家属对医生大都信任无疑,医患关系就如同家长和子女的关系。故以经验医学为基础的临床决策在很大程度上属于家长式决策,医生的临床经验对决策起主导作用。例如:在对纤维囊性乳腺病是采取手术全切乳房还是药物治疗结合随访的决策时,相当多患者的乳房因为医生的一句"可能会癌变"就被切除了,而事实上其癌变几率不到 2%,这种现象目前仍然存在[1]。

二、知情决策

患者从医生和其他医务人员和非医务人员获取有关信息,进行有或没有独立的价值判断的过程。20 世纪 70 年代以后,随着患者权利运动的发展,患者要求参与更多医疗活动,甚至认为自己作为患病的主体应比医生具有更多的决定权。在医患双方不充分信任的情况下,医生将所有的可能性选择都告诉患者,让患者自己全权决策。这种决策过程表面上看起来是尊重了患者的权利,但实际上是医生放弃了自己的责任。

知情决策是指基于目前患者法律意识不断增强的情况下,患者主动从医生和其他医务人员和非医务人员等不同渠道获取相关信息,医生将所有的可能性选择都告诉患者,让患者自己全权决策的过程。20 世纪 70 年代以后,随着患者权利运动的发展,患者要求参与更多医疗活动,甚至认为自己作为患病的主体应比医生具有更多的决定权。我国医疗卫生事业的发展一度定位于市场经济的框架内,医患关系甚至被认为是消费者与被消费者的关系。在这一理念下,社会和法律界将患者这一"消费者"定位于"弱势群体"加以"保护"。由此,医患之间的矛盾和冲突时有发生,医患出现信任危机。在医患双方不充分信任的情况下,医生将所有的可能性选择都告诉患者,让患者自己全权决策。这种决策过程表面上看起来是尊重了患者的权利,但实际上是医生放弃了自己的责任。

而患者也认为自己作为患病的主体,有权拒绝无论从临床实践还是临床研究证据都表明对其病情能达到最好疗效的治疗方案。其实,患者在医疗知识的掌握和判断上,还达不到完全自我决策,自我决策会产生不良后果。例如:某女,28 岁,本科,未婚,确诊右乳癌(I 期),医生向其及家属说明最佳手术方案为保乳术,同时说明保乳术与改良根治术的各自优缺点。如保乳术局部复发率较改良根治术可能增加 4%~8%,术后需行全乳放疗,但总有效生存率没有差异,且保乳术可明显提高家庭社会生活质量、减少术后并发症,治疗总费用也基本相同。结果患者家属等人以"是癌就得切乳房"、"医生拿你做实验"等观念拒绝保乳,可术后半月患者要求做乳房成型术。其实类似现象屡见不鲜,尤其是近几年还在不断增多。

三、共享决策

共享决策是临床决策的一种方法,其要点是使患者参与决策过程,提供患者有关可选择的必要的信息,使患者的选择和价值更好地结合入医疗方案。其中患者应该①理解疾病和预防措施的风险和严重性;②理解防治措施的风险、益处、替代方案和不确定性;③权衡了价值和利弊;④平等、愉快。这种决策方法是一个过程而不仅是一个事件,它作为相扶持的医患关系的一部分和治疗同盟情况下

〔1〕 张超杰,唐利立,苑着.当前临床决策的问题及对策.医学与哲学.2005,26(10):3-5.

的对话的一部分而发生。

共享决策代表了临床互动的合作类型，医生与患者都发挥重要作用。具有医学专长和情感支持的临床医生能帮助患者考虑各类与患者的目的相符的医疗选择。患者提供有关他或她的生活经历、社会关系、资源、选择、价值和希望等方面的信息，这些信息也会有助于做出最佳的决策。临床医生与患者一起协同工作以决定双方最适当的可接受的医疗方案，然后制定执行策略。共享决策模式能被广泛地应用于各种不同的医疗决策，尤其是在多种选择存在的时候，以及患者选择是关键的时候，共享决策模式更为优越。例如，对于像 PSA（前列腺特殊抗原，一种检测前列腺癌的血液试验）癌症检测试验，测试的效果是有争议的，临床指南推荐临床医生向患者介绍阳性和阴性结果，与患者讨论是否进行检测。

共享决策强调忠诚的重要性。因为实际遵循哪一种治疗和保健方案，最终取决于患者。共享决策考虑患者的生活方式和患者看重哪些事情，这将使执行计划更有可能。例如，如果患者不愿意每日服药 3 次，并且有每天一次的替代选择存在，那么让患者知道这一点并从而制定计划，将是十分有用的。另一方面，每日 1 次的选择比每日服 3 次的药贵上 10 倍，低收入患者可能就不会选择更贵的药品。与患者讨论当前面临的实际问题并充分考虑各种不同的选择，能够最大限度地优化计划的结构，最后患者服下的药既是有效的、又是符合他需要的。公开地征求患者的同意，这将提供一个机会，让患者不再只是唯唯诺诺的角色，假如计划不能为患者所接受，医患双方也有了协商的可能。

患者应当被允许尽可能多地参与临床决策过程，但医生也必须对患者是否具有正确的决策能力做出判断。判断患者决策能力的基本要素包括：患者是否理解基本的医疗情况？患者是否理解要求他所做的决定的性质？这种理解包括患者是否知道所做决定的真正含义、他所做出的选择的益处与风险如何、以及是否存在其他的替代方法等。另外，有哪些社会问题可能影响到患者真实的观点和要求，如经济问题，家庭问题等因素的影响。如果存在这些不确定问题，那就要考虑咨询家庭成员、社会服务人员和伦理工作者。根据决策的两个主

体的所起作用不同，又分为强式互动与弱势互动。强式互动主要是要求医患两者要摒弃市场经济理念的干扰，建立充分的信任机制，真正达到互动合作。弱势互动则主要反映了医生对患者权益关注不够，或者是患者及家属素养过低，致使医生需考虑自身行医安全而处于被动地位，结果有可能导致"防御性医疗"。

第五节　临床决策研究的热点问题

以国际医学决策学会（Society of Medical Decision Making）发起研究和讨论有关涉及技术、服务、人文等相关医学决策问题，近十年比较集中的热点问题主要包括以下 6 个方面：健康经济学与成本效益分析，临床方法学研究进展，医患双方的临床决策选择，公共卫生服务研究和诊疗策略的关系，临床策略与治疗指南，高新技术与适宜技术等。通过学者们研究和讨论，已制定出了相关的方针政策，并在临床工作中起到了指导作用。

一、健康经济学与成本效益

近十年来，医学决策网（Medical Decision Making）研究讨论最多的话题是健康经济学与成本效益的关系问题。

健康经济学（Health Economics）是对生活质量的研究，对时间经济学的研究，又称健康与疾病的经济学（Economics of Health and Disease）。它把新古典经济学应用于卫生保健部门而发展起来的，并以其在资源配置的选择方面不可比拟的优势，为一些国家制定相关公共卫生政策提供了科学的理论支持[1]。健康经济学具有双重学科性质：作为医疗政策健康保健研究的投入要素的经济学和作为研究健康行为医疗保健的经济学。1963 年 Kenneth Arrow 发表的经典论文《不确定性和福利经济学》标志健康经济学确立[2]，在以后的 50 多年的时间，各个国家在制定卫生政策的时候，以健康经济学为基础，探索更光明的方向。研究者和制定者也提出和发现了两个被忽略的却十分重要问题：一是健康保健技术的不确定性；二是个体偏好的异质性。这是两个同样值得健康经济学家努力的方向。

〔1〕徐倩,谢勇,戴维周.基于健康经济学视角的中国医疗保障水平分析.财经研究,2003,29(12):45-49.
〔2〕Kenneth J Arrow. Uncertainty and the welfare economics of medical care. American Economic Review, 1963,53(5):941-973.

在 2004 年的国际医学决策学会年会上,将健康经济学问题在为会议讨论的主题,对卫生保健中存在的医疗资源包括人力物力的浪费和人类健康对社会的影响提出讨论。会上,Kaan Tunceli 博士特别提出对糖尿病发病的预防干预,从社会学的角度看可以对经济、社会产生影响,减少不必要的人类资源的浪费,提高患者生活质量,合理配置社会资源。这项研究提供的部分证据表明,糖尿病的负面影响会使人们的工作时限缩短,难以保证工作效率,造成社会资源的损失。虽然糖尿病患者没有减少工作时间,但确定损失的相对工作天数增加。糖尿病不仅影响就业,而且也使患者的劳动能力受到影响,对社会及雇主产生了负面的作用。

成本效益分析(Cost Effectiveness Analysis,CEA)是一种经济评估类型,主要是检测和评估可选择的临床干预策略的成本和健康结果[1]。通过 CEA 的比较,对健康结果进行测量,得到干预策略的效益及其成本。CEA 的结果以"成本效益比"表示,是对每个健康结果在生存年限中成本的评估。CEA 通常有两种应用:对常见的健康结果的替代方案进行比较和评估现有方案扩大治疗的后果。

通过对成本效益分析概念的应用,Wilbert B 博士在两个非小细胞肺癌的姑息性放射治疗的时间比较中,发现较长的时间治疗能更好地保证患者的生存[2],并初步估计了终生应用放射治疗的成本和有质量的生存年数。结果在预期放射治疗时间(36%)可使患者寿命增加,由于部分治疗费用与健康状况恶化有关,因此导致了非放射治疗费用(19%)小于按比例增加的放疗费用,包括患者一生中的额外费用,因此导致成本较高,但经成本效益分析,最终这种总体的费用是可以接受的。因此对疾病的治疗,通过成本效益的分析后,可整体了解治疗的可行性,从另一种角度诠释这种治疗方法的优越性。而另外一种具有代表性的讨论议题就是对某种药物选择的效价评估,2005 年 Dubinsky 等[3]报道了关于克罗恩病患者在应用硫唑嘌呤或 6-巯基嘌呤治疗时,充分考虑了一种替代策略的成本效益分析,指出增加社区医疗的替代战略,可提高对照组的预期结果,并减少长期应用类固醇治疗

的克罗恩病患者医疗费用总额,而更多更持续的初步治疗对治疗效果是有利的。

因此,在对成本效益与健康经济讨论后,学术界应用此方法在疾病的诊治方面进行评估。事实证明,成本效益分析正是在健康经济学产生之后来辅助健康经济学发展的工具,是患者所要追求的最佳治疗,对医疗手段对疾病治疗的最佳结果,即使用最低的费用保证患者的健康。目前的大多患者在疾病的治疗过程中属弱势,微薄的医疗保险,难以支付高额的诊治费用,因此,医生在制定疾病治疗决策时,要充分考虑治疗成本效益,既要看到近期治愈的费用,又要考虑患者长期随诊的支出情况,做到有的放矢,重视患者一生所发生的事件,一切以患者利益为重。

二、临床方法学研究进展

临床科学研究方法主要分为原始研究和二次研究,原始研究又分为观察性研究和实验性研究。观察性研究又被分为描述性研究与分析性研究,其主要特点是研究对象的各种特征是客观存在的,研究者不能随机分配研究因素。观察性研究是依靠全面、客观的描述或精心设计的方案对人群特征进行分析、比较、归纳、判断,以揭示事物之间的联系。观察法较易实施且不存在医学伦理学问题,但研究存在多种偏倚,影响研究结果的真实性。实验性研究是将人群随机分为实验组(如给予新药)和对照组(如安慰剂)。由研究者随机分配研究对象的暴露因素,故研究结论可靠,可论证因果关系假说。

临床科学研究的方法学是临床试验研究在临床诊治中应用的依据,包括资源区域配置、提供政策性的资源分配。2004 年、2005 年、2006 年国际医学决策学会均提出了临床决策方法学的进展问题;2006 年针对方法学的进展,具体提出了方法学进展与应用;2007 年提出了方法进展的定量研究。这种方法学研究主要是针对临床中出现的各种待解决诊疗问题,应该在研究之前,提供一种适合本研究的方法,只有提供正确的方法,才能保证在以后的临床试验研究中按正确的预知方向发展,提高研究和分析的效率,使研究更具合理性。

〔1〕 Henry M L,Patrick J M. Cost-Effectiveness Analysis. 2th ed. London:SAGE Publications Inc,2000:1.

〔2〕 Wilbert B,Van den Hout,Van Houwelingen J C,et al. Extrapolating Utility And Cost Data In Terminally Ill Patients:A Pragmatic Modeling Approach[EB/OL]. 2004. 10. 19

〔3〕 Marla C D,Eileen R,Joshua O,et al. A Cost-Effectiveness Analysis of Alternative Disease Management Strategies in Patients with Crohn's Disease Treated with Azathioprine or 6-Mercaptopurine. The American Journal of Gastroenterology,2005,100:2239-2247.

2004 年临床决策学会年会上,Joseph A Johnston 博士为了探索某种疾病的控制方法,利用与传统相比较的方法,对患者变量加以调整,结果顺利得到回归模型,并准确地评估治疗效果,使这种研究方法的优越性得以实现。

2005 年,MENG 博士[1]针对 59 个组织器官采购的汇总,调查了美国器官移植和分配区域,制定分配规则,分析重点地区,在此基础上评估目前器官移植的区域配置的效率是否优化,即最大限度地满足器官移植需要数量和减少相对的浪费。研究者提出了一个分析的方法,即:生产组织法,以求可利用器官在所有可能的区域配置得以全面优化。因此,研究者们已经提出了一个解决的方法,提出足够的规模和复杂性模型来解决,并增加了额外的数据参数,以提高临床诊治效率。因此对这种方法的选择,研究者通过分析表明,通过区域重组,有效的器官分配可能会使患者受益,更重要的是,这个分析框架的应用程序允许对现实建模的复杂性进行评估和模型优化。

相关的研究进展层出不穷,不管是临床医生还是基础研究工作者,利用有效的实验方法,开发出有利于人类健康的多种药物或诊断治疗手段,为人类的健康做出了突出的贡献。从当初青霉素的发现和发明到如今的基因治疗的不依赖载体的外源基因导入途径,随着导入效率和耐受性研究的开展,电穿孔和基因枪等直接导入方法将应用于基因治疗中[2]。相信随着研究方法的不断提出和改进,无论是抗生素的发明还是基因治疗的发展将会越来越快,基因治疗在恶性肿瘤、癌症、心血管疾病和遗传性疾病的治疗中将扮演更为重要的角色。所以,提醒研究者正确认识方法学的技巧,制定有益的科学研究,必将为人类造福。

但是,对于基础研究如何转化为临床实用技术仍是值得关注的问题,在医学技术和医药的基础研究与临床技术和医药应用之间,存在不同的两种结果,基础研究只是一种既定的结果,而临床应用是要把这种技术应用到对患者的治疗当中,进而实现患者的受益,存在一种应用价值的结果。研究者通过转化医学或者转化医药的方法,将两种看似不同的领域相互结合,准确地说是将基础的研究快速转化为临床可用的技术和应用药物,为临床患者服务。技术的实用性,就是要明确这种基础研究在临床应用中的可行性、患者受益程度、医生可操控程度等。医学在所有科学中是较为特殊的学科,它是与患者生命息息相关的,所以要重视临床研究方法,对人类有益,同时要为人类健康负责。在科技发展的今天,不断地出现各种新的技术,新的药物等的基础研究成果,由于经济利益的驱使,在没有完成足够时长的临床试验,就应用于患者的治疗,结果造成预后的各种技术或者药物使用的不良反应。例如,中药注射剂的大分子毒性作用。实际上,已有许多学者认为对中药注射剂毒性控制质量标准制定偏低[3],分析不彻底,同时由于方法学的制约,到目前仍未见切实可行的技术策略。而《中国药典》一部增加了《中药注射剂安全性检查法应用指导原则》,基本属于"事后"检查,没有与物质基础建立直接联系,对提高中药注射剂的安全性的指导意义有限,对生产环节也缺乏直接的技术指导[4]。这就说明基础研究在向临床转化的过程中,药物特性和对人体的损伤性未充分通过试验证实就应用于临床,必将产生严重后果,因此重视临床方法学的研究,提高技术与药物的有效性的同时,还要关注减少或者杜绝其后期的伤害和毒性作用,为临床医学的发展、为患者健康提供强有力保证。

三、医患双方的临床决策选择

在制定临床诊治决策时,由于患者对待医学往往是外行,医生占据主导地位。但是,重视患者及其家属在临床决策中的地位和作用,患者的参与往往能使医生有多方面的选择余地,从而制定出更加合理的决策[5]。同时,医患双方的共同参与临床决策的选择对患者的依从性与治疗效果有一定的促进作用,这种方式的选择是以一种医患互相信任为基础的,要有一种主动性的心理,帮助医患双方完成共同参与,制定最佳诊治方案。

遵守医患双方共同参与诊治的原则,重视患者

〔1〕 Roos A K,Eriksson F,Walters D C,et al. Optimization of Skin elec troporation in mice to increase tolerability of DNA vaccine delivery to patients. Mol Ther,2009,17(9):1637-1642.

〔2〕 Uchida M,Li X W,Mertens P,et al. Transfection by particle bombardment:delivery of plasmid DNA into mammalian cells using gene gun. Biochim Biophys Acta,2009,1790(8):754-764.

〔3〕 魏晶,王瑜歆,潘卫三,等. 中药注射剂不良反应与质量标准完善. 中国新药杂志, 2010, 19(6):464-467,453.

〔4〕 段为钢,李奇峰,柯瑾. 中药注射剂有效性及"毒性"的物质基础分析. 医学与哲学:临床决策论坛版,2011,32(8):56.

〔5〕 钱宗明,朱宁. 临床决策中患者及其家属的地位与作用. 医学与哲学:临床决策论坛版,2011,32(3):3-5.

诊治的选择，一直以来都受到众多学者的探讨和重视。2007年国际医学决策学会第29届年会对就诊患者寻求医疗帮助的意愿和患者家属的诊治选择提出了较深刻的分析探讨，对于患者及其家属的要求，综合临床医生的诊治经验，选择临床决策，医患双方共同来完成疾病的诊治。会上西蒙提到，在基层医院，对抑郁症患者进行临床观察，并希望患者参与到临床的治疗过程中，这样患者可能会对治疗提高信心，坚持治疗，增加患者依从性。在通过提高患者参与决策的具体途径，可以促进改善临床结果。研究结果揭示了作为以提高坚持治疗和临床结果为关键因素，提出患者及其家属参与决策制定的意义。抑郁症的治疗应强调质量，改进战略，即患者及其家属的参与。

但是，在随后 Annals of Behavioral Medicine 杂志上由 Austin[1] 发表的一篇文章认为，过多地给予患者决策权力，似乎在某种疾病的诊治当中会产生负面影响。研究者选取了189名高血压患者，进行分组治疗。结果显示，以患者为中心意愿，以患者偏好采取药物治疗的疗效不佳。

因此，针对出现的争论，会后众多医生也提出了大多数人都感到困惑的关键问题：如何平衡医患双方的医疗行为选择。研究者提出，在某种疾病的治疗当中，包括高血压、高血脂等慢性病的患者，过多强调以患者及家属为中心的角色定位，可能会对疾病的治疗不利。这样就提出了相对的2种观点，其中之一就是完全支持患者参与决策的观点，此种观点的支持者强调，医生在疾病的诊治过程中，认真聆听患者的诊治需求，结合具体症状指征，为患者的治疗提供最佳计划；而另一种观点，在接受患者参与决策的观点下，要分清具体疾病的具体情况，不能一概而论，应具体问题具体分析。如上述提到的慢性病治疗，就是要采取一种以医生为主体，患者意愿为辅助的对策，或者是完全听取医生意见，坚持疾病治疗的过程，这样对患者的治疗有很大意义。另外，要真正做到患者参与决策，就必须使者做到真正全面的知情，这是做到正确决策的必备条件。

四、公共卫生服务研究和诊疗策略的关系

国际医学决策学会在分析临床实践诊治策略与治疗指南的关系的同时，又十分重视公共卫生服务的研究。在2004年年会上提出了公共卫生服务研究的方法和应用；在2005年和2008年的年会上又将公共卫生服务研究和诊疗策略作为讨论议题。

要使公共卫生服务更加趋于合理化，广泛服务于广大的患者，医学决策学会提出在全球范围内，关注公共卫生服务，重视医疗方式方法，合理利用卫生资源，重视决策的制定与应用。2004年国际医学决策学会年会将公共卫生服务及在临床中的各项检验研究方法作为本次会议的主题，期间有许多学者认为在今后的临床诊断和治疗的过程中，对公共卫生服务应更加重视，提高诊疗方式方法的有效性，普遍围绕"成本效益"的理念进行讨论，而在2005年年会上，继续了上一次的议题，进一步深入探讨公共卫生服务，评价临床治疗的效价比的影响。

在2004年的国际医学决策学会上，根据会议主题"公共卫生服务研究的方法和应用"，与会专家学者就自己在本研究领域的体会，提出相应的个人观点。Donatus博士通过制定决策模型概率来计算成本和效益，目的是重视公共卫生服务，寻找节约医疗成本的应用方法的有效性。结果在考虑成本和效益的同时，对患者进行疾病管理，合理利用成本效益分析，大大缩减了诊治成本。因此，通过有组织的干预和选择公共卫生服务研究方法，有效延长患者生命的同时，也减少了社会各个组织部门、社区和个人的医疗成本支出[2]。

而在2005年的年会上，提出了提高公共卫生服务的具体措施，其中重点就是要通过对个体差异性的评估，对患者进行针对性的监督，促进患者健康行为。Leslie博士使用纵向的临床数据评估公共卫生服务利用率和患者生活质量，评估结果受到各种治疗方法和医疗决策的影响，主要对患者的健康护理负责。研究者主要针对前列腺癌患者进行为期10年的健康保健利用率和疾病风险控制费用评估，以确定疾病负担相同风险及费用时随时间改变情况。结果PSA检测和新的治疗方法的使用导致早期诊断和早期治疗具有更积极的作用，研究表明，以前列腺癌的诊治为例，提高公共卫生健康服务的利用率对逐步提高资源的使用和节约患者医疗费用有一定的促进作用。2008年Margaret Brandeau博士就公共卫生服务研究提出了相应的方针政策要求，他认为关于死亡率和费用问题应提高报告方面的质量，

〔1〕 Austin S B, Jamie A. Preferences for a patient-centered role orientation：association with patient-information-seeking Behavior and clinical markers of health. Annals of Behavioral Medicine，2008，35(1)：1532-4796.

〔2〕 Winslow C E. The untilled fields of public health. Science，1920，51(1306)：23-33.

建议形成一套标准的最规范的报告模式。例如,应合理地模拟设计相应场景并与实际情况进行对比,提出选择相应处理措施的详细理由。鉴于许多公共卫生疾病的性质极不明朗,提倡重叠式地制定报告,其中包括相关决策者和利益相关者向患者提供的早期干预措施。因此提出的指导方针旨在增加提高战略、战术和运营方面的准备工作的规划和响应公共卫生服务研究的适用性和可解释性。

针对公共卫生服务研究和临床诊治策略关系的研究,在《柳叶刀杂志》上发表的一篇文章指出,对于结核病和艾滋病这样的公共卫生疾病的问题,要及早进行优先选择,实施预防性措施和治疗方法,杜绝疾病的恶性传播。如果遇到潜在的患者排斥,一种相关的干预策略提供了最佳的诊治效价比。根据医学决策学会提出的对疾病的诊治要以预防为主,重视公共卫生服务的策略提出最佳决策,并能够最先提出艾滋病毒/艾滋病的预防设置,减少疾病发生后的针对性治疗费用[1]。而另外一种具有代表性的讨论议题就是对某种药物如何选择应用的评估,2005 年 Dubinsky 等[2]报道了关于克罗恩病患者在应用硫唑嘌呤或 6-巯基嘌呤治疗时,要充分考虑一种替代策略,在保证疾病及时诊治的同时,降低患者诊治成本,指出增加公共卫生服务中的社区医疗的替代战略,可提高患者的预期诊治结果,并减少长期应用类固醇治疗的克罗恩病患者医疗费用总额,而更多更持续的治疗对治疗效果是有利的。也进一步明确了在公共卫生服务中,重视社区医疗的主导作用及重要性。

人类社会在进入 21 世纪的今天,社区医疗在处理公共卫生事件中起到更加举足轻重的作用。2011 年 Paul 博士指出[3],通过综合的沟通、科学的决策、健康服务,建议在公共卫生保健的应用过程中,根据疾病来源、处理问题和形式,重视社区医疗卫生方式方法,解决在公共卫生保健中存在的不确定性问题。

临床决策学会的这种有针对性的决策议题制定,吸引了临床医生的参与,使他们对以上议题更加重视,及时地提出自己在临床实践中的经验和体会。这更加迎合卫生资源合理使用的要求,解决卫生资源浪费的问题[4]。但是,公共卫生服务的全球发展的不平衡性,也为临床工作及医疗卫生方针的制定者提出了较为严峻的挑战,尽管西方发达国家的卫生资源丰富,但对于大量的资源浪费仍然不容忽视,这与第三世界的医疗卫生条件的恶劣形成了鲜明的对比,因此如何平衡资源利用的有效性仍是讨论的重点。

五、临床策略与治疗指南

国际医学决策学会对成本效益的分析研究以及方法学的研究,对医生在制定诊治方法起到辅助作用;而为了规范临床实践的诊治方法,为患者制定合理的治疗策略,节约医疗资源,使临床医生在疾病的诊治过程中能有所依据,各个国家的卫生部门综合专家的意见制定了相关专业的治疗指南,但是临床指南的制定就代表临床决策吗? 还是要针对每个患者的特殊性,依据治疗指南制定合理的诊治策略。

因此,治疗指南是对某种疾病的综合诊治策略,但对医生和患者而言仍然存在以下问题:①治疗指南是对一种疾病的综合考虑,但疾病的发生发展千差万别,"同病异治,异病同治"的理念难以实现;②治疗指南考虑到疾病的发展过程中的各个环节,但有的疾病并非按程序发展,因此要做到具体问题具体分析;③医疗官司仍以治疗指南为证据,忽视了在疾病诊治过程中的细微变化,依据指南的诊治只是照本宣科,难以服众,难以达到患者的经济医疗的要求。

2004、2005、2006 年国际医学决策学会年会,针对上述问题,特别提出临床策略与治疗指南之间的取舍与融合问题。会上各个领域的专家针对自己的研究领域及治疗疾病的体会,提出在疾病诊治中如何结合新近的治疗指南对诊疗策略做出选择。2004 年年会上 Britain Mills 提出,尽管新治疗指南的制定是为了对旧的指南改进,但是通过临床经验发现,新指南对心脏病诊断有较低预测性。虽然新

〔1〕 Creese A,Floyd K,Alban A,et al. Cost-effectiveness of HIV/AIDS interventions in Africa:a systematic review of the evidence. The Lancet,2002,359(9318):1635-1642.

〔2〕 Marla C D,Eileen R,Joshua O,et al. A cost-effectiveness analysis of alternative disease management strategies in patients with Crohn's disease treated with Azathioprine or 6-Mercaptopurine. The American Journal of Gastroenterology,2005, 100:2239-2247.

〔3〕 Paul K J H,William M P K,Neeraj K A. Varieties of uncertainty in health care:a conceptual taxonomy. Medical Decision Making,2011,8:143.

〔4〕 Cara L,O'Brien, Brian F G,et al. Costs and effectiveness of Ximelagatran for stroke prophylaxis in chronic atrial fibrillation. JAMA,2005,293:699-706.

指南增加了风险水平,但缺乏预测心脏病结果的判断。因此,在指南变更前,应广泛通过诊疗经验进行评估。另外,多个相关性的治疗指南,应结合医生的决策判断,对改善心脏风险进行预测。而对治疗指南和制定临床决策的相互关系上,要互相权衡,以患者的利益为重,为患者制定最优化的诊治策略,即提出一种个体化治疗理念。以患者个体的相关资料为基础,对患者的诊治在参考治疗指南的同时,要充分考虑患者的个体差异,提出相关诊疗方法,制定最优化诊治策略。

何谓最优化的诊治策略?治疗指南在针对具体一个患者的诊治方面,则显得有些原则性、规范性,他对患者的经济问题、预后的生存质量并不能提供适宜的指导作用。因此,有了临床治疗指南,就可以说我们有最优化的诊治方法吗?答案当然是否定的。我们所遵循的治疗指南不可否认是医学专家在大量的临床工作中总结的最具代表性的诊疗依据,它是汗水与智慧的结晶。但我们应看到,由于患者整体存在南北气候及生活方式等等的不同或者性别、年龄、身高、体重等的差别,如果依据指南的内容一概而论,必然会产生在诊断治疗中的差异性,毕竟每个人有自己的个性化或个体化的需求,因此在临床的诊治中要具体问题具体分析,制定个体化诊治策略。结合治疗指南,才能成功完成临床的诊治任务,为患者提供较好的卫生保健服务。在2004年国际医学决策学会年会上,儿科医生 Colin 博士对1 502位儿科医生进行问卷调查,分为应用治疗指南和应用与指南相结合的优化诊治策略两组,对儿童百日咳进行诊治,结果前者诊治率为30%,后者为50%,因此提出,在参考诊治指南的情况下,进行临床策略制定,可能会有意想不到的效果。

治疗指南只能是一种规范,放之四海而皆准,但并非皆适宜的一种诊治参考。故此,对临床工作的挑战随之而产生:质疑之声存在于医疗费用明显上涨,这可能是最根本的压力指标,而医疗质量却难以大幅提高,似乎让人难以接受。医疗费用的增加,却难以应用先进的医疗技术提高患者的生存意义,采取所谓的积极治疗,其结果只是延缓了死亡的过程,却丧失了有意义的生命价值[1]。事实上,

医生所做的许多决策是主观和易变的,但很少对患者做更多的解释,面对不一样的患者群,却难以制定有针对性的治疗决策,更令人烦扰的是,这种随意的决定反复出现,至少对一些患者来说是不适宜的,甚至是有害的治疗[2]。因此,在对待治疗指南的方式上,既要遵守指南的治疗方法程序,又要认清患者的实际情况,提高医生自身的医学人文精神,以患者利益为重,权衡利弊,做出适宜的临床决策。

六、高新技术与适宜技术

2010年国际医学决策学会专门以"临床卫生技术评估"的问题进行了为期4天的讨论,讨论议题集中在对目前医疗技术手段的客观分析,对诊断技术的更新提出更高要求。其中,Siemens 博士[3]对前列腺癌的诊断方法进行患者满意度调查研究,结果新技术使误诊的发生率降低了,患者满意度提高,有利于制定最终的治疗决策。Tilburt 博士[4]则通过对临床应用不同的诊治技术的评估,成本效益的数据和成本控制措施影响的综合分析,为患者做到最优化的诊治策略,这是一名优秀医师所必备的,也是将一种高新技术转化为适宜技术的关键。美国医师协会提出,对于高新技术的成本控制要有所重视,医师可能需要从道德观念出发,考虑这种问题涉及的多样性。

高新技术不断地发展,在相关技术人员看来,这是一种时代的发展趋势,是患者的福音。虽然,随着高新技术的发展,诊治手段的精确与多样性,对广大患者来说是一项利好消息,但是随着高精尖技术的应用,诊治费用必将提高,患者的医疗负担显现了大幅的提升,而患者治疗后的预后效果还需要经过长期的后续观察,对这种高新技术的长期治疗效果进行评估,无论在疾病的治愈方面,还是对患者预后的生活质量重视程度,并且包括患者经济承受能力等等,都是高新技术发展过程中需要考虑的问题,解决这些问题,并最终将其转化为对患者有益的适宜技术。

适宜技术(Appropriate Technology)又称"合适技术",最早出现在经济学的研究领域,1969年由诺贝尔经济学奖获得者 Atkinson 和 Stiglitz 提出,它被用于解释不同国家之间的实际收入存在巨大

〔1〕 刘勇,于世英. 宁养医疗服务与有尊严的死亡. 中国实用内科杂志,2011,31(1):14.
〔2〕 David M Eddy. 临床决策面临的挑战. 赵明杰,译. 医学与哲学:临床决策论坛版,2005,26(9):73-75.
〔3〕 Siemens, Shabbir M H A, Tom Pickles, et al. The impact of values clarification in a decision aid: evidence from a randomized controlled trial emerges slowly over time. SMDM,2010,10:25.
〔4〕 Jon C T, Katherine M J, Ryan A A, et al. The moral psychology of rationing among physicians: the role of harm and fairness intuitions in physician objections to cost-effectiveness and cost-containment SMDM,2010,10:57.

差距的原因。20世纪80年代后医学领域才逐步引入适宜技术这一概念。所谓临床适宜技术是指符合卫生资源分布和患者需求情况,适用于诊治常见病、多发病的技术;它具有安全、简易、成熟、价廉、易推广、疗效良好及可持续性等特征。它的推广是一个系统工程,依赖于需求分析、技术遴选、人员培训、技术评价等环节的支持[1]。

对于两者如何平衡,给卫生事业的从业者提出了较为困难的问题。因此,对临床卫生技术的评估显得至关重要,评价技术的真正效用性,高度发扬医学人文精神,可能是解决这一难题的有力依据。综合分析患者的各项就医条件,为患者制定最优化诊治手段,以最小的代价完成最优化的诊治方法,这是医生发挥人文精神的体现。因此,高新技术的应用的最后结果一定要对患者的预后综合效果产生积极的作用,并不是应用了高新技术,将患者的疾病治愈就万事大吉,将高新技术转化成一种适宜技术,一定要综合评估这种临床诊治技术的相关预后进展,患者经济费用的承受能力,对个体的治疗效果,患者今后生命质量的改善情况等等,只有这样,才能有目的地发展高新技术,对患者适用的才是适宜的[2]。

医疗卫生领域的适宜技术,是对常见病、多发病诊治和广大群众预防疾病、增进健康的技术;是指能够为广大基层、预防、保健单位的医药卫生人员掌握和应用的技术;是指费用较为低廉、广大群众在经济上一般能够承受的技术[3]。因此高新技术向适宜技术的转化要考虑以下要素:①尽最大的能力争取对患者的最大疗效;②确保预后的患者安全;③减轻治疗后患者的心理压力;④最大限度减轻患者的经济负担。

平衡了相关的冲突,尽量考虑患者的多方面因素,为患者制定最合理的就诊决策,这样才能尽量缩小患者就医负担,提高诊治效率。

国外临床决策学会主要针对以上相关的问题提出讨论,笔者在查阅《医疗决策》杂志2011年近1年的文章发现,首先,成本效益分析的文章比较多,说明在高新技术发展的今天,对如何降低技术成本,将最好的技术应用于患者,而且能够使患者承担的费用最少,这仍是当前医疗工作者关注的问题。例如,2011年Vallejo Torres博士发表的一篇文章[4],指出在拇外翻的手术治疗中应用一种较为先进的高新技术,但同时研究者考虑到要将卫生经济学融入到产品的开发周期中,全面考虑成本效益,尽量让患者在应用此技术的同时节约医疗成本,为患者服务。其次是患者参与决策对诊疗的影响,以及患者在知情同意中的决策帮助等等。总之,以上提到的各种问题,在今天仍然是讨论的重点,而且在不断地争论之中,而主要的目的是要为患者考虑,以患者为中心,努力提高患者诊治成功率的同时,节约医疗费用支出。

(赵明杰)

思 考 题

1. 临床决策研究的主要目的。
2. 临床决策的多维度特征。
3. 临床决策有几种模式及特点。
4. 临床决策的热点问题。

延伸阅读书目

1. Milton C W. 临床决策分析:哈佛版曹建文,主译. 上海:复旦大学出版社,2005.
2. 周同甫. 临床思维与临床决策. 成都:四川大学出版社,2011.
3. 杜治政. 医学在走向何处. 南京:江苏科学技术出版社,2005.
4. David M. Eddy. Clinical Decision Making. Boston:Jones and Bartlett Publishers,1996.
5. Vallejo-Torres. Integrating health economics into the product development cycle:a case study of absorbable pins for treating Hallux Valgus. Medical Decision Making,2011,31(4):596-610.

〔1〕 葛建一,葛国曙,林妍妍. 临床适宜技术概况研究. 中国卫生事业管理,2009,12:861-863.
〔2〕 杜治政. 应当大力发展医学适宜技术. 医学与哲学,1997,28(5):225-229.
〔3〕 高跃雪. 适宜技术与诊疗最优化临床应用患者方面的影响因素. 医学与哲学:临床决策论坛版,2006,27(8):62-64.
〔4〕 Vallejo-Torres. Integrating health economics into the product development cycle:a case study of absorbable pins for treating Hallux Valgus. Medical Decision Making,2011,31(4):596-610.

第八章　临床共识

对最佳诊疗方案的追求是医学发展的重要动力，在科学的社会建制尚未建立的古代医学那里，医生的诊疗带着更为浓厚的经验色彩，诊疗技术的传播更多依靠师徒之间的经验传承，更没有形成医学界的广泛交流。现代医学在过去100多年里取得了巨大的成就，但是仍存在着众多的未知领域，临床上缺少经过科学和临床验证的有效疗法。医学界已经认识到仅靠医学技术的进步难以在短期内解决这个难题，寻求现有技术条件下的最佳方案就成了临床共识的根本任务。经过半个多世纪的发展，临床共识在临床实践中发挥着重要作用。要提高临床共识的可靠程度，就必须选取适合的共识方法，把握最新前沿研究成果，收集尽可能全面的文献证据。在指导临床实践的过程中，医生要进行创造性的诊疗：既要遵循共识的一般指导要求，又要根据患者的个体特点进行灵活变通，只有这样才能最大限度地发挥临床共识的重要作用。

第一节　临床共识的历史渊源

临床共识是现代医学的特有概念。在古代世界里很少有比较有影响的医学团体，医生之间的交流也很少，对医学未知领域的探索依靠一个个医生的各自努力。到19世纪许多国家建立起医学会，医生通过综合性或者专科性的医学会开展职业交流，医学会也为医生提升个人声望创造了条件。有医学会之后，医生的个体经验逐渐汇集，才可能形成一些临床共识。在现代医学里，临床共识已经很普遍，对临床医生的医疗实践提供指导和保护。

一、临床共识的历史回顾

医学随着时代的变化不断向前发展，但是现代医学仍存在众多的未知领域，临床医生对这些困难的感受最为直观。群体概念上的临床医生每天都会面临这样一些医学难题：对于某些疾病或者症状，现代医学并没有直接的在实验室和临床都得到验证的有效疗法，而医生的职业道德也不允许他们

对此置之不理，临床医生只能凭借自己的行医经验对症给出治疗方案。医生本人的经验和技术水平对诊疗的效果极为重要，但医生也需要为此承担风险。这样的情形对临床医生并不新鲜，事实上医学诞生以来医生就一直身处类似境遇中，他们需要在职业生涯中不断积累医疗经验以履行自己的职业义务。

单纯依靠医生的个体经验有比较严重的缺陷，即疾病的治疗效果完全依赖于看病的那位医生，随机性较大，且医生本人的经验和视野也总有其自身的局限。在古代，医生的培养是师徒式的知识和经验的传授，徒弟出师后也是独自行医，无论中国、欧洲还是其他国家都是如此。

到了近代，受科学界的影响，各国医学界也纷纷效仿建立自己的职业团体。1832年英国医学会成立，1846年美国也建立了全国性的医学团体——美国医学会。此外在欧洲大陆，德国、法国、意大利等也纷纷组织起自己的医学会。各国的医学会定期召开年会，临床医生和医学科学家利用这个机会交流临床经验和科学发现。1867年第一届国际医学大会在巴黎举行，此后每两年举行一次，成为国际医学界交流的盛会。19世纪各国医学会也陆续创办医学期刊，临床医生和医学研究者在期刊上发表论文，这促进了医学知识的传播，同时也部分改变了临床医生积累医学知识和临床经验的方式，特别是临床医生报告疑难病例，同行之间相互学习积累经验，促进了临床医学的进步。

19世纪以来随着生物医学体系的建立，医学突飞猛进，许多之前困扰人们的疾病已经被找到病因，并有了相应的药物或治疗手段。但是人体的复杂性以及致病微生物的演变决定临床医学自身的复杂状况，临床医生所面临的疑难杂症并不比他们几百年前的同行少。尽管医生可以通过参加学术会议、阅读和发表科研论文等方式和同行交流，但是这样的交流方式在多大程度上能够影响医生的临床治疗，很难得到精确地衡量；再者，参与学术会议以及保持阅读专业医学期刊习惯的医生的比例

也不可高估,更多的医生仍旧是依靠他们的个体知识和经验行医;此外,常与同行交流的医生则会发现一个新的问题:对于相同或相似的病症,不同的医生的具体诊疗措施差别很大,甚至互相冲突,一些临床医生也无所适从。这些问题的存在对医学界提出新的要求。

医学界清楚,单靠医学本身的发展,在相当长的时期里无法解决这些问题,他们借鉴了社会问题的解决方式:集体决策。医学界召开专门的会议,针对目前临床医学领域比较有争议的问题或诊疗手段,召集各个具体领域有声望的专家进行商讨,并最终达成共识。这种会议被称作临床共识会议,会议达成的临床共识则对临床医生的临床诊疗给出指导性意见。医学团体和卫生行政机构解决了这类会议的组织问题。医学职业团体能够召集最优秀的医学科学家和临床医生,近代以来世界各国建立起的卫生行政机构也有同样的组织能力。他们还利用自身的职业地位和行政权力,将制定的临床共识在医学界推广开来。

最早的临床共识是由美国国立卫生研究院(NIH)制定的。二战后美国投入大量的资金用于医学研究,投资金额也在逐年增长。NIH则掌握医学研究基金的分配,同时它本身也是美国最为重要的医学研究机构之一。在20世纪70年代,国会有声音担心为推动医学研究而每年向NIH拨出的巨款只是用在基础研究上,对临床医学并无太大的帮助。为此1977年,时任国立卫生研究院院长的弗莱德里克森(Donald Fredrickson)在NIH开启了一个专家共识会议项目(Consensus Development Conference Program),在这个项目中,弗莱德里克森引入了1967年《科学》上一篇文章提出的模式:科学法庭,简而言之将有争议的科学问题交由与此问题无利益纠葛的、持公正立场的一些科学家共同判断并达成一致。NIH的专家共识会议项目在每次召开会议之前,要进行将近一年的筹备,在筹备过程中确定会议的主题、具体问题以及论题专家和评审专家。评审专家由临床医生和医学科学家组成,但不一定是所讨论领域的专家。NIH之所以这样选择专家是为了避免专家在问题的论争中先入为主,而做到保持中立。论题专家为共识会议上所讨论议题具体领域的研究者,他们对所讨论议题持不同的观点,在会议上提出他们的论证,最终由评审专家裁决,并形成结论,即临床共识,并公诸于众[1]。

从1977年到2007年这30年的时间里,NIH举办了148场专家共识会议,多数会议都发布临床共识。值得注意的是在2000年以后NIH举办的专家共识会议较之前大幅减少。从1977年起,NIH就声明他们的临床共识只考虑其科学性,而没有顾及政治、伦理和经济方面的因素,这也意味着NIH颁布的临床共识并不一定适用于实际的临床治疗,因而不能成为临床指南(Guideline)。

1977年以后,NIH开启的专家共识会议模式被美国和国际上众多医学职业团体和卫生行政部门所借鉴。他们在借鉴NIH做法的同时,也考虑到临床共识的实用性,因而在制定临床共识的时候,除了其科学性,还考虑了根据这样的临床共识给予诊疗所涉及的法律、伦理问题以及经济上的花费。此外,美国的其他医学团体和卫生行政机构在借鉴NIH模式的同时,还对NIH具体做法上的不足做出修正。例如,NIH专家共识会议中的评审专家在他们所评判的具体问题上没有深入的研究,甚至没有发表过一篇这个问题所属领域的论文,那么他们的评判是否具有权威性?此外,评审专家是否有时间对所评判问题的所有主张的观点都仔细阅读,在实际操作中答案常常是否定的,那么由此制定的临床共识又能否具有权威性?美国国家医学院(Institute of Medicine,IOM)在召开临床共识会议的时候不过分追求评审专家在所评审问题上的学术"无偏见",他们采用的方式是在评委席中给予持不同意见的专家相同或相近的席位。至今美国国家医学院颁布的临床共识有527个。也有部分医学团体在制定临床共识时采用在充分辩论后与会专家投票表决的方式。

欧洲医学团体和卫生行政机构开设的专家共识会议项目,都是在美国NIH专家共识会议项目的基础上进行调整或修订,但是也都保留了NIH与(Center for Disease Control,CDC)中争议较大的医学特征:评审专家在中立性、会议的长度(论题专家对所讨论问题各自提出观点、论证观点并相互辩论,用时1天半,第3天评审专家裁定并发布临床共识)。在北欧,专家共识会议在制定临床共识的时候更关注它经济、伦理和政治方面的因素,制定临床共识的目的更多是面向公众,而非临床医生。

---

〔1〕 Miriam Solomon. Group Judgment and the Medical Consensus Conference. Amsterdam:Hand book of Philosophy of Science,Philosophy of Medicine(Edited by Fred Gifford),Elsevier,2011.

北欧国家的医疗保障制度与当时以商业保险为主的美国不同，政府负担起大部分的医疗费用，因此临床共识在北欧国家中更重要的作用是让公众在面临某些病症时知晓自己应该得到的诊疗情形，以避免医疗纠纷。也正是如此，北欧国家在举行专家共识会议时，评审专家中除了医学专家和临床医生之外，还有非医学专业人士，他们的意见对于这些国家的临床共识也很重要。例如，丹麦医学研究会自 1983 年开始举办专家共识会议开始，评审专家中就包含了政治家、记者和患者代表等非医学专业人士。挪威医学会 1989 年开启临床共识项目，他们选择讨论的都是可能会导致严重的伦理或社会后果的主题，就这些主题制定临床共识。

临床共识的实用性在于它是否能够最终成为医生在日常诊疗中所遵循的临床指南。前文提到 NIH 的临床共识不能成为临床指南，而其他的医学团体和卫生行政机构在制定临床共识时，注意到

NIH 的做法在实用性上的不足，因而他们将伦理、法律、经济、政治等因素考虑在内，他们制定的临床共识在颁布后，在他们各自能够负责到的范围内，成为临床指南，广泛应用于医生的临床诊疗。

中国于 20 世纪 80 年代开始制定临床共识文件，主要由当时的卫生部医管司来负责制定，国家中医药管理局也对中医、中药以及中西医结合在临床中的应用制定了一些临床共识。在医学职业团体方面，中华医学会、中华中医药学会也组织医学专家和临床医生制定了部分临床共识。其内容参考了美国 NIH 的临床共识，并根据中国的法律、经济和卫生资源、技术的现实加以调整，这样制定的临床共识文件作为临床指南（亦称诊疗指南）来在临床诊疗中供医生参考。例如 2013 年 4 月 23 日，国家卫生与计划生育委员会下发《关于印发胃癌等五种恶性肿瘤规范化诊疗指南的通知》[1]，全文如下：

各省、自治区、直辖市卫生厅局（卫生和计划生育委员会），新疆生产建设兵团卫生局：

为进一步推进农村居民重大疾病医疗保障工作，加强恶性肿瘤的规范化诊疗管理，规范诊疗行为，提高诊疗质量，控制诊疗费用，我们组织制定了胃癌、直肠癌、结肠癌、乳腺癌、宫颈癌等五种常见恶性肿瘤的规范化诊疗指南。现印发给你们（请在国家卫生和计划生育委员会网站医管司主页下载），供你们在工作中参考。

国家卫生和计划生育委员会办公厅

（代　章）

2013 年 4 月 23 日

由这份通知可以了解到临床共识文件在中国的临床诊疗中的角色。其目的在于规范临床医生对某些疾病的诊疗行为，提高诊疗的质量，并控制费用，既保障了临床诊疗的科学性，也将其经济、法律因素考虑在内。同时这样的临床指南也不同于行政法规，不具有强制性，仅供医生参考，医生在临床诊疗中可根据患者的具体病情、身体状况以及医院自身的条件加以调整。

二、对临床共识的哲学思考

临床共识对医生的医疗实践有其指导作用，但是它们不是相关问题在临床上的终极答案。临床共识是怎样、由哪些人制定出来的？它们是否可靠？是否需要进一步的临床和实验室研究来寻求

更科学的知识来代替临床共识？这些问题值得思考。

（一）临床共识的科学性问题

如果对某些疾病或者症状的诊疗在科学上有争议，是否一定要有一个统一的结论？是否需要继续在实验室和临床实验中进行研究？

对于某些病症之所以制定临床共识，是因为目前的医学还没有办法为它们提供一个已经被实验室和临床证明安全有效的诊疗手段。面对这些病症，医生在临床实践中有他们的探索，也取得部分的成果，但是不同的医生往往对相同或相似的病症给予的治疗方式并不一致。在这些不同的治疗手段中，哪一种更好，或者在临床上更实用，往往医生们不能自动达成一致意见。制定临床共识是为了

---

〔1〕　国家卫生与计划生育委员会. 关于印发胃癌等五种恶性肿瘤规范化诊疗指南的通知. http://www. chinapop. gov. cn/yzygj/s3593/201307/fc53d71c058a423ba53bd6d8f593a0e5. shtml.

规范对这些病症的治疗,同时也对医生的行医行为给予职业上和法律上的支持,若发生医疗事故,在责任认定提供一定程度上的鉴定标准。因此临床共识实质上是医学界在一定范围、一定时间内对于某些病症诊疗方式的一种妥协,这种妥协的结果虽然有科学性,或者说比其他备选的诊疗方式更接近科学,但它并不是真理。在历史上四体液学说、放血疗法等都曾长期被人们所信赖,但随着医学的发展它们已经成为历史。随着医学的发展,许多现在通行的临床共识、甚至现在医学界非常确信有科学根据的治疗手段,也很可能会被以后的医学界所抛弃。因此,医学界对某些病症制定临床共识,并不意味着作为医学研究者或者临床医生不需要继续研究它们的病因和诊疗方式,更不代表未来不会有更好的诊疗手段来取代现在的临床共识。即使临床共识存在,它背后病症仍需要医学研究者在实验室和临床实验中继续探索,以找到更优的诊疗手段或者方案。

(二) 临床共识制定的时间问题、人员问题、评判标准问题

从临床共识制定的过程来看,各个国家,无论是由医学职业团体还是卫生行政机构所制定的临床共识,基本模式都是召开为期3天的专家共识会议,在会议上就争论问题达成一致意见。从前文对过程的描述中,我们可以察觉到这种会议模式的缺陷。

从专家共识会议的时间上看,短短3天里,要对一个有争议的临床医学问题达成共识,时间非常紧张,而多数专家共识会议会期限定为3天,不得延长;而且3天的专家共识会议时间分配上,前两天由争议各方分别阐述和论证己方的观点,第3天评审专家进行评判,在操作中,评判的过程非常艰难,评审专家经常为最后的结论苦恼不已,评审专家内部意见得不到不统一,以致于第3天的会议拖到当晚,会议最后为了得出结论评审专家最终匆忙决定,而结论即临床共识的科学性更无法得到保障,这样的情形在美国尤为常见。

专家共识会议的评审专家组成也值得商榷。NIH的专家共识会议项目追求评审专家在评审论题上的中立性,因而评审专家对他们所评审的问题都没有专门的研究,那么他们能否有能力评判他们要评判的问题,由这些评审专家得出的结论是否更接近真理,这些都有值得怀疑的地方。在欧洲一些国家里评审专家中还包括了政治家、记者等非医学专业的人士,他们对于最终结论的政治、经济、社会、伦理因素当然会有比较充分的考量,但是对于最为关键的,结论的科学性则没有足够的知识做出判断。真正从事该领域研究的专家或者医生没有最终决定权,由非该领域的人士甚至非医学专业的人士决定的临床共识是否科学、是否有效也因此会受到质疑。

临床共识的制定,依靠医学团体和卫生行政机构的组织,他们之所以能够承担这项任务,是因为这项团体或机构本身的权力,他们依靠自身的权力能够将相关领域的专家和杰出医生组织在一起。临床共识的形成经常是依靠评审专家的投票,那么是否得到更多人支持的观点更科学或者与真理更接近呢? 显然答案并非如此。而无论是评审专家的挑选,还是他们的决定,其本质是职业权力或者政治、社会权力的运作,在这里权力对知识又具有了决定权。此外临床共识的推广同样是依靠医学团体的职业权力或者是卫生行政机构的行政权力。如果没有医学职业团体或者行政机构的推广,有多少临床医生会接受它们,或者甚至是知晓这些临床共识的存在,这都是值得注意的问题。虽然临床共识不是强制性标准,但医生的临床医疗中不自觉地受到它的约束。这样用权力去保障某些知识的运用,或者用权力去压制另外一些知识的实践,权力和医学知识之间形成这种或敌对或结盟的关系。那么医学知识能否应用于临床,是应该取决于它本身的科学性或者有效性,还是应该由它能否得到职业权力、行政权力的认可来决定? 似乎不言自明的答案在临床共识的制定和推广中却得不到印证。

(三) 在临床上,科学是唯一的标准吗

需要注意的是,类似临床共识这样形式的专家共识,仅仅存在于临床医学领域,在其他自然科学领域,找不到类似的共识性知识。这种现象的形成,是因为临床医学相对于其他自然科学而言,具有它自身的特殊性。它的特殊性表现为,临床医学不仅仅是自然科学,它还是技艺,同时还有社会科学的许多因素,无论是政治的,还是社会的,经济的,伦理的因素。正因为如此,科学性不应该是临床实践的唯一标准。临床医学是医生将他们所掌握的医学知识付诸实践,它的效果不仅仅依靠知识本身的科学性,更多的是依靠医生本人的技艺,依靠医生根据患者的病情和自己经验做出的决策。在外科领域医生的技术对治疗效果具有更大的影响。

现代医学高新技术的发展,对临床医学造成巨大的冲击,表现在多个方面。克隆技术、人类辅助生殖技术、器官移植技术的发展已经比较成熟，而这些技术能否应用于临床，或者在临床应用中是否应该受到约束，不仅是科学的问题，更多的是社会政治和伦理上的问题。同样，现代临床医学中许多治疗方案存在成本高昂的问题，这给大部分的患者带来巨大的经济负担。这些问题的存在，使得临床医学实践中，除了科学外，还应注意非科学方面的因素。

现代医学虽然发展迅速，但是医学本身的未知领域仍然存在，加上人体自身的复杂性，许多在临床上证明行之有效或者有一定效果的诊疗手段并不能被现代医学理论所解释或者解释得不完美。无论是现代西方医学，还是中医乃至其他民族医学、替代医学中都存在这样的现象。在现代医学中这种现象也正是临床共识存在的基础。

第二节　临床共识发展现状

近年来，许多国家特别是发达国家的卫生保健系统都面临着诸多难题，如医疗服务手段日益多样化、复杂化，卫生服务需求不断增加，医药费用直线攀升，不同地区、医院、卫生工作者的服务存在巨大差异，卫生资源利用不均等，为了解决上述问题，开发高质量的临床共识，尤其是以科学证据与系统评价为基础的共识，成为卫生系统的发展活动之一。

一、共识发展动因

共识（Consensus）意为共同的认识，一致的看法。临床共识即临床工作者及其他相关人员，根据其临床经验、广泛收集的临床证据或目前医学研究的相关结果，对特定临床问题达成不同层次的统一意见。临床共识的目的是缩小当前和最佳临床实践之间的差距，减少不同医疗机构、不同临床医师间医疗水平的差异，帮助医生和患者针对特定的临床问题做出恰当处理。其出现和发展主要与以下因素有关[1]。

（一）医疗实践的不规范

规范的医疗实践能够有效提高医疗服务质量。然而，在既往的医疗实践中对于同样的临床问题，存在不同国家、同一个国家的不同地区甚至一个地区的不同医院，其处理原则和方法各种各样，甚至出现背道而驰的现象。例如既往中国和英国对急性缺血性脑卒中的治疗方法，中国医生常规使用甘露醇、阿司匹林、钙拮抗剂等7种治疗方法，而使用

这些疗法的英国医生不超过1%（阿司匹林除外）；美国4个州的16个社区，颈动脉内膜切除术使用率的差异达20倍；即使在同一个州内不同社区中，儿童扁桃体切除率可达8倍。这些差异之巨大，已经远远超过了临床的、人口学的以及地域等特点的差异所能解释的范围，而令人对这些差异的合理性及使用这些治疗措施的科学性产生怀疑。

（二）医疗费用的巨大需求

有限的医疗卫生资源不能满足医疗保健无限增长的巨大需求是全球面临的巨大难题。20世纪60年代初至80年代末，美国人均医疗费用迅猛增长了20多倍，医疗保健费用已经成为美国这样的发达国家不堪承受的压力；有研究表明，我国近年医疗费用的平均年增长率大大超过国民生产总值的增长率，对大多数国人来说，其收入水平难以支付不断上升的医疗费用。各国政府和医疗保险机构面临种类繁多的诊疗措施特别是昂贵的治疗方法需要确定哪些费用应该报销。对一组类似的患者，制定一套规范化的诊疗措施，对于制定医疗费用补偿政策、合理及高效的使用有限的卫生资源具有重要意义。

（三）医疗措施的不当使用

有研究提示在所有的医疗保健行为中，大约1/4～1/3的医疗措施是没有必要使用的，同时还存在误用、或使用不足等问题。例如，抗生素对普通感冒和急性支气管炎几乎没有益处，但美国的一项研究提示，约半数的普通感冒和2/3的急性支气管炎患者接受了抗生素治疗。抗生素的滥用既增加了不良反应和产生耐药性的机会，又增加了患者的经济负担。另一方面，新泽西州的一项调查表明，在应该使用β-受体阻滞剂的心脏病患者中，实际使用的患者仅占21%。

（四）相关学科的快速发展

传统的共识基于专家一致性意见为基础制定，依托的是专家的临床经验，而专家个人临床经验并不总能全面反映当时的医疗实践最好最高水平。由于传统基于经验的共识不能避免结论偏倚，它往往是小部分人内部达成的共识，针对同一疾病，不同的组织其共识意见可能不一致，甚至相互矛盾。因此，临床共识很难得到整个行业的认可，很难广泛地推广。80年代初期，临床随机对照试验（randomized controlled trial，RCT）在欧美发达国家日益受到重视，通过RCT得出的结论使临床医师有证

〔1〕刘鸣.临床实践指南意义、建立方法和评价.中国卒中杂志,2006,1:33-36.

可循,因此产生了循证医学。同时发展的统计分析方法 Meta 分析成为循证医学的临床实践。这些方法、理论的提出和建立,极大的促进了临床共识的发展[1]。

二、分类

近年来,临床共识在提高医务人员医疗水平、规范医疗行为、提高服务质量、科学配置医药学资源和保障患者合法权益等方面起着越来越重要的作用,因此受到各国广泛关注。虽然共识数量日益增多,但我国的共识仍是多为参考或改编自国外相关共识,有的甚至是直接翻译而来。目前,我国临床共识主要有共识声明(Consensus Statement)、临床实践指南(Clinical Practice Guidelines,GPGs)、临床路径(Clinical Pathway,CP)3 种。

(一) 共识声明

共识声明是对某生物医学或卫生保健干预措施进行评价的报告,其目的是为了解决临床实践中的争议性问题。1977 年起,美国国立卫生院共识发展计划为解决医学重要争议问题,开始举办重大会议以制定以证据为基础的共识声明。当某一强有力的医学证据出现,但这些医学证据和信息并不能直接转化为临床实践,为联合、团结和广泛推广以证据为基础的建议,NIH 就会召开专门主题的共识会议,会议一般一年举行一次。共识声明综合现有证据,这些证据主要从最近正在进行的医学研究中获得。

共识声明制定主要包括以下步骤:

1. 确定主题 按照 NIH 共识发展计划的要求,共识声明的主题可由研究所、研究中心或其他团体等通过网上提出,主题必须满足下列标准:①具有临床和广泛的公共健康的重要性。其中,问题的严重性和干预措施的可行性是关键的考虑因素;②要有争议或尚未解决的问题,可以进行澄清,或可以反映和缩小当前的知识和临床实践之间的差距;③有一个充分定义的基础科学信息,可以用来回答会议问题;④关注各种利益相关者。

2. 共识开发小组 共识开发小组包括 12～16 名成员,成员不能受雇于美国医疗与卫生服务部;不得从共识主题中获得经济或职业(研究)利益;可以对讨论话题具备通用的知识,但不应对该话题公开发表或提出过专门观点;可以代表各种观点,包括:实践和学术健康专业人员、生物同统计学家和流行病学家、临床参试人员和研究人员、在有关领域具有与主题相关的专业知识的非卫生保健专业人员(例如,伦理学家、经济学家、律师)、代表以公众为中心的价值观和社会关注的个人。此外,小组作为一个整体应适当反映种族和民族的多样性。

3. 共识会议 会议之前由美国医疗保健研究与质量局对选定主题进行系统的证据审查,并在会议开始前六周将审查报告提交给开发小组,作为会议召开的证据。会期超过 2 天半,前 1 天半的会议包括全体会议,由发言专家出示证据,其次采用"市政厅论坛"的形式,发言者、共识开发小组成员和一般公众进行公开讨论。随后,开发小组成员在当天下午和晚上撰写声明草案,并在第三天早上提交讨论,根据讨论意见相应修改草案,最终的共识声明将在 6 周后发布。

4. 共识推广 为使共识为更多的人所知,更好的推广共识,NIH 制定下列措施:召开新闻发布会。在共识会议最后一天召开简短的新闻发布会,并协助记者准备会议结果的相关新闻;在线发表共识声明;在主要的相关杂志上刊登共识声明。

(二) 临床实践指南

1990 年,美国医学研究所(Institute of Medicine,IOM)提出了临床实践指南的定义:系统开发的多组临床指导意见,帮助医生和患者针对特定的临床问题做出恰当处理,选择、决策适宜的卫生保健服务。这个定义一直被许多国家学者所公认。

临床实践指南可分为 2 类,即专家共识指南和循证指南。共识指南是应用早期的指南编写方法,来自不同学科领域的一组专家及其他相关人员根据其临床经验和主观判断,就具体的医疗问题进行开放式充分讨论达成共识而拟定出指南的指导意见;循证指南是在系统全面的收集临床证据的基础上,按照循证医学方法开发出的一组临床指导意见。

许多国家专业机构及指南制定团体对循证指南的开发进行了专门的方法学研究,如英国国家卫生与临床优化研究所(NICE)、美国医疗保健研究与质量局(AHRQ)形成了系统的指南制定的方法学支持;苏格兰院际间指南协作网(SIGN)、新西兰指南制定组(NZGG)制定了专门用于指南开发的手册;世界卫生组织(WHO)在综合各个指南制定机构方法的基础上发布了循证性指南开发手册;国际上还成立了专门的指南研究和评价的国际协作

〔1〕 赵亚利,崔树起.国际临床实践指南的研究进展.全科医学临床与教育,2004,2(3):176-178.

组织（AGREE）对指南开发与质量进行系统评估。这些组织的成立对于规范指南制定方法，提高指南质量具有重要的推动作用。尽管不同指南制定机构所属的卫生保健体系不同，但经过十几年的发展与总结，指南制定的程序与方法越来越趋向一致[1]。

循证性指南的制定主要有以下几个步骤：

1. **确定指南主题与题目** 指南主题应具有临床重要性，对于何种主题适合制定成指南，新西兰指南制定组（NZGG）提出了一定的参考：涉及的人群发病率和死亡率居高不下；现行的和适当的卫生保健措施之间存在差异；当前无可用的可靠的指南；当前有足够可用的证据；推荐意见具有可接受的潜在用户；指南有实施的可能，其实施不会过分消耗社区资源，同时临床问题并不是很难解决。

2. **成立指南开发小组** 指南主题确定后，应选择适合的人员组建专门的指南开发小组编写指南。指南小组必须有多学科人员参与，尽量体现从最初诊断到最终解决的医疗全过程，其成员主要有3类：医学专业人士、相关领域专家和患者代表。医学专业人士包括指南涉及主题所有相关人员，如医生、护理人员、药剂师、康复师等；相关领域专家包括方法学专家、流行病学专家、卫生经济学专家、临床或社会心理学专家等；患者代表参与其中，主要用于考察患者对于卫生服务的体验与期望。多学科人员参与不仅可以提高指南的可操作性，同时也保证了其客观性和公正性。

3. **系统文献评价** 包括文献检索与筛选。目前检索的方式主要以电脑检索为主，不排除手工检索。SIGN指出系统的文献检索至少应包括以下数据库：Cochrane Library、Embase、Medline，指南要对文献检索的各个细节进行清楚的描述，如关键词的选择与使用、检索策略的制定、检索的数据库、检索的时间跨度等。许多检索到的文献可能与关键问题并不直接相关，因此，需要制定相应的纳入与排除标准对文章进行筛选，在此基础上制定证据表。

4. **草拟推荐建议** 包括评价证据和提出建议。全球指南制定者对证据质量和推荐强度如何分级各持己见，目前被广泛接受和使用的证据等级划分标准主要是牛津大学循证医学中心的证据等级标准，以及将各个分级标准综合而形成的GRADE标准，对于证据等级难以判定的，要进行多次讨论以达成

共识。随后，指南开发小组根据证据全面检索结果和评价结果，经过反复讨论，形成针对临床问题的可靠而有意义的推荐意见，将证据转化为推荐意见。

5. **修改、评审及定稿** 上述过程完成后，由专门的负责人制定出指南初稿。为确保指南质量，指南在发表前必须经过修改与外部评审。修改方法很多，可以通过会议、邮件以及网络等多种方式进行，根据修改意见对指南进行修订，修订后的指南将被送至同行专家进行进一步评审。评审是要征求公认的权威性机构和专家，并得到他们的认可，评审专家为指南制定小组以外的独立成员。

（三）临床路径

临床路径是一种标准化的诊疗方法，包含了质量管理、循证医学以及以患者为中心等现代管理理念，以缩短平均住院日、合理支付医疗费用为特征，由各相关部门的医务人员按病种共同制定和涉及的最佳医疗和护理程序，该程序针对某种具体疾病或手术制定出有序的最适当的临床服务计划，并根据病情合理安排住院时间和费用，使服务对象获得最佳的医疗护理服务质量。

20世纪60年代初至80年代末，美国人均医疗费用猛增20多倍，美国政府的医疗系统和国家财政负担过重，面临巨大压力。在此基础上，耶鲁大学研究者提出以诊断相关分类为付款基础的定额预付款制（DRGs）。1983年10月1日，DRGs被正式作为美国预付款制度（PPS）的基础依据，用于医疗保险住院医疗费的支付，即同一种疾病按同样的标准付费，与医院实际的服务成本无关。因此，医院只有在所提供医疗费的成本小于DRGs-PPS标准费用时，医院才能盈利。在这样的背景下，1985年美国波士顿新英格兰医疗中心医院大胆尝试以护理为主的临床路径服务计划，在达到治疗效果的基础上，有效缩短了住院日，节约了费用。此种模式提出后，受到了美国医学界的重视，并逐渐试行和推广[2]。20世纪90年代以来，临床路径在英国、澳大利亚等发达国家应用逐渐增加，随后新加坡、中国台湾、中国香港等地区也相继实施临床路径。

1996年第四军医大学鱼敏在国内较早的报道了关键路径法，即临床路径在美国医院中的应用；1998年四川大学华西医院试行临床路径，并取得良好效果，随后国内多家医院相继将临床路径应用

〔1〕赵静，韩学杰，王丽颖，等. 循证性临床实践指南的制定程序与方法学研究. 中医杂志，2009，50(11)：983-987.

〔2〕王珍娥，上官青苗，武平. 临床路径概念的提出及发展. 中华医学史杂志，2010，40(6)：341-345.

于临床；2009年7月31日，当时的国家卫生部正式颁布了《CP管理指导原则（试行）（征求意见稿）》，同年8月，卫生部启动了CP管理工作，并成立了卫生部CP技术审核专家委员会，对CP的编写进行技术审核，同时对CP试点工作提供技术指导。2009年12月9日，卫生部下发《CP管理试点工作方案》，编写完成了22个专业321个病种的临床路径文件，在全国23个省110家试点医院内开展为期2年的大规模干预行动，实施临床路径管理试点工作，探索建立适合我国国情的临床路径管理制度、工作模式、运行机制和质量评估和持续改进体系，为在全国范围内推广临床路径管理积累经验并提供实践依据[1]。

临床路径病种的选择原则是诊断治疗方案明确且患者人数较多的病种，主要包括：常见病、多发病；诊疗方案比较明确，有可供参考的规范诊疗标准；患者人数多；诊疗过程中的变异较少；诊疗技术相对成熟。这些病种实施临床路径的操作性比较强，覆盖面较广，使更多患者享受规范化的医疗服务，医院也可以大幅度提高诊疗水平和管理水平。在临床路径最初推行实施阶段，病种多选择发病率高、费用多而处置方式差异小的病种，如阑尾切除术、胆囊切除术等常见手术临床路径。随着临床路径研究的不断深入，其研究和实施病例范围也逐渐扩大，已不再局限外科手术患者，而是从外科向内科、从急性病向慢性病、从临床医疗服务向社区医疗服务扩展。同时，循证医学、共识声明、临床实践指南的发展也极大的促进了临床路径的发展。

三、共识形成方法

为保证临床共识能够充分反映当前最佳临床实践，一些发达国家非常重视共识形成的方法并对进行了较为详细的方法学研究，对其形式和操作进行了系统的报告。目前，临床共识形成的方法主要有三种，即德尔菲法（the Delphi process）、名义群体法（the nominal group technique, NGT）、共识会议法（consensus development conference, CDC）[2]。

（一）德尔菲法

德尔菲法也称专家调查法，20世纪40年代提出，50年代被引入医学研究领域。"德尔菲"群体的参与者通常采用不谋面的邮寄问卷的方式征求反馈意见和建议等，然后回收汇总全部专家意见，并整理出综合意见。随后将该综合意见和预测问题再次分别反馈给专家，再次征求意见，各专家依据综合意见修改自己原有的意见，然后再汇总。这样的征求与反馈的过程重复数次，直到参与者达到某种程度的共识。实际应用中一般为3次。该法有时候还涉及专家赋权。其优点包括①匿名性：整个过程是非公开化的，有利于专家独立提出自己的预测意见，不受权威人士的影响，避免有些专家碍于情面，不愿意发表于其他人不同的意见；②反馈性：问卷多次集中，多次返回，能使各种意见充分地表达出来；③定量性：对专家意见采用统计分析方法，更精确化；④简便性：将处于分散状态的专家集中到同一个决策过程之中，从而节省了费用。其缺点是过程比较复杂，需要花费大量的时间，不适合快速决策；不容易在群体成员之间产生相互激励与启发。

（二）名义群体法

名义群体法又称名义团体技术法、名义群体技术法，20世纪60年代，被引入医学研究领域。名义群体法在决策制定过程中对群体成员的讨论或人际沟通加以限制，群体成员必须出席，且独立思考。其过程如下：先由群体成员聚集，在讨论之前，每个群体成员独立写下自己对问题的看法和观点。经过这一阶段的沉默之后，每个群体成员都要向群体中其他人阐明自己的一种观点，依次进行。所有的观点都记录下来后，群体开始讨论每个群体成员的观点，并进一步澄清和评价这些观点。最后让群体成员个人选择他们认为最重要的意见并进行排序。名义小组法适用于决策环境复杂，要通过个人偏好的汇总来进行小组的决策。它是一种主要适合于小型决策小组的方法，适用于5～8个成员组成的小组，名义小组的优点：使群体成员正式开会但不限制每个人的独立思考。其缺点：过程可能会过于机械；个人的意见和看法可能不衔接；在投票过程中，思想的交流和意见的交换可能受到限制。

（三）共识会议法

共识会议法于1977年由美国国家卫生研究院引入医学研究领域，用以辅助复杂的决策过程。具体由各相关专家、群体、代表等以投票、排序或其他达成共识的互动方法（公开讨论的方式），针对决策或研究发现进行评估，再将这些多元化的决议整合出最重要的指导建议。会议分2个部分：公开讨论

〔1〕 张莹，赵琨，齐雪然，等. 临床路径试点工作推广中的问题、成因与对策研究. Chinese General Practice, 2013, 16:1160-1162.
〔2〕 廖星，谢雁鸣. 共识法在传统医学临床实践指南制定过程中的应用探讨. 中西医结合学报, 2008, 6(6):555-560.

和会议委员会讨论。其优点:可以面对面地进行讨论、交流,有利于产生更多的意见和建议;形式灵活,内容更丰富;经济方便,有利于快速决策。其缺点:对于群体意见的综合分析方法尚不够明确。

四、我国临床共识发展存在问题

我国自主开发的临床共识尚处在起步阶段,与世界水平相比仍有较大差距。主要存在没有专门制定和管理机构、形成方法不规范、更新和完善不及时、推广应用不够及研究和评价缺乏等问题[1]。

(一) 没有专门的临床共识制定和管理机构

目前,我国临床共识的制定单位主要有:中华医学会、卫生和计划生育委员会、中国医师协会、各医院、甚至专家小群体,没有专门的机构负责临床共识的制定和管理,也没有专门的临床共识数据库。因此,我国临床共识资源分散、重复收录、甚至重复制定,不仅不利于查询,而且浪费资源,不利于宣传、教育和推广,不利于共识质量的提高。

(二) 共识形成方法不规范

为了避免利益冲突问题可能影响共识制定小组推荐意见的独立性,共识制定小组的人员选择有严格的要求,有的不允许与共识主题密切相关专家参与,有的不接受经费资助;同时,共识主题的选择、形成的程序和方法有严格的规定。但国内共识形成的方法还是主要基于专家共识法,受专家个人经验和主观判断的影响较大,还可能受到具有强势话语权的专家的左右,或多或少会影响到共识的科学性。部分临床共识形成过程中从外部获得了资金支持(如制药公司),这种资助甚至可能是共识制定的全部经费,或指南制定小组成员有制药企业的咨询顾问等,无法保证指南制定的独立性。

(三) 更新和完善不及时

随着生物学和医学技术不断发展,过去认为无效甚至禁忌的治疗手段可能被新的证据证明有效,而过去认为有效治疗手段可能被新的证据证明无效。例如:既往认为心力衰竭是使用 β 受体阻滞剂的禁忌证,而现在大型随机对照试验却证实 β 受体阻滞剂可以改善心力衰竭患者的预后。根据巴尔顿-凯普勒的科技文献老化方程测算出生物医学学科的文献半衰期为 3.0 年,由于医学文献增长速度越来越快,为防止动态发展中的知识老化,共识每

次更新不宜超过 3 年才能保证其有效性。但据报道,我国自主开发的指南中能够做到及时更新的很少,已经更新的指南平均更新间隔时间为 5.2 年,还有大量国产指南长时间没有更新,也没有定期更新计划。

(四) 推广应用不够

由于部分共识仅是小部分专家的经验总结,不一定能代表当前最佳临床实践,共识不能得到行业认可,甚至没有在高显示度的期刊上进行发表,导致共识无法被广大医务工作者知晓;部分共识,特别是国外翻译而来的临床共识没有"本土化",没有充分考虑医院的医疗条件和患者的经济状况,导致共识缺乏可行性;医院管理人员和医务人员对临床共识的认识不够,缺乏共识制定和管理的机构,没有宣传、教育、培训的相应措施和经费来源,导致共识无法大范围推广。

(五) 临床共识的研究和评价缺乏

临床共识制定的目的是为了帮助临床医生就某一问题做出正确的决策,但由于目前部分临床共识在制定的过程中存在一些不确定因素影响共识质量,特别是方法学和制定策略的不足导致共识的质量良莠不齐;针对同一问题,不同国家、地区或学术组织制定的临床共识不尽相同,甚至互相矛盾。因此,国外非常重视对共识进行研究和评价。以临床实践指南为例,由 13 个国家的研究者制定的一种指南研究和评价的评估工具 AGREE,旨在提供一个评价临床实践指南质量的框架,评价内容包括方法学、推荐建议的内容和相关影响因素。A-GREE 充分强调指南制定中潜在的偏倚,推荐建议的内/外部真实性和可行性。国内尚无专门的组织就共识质量问题进行系统共的研究。

第三节 临床共识的方法论审视

在共识法引入医学之前,医学研究领域由于缺乏合适的方法,使得医学科研人员的经验、建议和不同意见、观点、论述等主观世界的研究在科研决策过程中无法充分体现价值。而由于个人视野、专业知识的局限,临床专家(特别是经验型专家)个人的观点和意见在诊断和治疗的决策不一定是最佳选择,只能算作"仅供参考"级别。因为从病例数上看,医生的个人经验是非常有限的,以心肌梗死为例,一个心脏病医生穷其一生能亲自处理治疗百十

〔1〕 唐再丽,兰小筠. 我国临床实践指南的计量分析. 医学信息学杂志,. 2012,33(5):49-52.

个患者已算多的。此外，医生的个人精力也是有限的，他的精力决定了他阅读、消化、占有的相关资料是有限的，在资料不全的情况下，要做出完全正确的抉择是困难的，更不要说医生还会受到知识误区、情感误区、利益误区的影响，由此带来的意见偏差更是难以避免的。因此通过专家共识改变医生的个人"习惯"，从而规范医疗行为，为广大医生在争议较大的问题方面提供有效的诊疗参考，就是推出临床共识的根源所在。目前医学研究中应用较多的是正式共识法（formal consensus methods）。概括而言，正式共识法是在保证参与者有均等机会影响结果的前提下，为供群体决策时提供的一系列方法。目前，医学领域常用的"专家共识法"的具体方法主要有3种：德尔菲法、名义群体法和共识会议法。这些方法虽然都有一些缺点（比如共识会议法中有些专家碍于情面，不愿意发表与其他人不同的意见），但总的来说，还是能够充分利用专家的经验和学识，充分发挥各位专家的作用，把各位专家意见的分歧点表达出来，取各家之长，避各家之短。

临床共识为医生诊疗实践提供了相对可靠的指导和参考，对一些争议问题进行了相应的规范，可以说共识法不仅是一个作出决策的基本思维方法，也不仅是学科层面的方法，而是更高的哲学层面上的方法。哲学层面的方法是可以全面适用于自然科学、社会科学和思维科学领域的通用方法。但是临床共识的不可靠性、不稳定性等局限也很明显：主要体现在共识的参与专家的遴选、共识的制定规则等过程中。一个好的临床共识应具备下列条件：汇集有关专家全面复习有关文献和临床试验证据；可被重复；适用于指定的人群（比如适用于美国，就不一定适合中国）；根据对疾病认识不断提高，共识应定期修改。根据临床共识法的形成过程，我们只有站在科学知识社会学和认识论的高度才能窥其全貌，见其得失。

一、科学知识社会学视野下的临床共识

按照临床共识制定的过程，要求会议小组能够"在研究主题上给出较客观的和专业化的意见。小组成员之间应排除任何学科或经济利益上的冲突。"经过文献检索、咨询专家、专家共识会议直到最后达成共识，形成共识声明，如果把这一过程放到科学知识社会学的视野中，将会对其有一个清晰的认识。

自上个世纪末以来，科学知识社会学（SSK）在英法等国家迅速兴起，该理论基于观察的理论负荷、范式不可通约、整体主义等哲学观点，力图用社会学术语说明特定的科学信念。近代以来，自然科学的巨大成就使人们确信科学知识具有客观性。科学知识是对自然对象的客观反映，具有超越主体意识的客观性。随着历史主义科学哲学的发展，这种客观性本来已经受到了挑战，而SSK更加从社会学的角度对知识的客观性加以消解。

其一，SSK将科学知识看作人工制造物，专家共识在某种意义上也是这种人工产物。SSK认为，科学是一项解释性的事业，在科学研究过程中，自然世界的性质是人为建构出来的。科学知识是建立在科学事实的基础上的，而科学事实是在实验室中得出的，实验室本身就是一种人工环境。拉图尔把实验室比作一个复杂的文学铭写装置系统，该系统具有把物质材料转化为直接供高级专家使用的数字或图表的功能。通过"文学铭写"，人们可以把实验室活动看成是尽力说服的组织活动，这个系统的产物就是使别人确信的，被称为"科学事实"的东西。专家共识的形成过程中所用到的实验数据，实际上也是在实验室这样的人工环境中的得出的。

其二，SSK将科学知识当作科学家互动与磋商的结果，专家共识的形成过程也是通过互动和磋商形成的。科学家的实验室活动所在的社会网络，不是由专业的科学家群体形成的网络，而是由资源关系通过和维持的科学的不同领域。通过从混沌走向有序、从说服到被说服、从争论到磋商，陈述被转化为事实，科学事实就这样社会地建构出来了。专家共识形成之前，关于某一争论问题肯定会有诸多分歧，但是通过证据收集，共识会议上的讨论和磋商，最终也能达成一致。

其三，SSK认为科学知识不是对客观实在的反映，而是对科学团体内部各种意志相互作用的产物，是对科学团体中占主导地位的学者或学派信任的产物，专家共识在某种意义上也是各种意志相互作用的结果，也深深地打上了主导学者的烙印。科学活动非常类似于资本家的投资行为，科学家通过不断发表论文积累信用，科学家的资历就相当于其信用度的大小。这样一来，一个事实建构的结果就是，它表面上好像没有被任何人建构过。科学的认识活动固然能够以个体的方式进行，但是，作为一种知识体系的科学却是一种团体行为，是建立在社会信任基础上的。"可信性是一种更加广义的追求

功绩现象的一部分,与金钱、权威、信任有关,与奖励也有着连带关系。"[1]专家共识的形成过程中,特别是在会议讨论过程中,权威专家占据主导地位,在一些争议性问题上发挥着决定性的作用。

SSK 在研究社会因素在科学知识的建构过程中消解了传统知识论的客观性基础,具有一定的积极意义。在科学知识的内容和形式与社会的关系问题方面,它主张科学知识不仅是理性的产物,社会因素也制约、影响甚至决定知识,突出了认识的建构者、以及认识的建构过程对认识结果的影响。科学知识固然是科学共同体互动、磋商的结果,具有解释学的特征,受到各种外在因素的影响,但是,科学的理论并不仅仅是解释,它还受到实验、逻辑以及相关理论进一步发展的检验,科学研究的逻辑标准和经验标准仍然起着重要作用。但是,从这一基本立场出发得出科学知识从内容、形式到其生产过程完全是社会的产物的结论,显然就走向了极端,可以说 SSK 无疑夸大了科学的建构成分。同样的,专家共识形成的过程虽然具有一定的主观建构成分,但是专家"所预设的问题应该依据循证的观点提出",他们要充分利用系统评价和 meta 分析法来合成证据,从统计学角度对多个不同的临床试验结果进行综合与分析,从而为临床实践提供可靠有利的证据。在遇到因文献证据级别不够明确和无法判断群体专家经验证据级别时,可以根据情况选择特定的共识法,在前期系统检索文献合成可靠证据的基础上,组织和邀请多学科领域的专家,举行共识会,以弥补文献资料所不能解决的问题和无法量化的诸多问题,在此基础上运用定性研究的主题抽题法对所获资料进行了整理和分析,形成共识声明。

二、临床共识与疾病的复杂性

专家共识的形成需要专家参考相应的实验数据,但是临床医学实验与临床实践之间始终存在着转化的隔膜,这是因为医学研究对象具有特殊性,也就是患者是有意识、有主观能动性的,人类机体的生理活动无时不受社会心理环境等多种因素的制约,人体不仅始终处于新陈代谢的变化过程中,而且由于年龄、性别、社会文化背景的不同而差异甚大。这给在研究中如何更好的把握客观真实,带来许多其他理工科学不曾遇到的复杂性。人体生理指标在一定范围内的不稳定性与许多边界的模糊性,特别是精神心理意识状态对生理活动的影响更难以把握。这些给医学研究特别是临床研究带来很大的复杂性。看不到这种特点,把人体当作一般的客观物体,或者因为人的这种特点而否认人体的客观实在性,都可能把医学引向歧途。

不可否认,医学是以科学知识为基础进行诊断和治疗的,许多情况下,医学的成功也的确是以科学为基础进行的,但是,医学是一种实践的事业,常常会由于情况紧迫而要求医生果断采取措施以挽救病危,因而不少治疗措施是在病因机制不完全了解的情况下进行的。医生不能指望对一切病因及药物作用机制都全部明了之后才进行治疗。也就是说,医学在不少情况下是边探索、边行动的。与医学相对比,"科学是一种闲暇的事业。它可以受到外在需要的推动去解决实际问题,但是它的内在的成功标准仍然是真理。它可等待和工作到满足这一标准。对于医学,促进健康这个经常的外在需要与医学的内在目的是统一的;实践结果上的成功既是外在的标准也是内在的标准。"[2]但是,由于人体的复杂性也就是生命运动的多因素制约这个特殊性,治疗的动因从结果上得到回报,并不等于治疗已经建立在科学的基础上,并不等于对客观病情的真实变化有了切实的了解。正是医学的外在需求与内在目的的一致性特点,决定了医学即使取得了成功,也应继续探索以求得对客观真实的全面了解。一些医生甚至是专家的临床经验之所以在某一患者身上得到成功而在另一患者身上失败,就是因为把医学的某一次成功当成对所有客观真实的掌握。

而要获得对疾病机制的全面了解,医学主要是借助实证方法实现的,也就是说医学主要就是通过探索人体的生理病理过程,研究增进健康和控制疾病的方法,这就必然要依赖观察和实验手段、诉诸分析和还原方法,并将观察和实验所得的结果进行归纳和上升,除此之外无路可走。医学常常是"以仪器为工具,以实证为特征,通过归纳与统计达到一般"医学实验和治疗在某一对象或病例上取得成功,但并不意味着某一对象或病例提示的认识就是客观真理,它还有待从更多的对象或病例的统计中得到证明。而且统计的范围与数量愈多,排除偶然性因素更多,则越是接近客观真理。所以关于证据

〔1〕 刘伟.科学知识社会学对知识客观性的消解.内蒙古民族大学学报(社会科学版),2006,32(6):61-63.
〔2〕 杜治政.如何理解作为一门科学的医学.医学与哲学,2000,21(7):1-6.

的可靠性已有一个清楚的分级:最具价值的第一级证据是随机对照的系统综述;依次为随机对照试验研究;非随机对照的研究为第三级;无对照病例系列为第四级;专家的个人经验和观点为第五级。也就是说专家个人的观点和意见在决策临床问题时的处于最后一级。从证据的质量来看,一个专家如果没有把自己的医疗行为纳入国家注册的计划,他所能调动资源的范围、强度等都是有限的,因而很难在治疗上实施"随机、对照、双盲"等"最佳证据"的必要条件,这必然使他个人所具有的病例可信度比较差。但是,这样说并非要完全排斥专家经验的重要性,而是说由于疾病的复杂性,越高等级的证据,越接近对真理的把握。

虽然较高级别临床共识是临床诊断和治疗决策的重要参考,但在面对具体疾病的时候,共识本身并不能也不会自己做出决策,决策是要靠临床医生和专家做出。这是因为共识是根据相关临床问题的共性规律做出的,它所回答的问题也只是一般问题,而临床医生所要决策的问题是一个患者的个性问题、具体问题。这些共性规律到底能涵盖多少个性特质,而患者的个性特质中又有多少不受共性规律的支配等等都要医生和专家分析比较做出最佳决策。如果一个医生没有评价证据的能力,没有相应的临床经验,不能辩证地把共识和患者的实际情况有机结合,将导致共识的盲目使用,即使有最佳证据也可能造成某个患者不适用,或者合适的患者未能及时应用。当然,如果完全不参照共识,即使经验丰富和技术高超的医生也可能落后于医学的发展,对患者不利。对特殊患者、特殊情况、医师和患者的最终决断是个别情况个别处理,有时即使偏离共识也是合适的。

三、临床共识如何才能更加可靠

在统计学上,样本越大越能反映总体规律,临床共识所依据的样本越小,那么该证据离总体规律较远,其指导全局的作用也就越小。比如以经验为基础的许多临床结论,如抗心律失常药物(CAPS)研究走过的路程就说明这点,20世纪80年代以前的一段较长时期,诸如奎尼丁、美西律等药物被视为治疗无症状性心律失常的首选药物。这是许多临床经验报道所证明了的。但这一决策是否具有科学性?20世纪80年代后期,美国一些学者提出了对心律失常药物进行抑制试验(CAST)。该试验

以急性心肌梗死患者为对象,是一个随机化、有安慰剂对照、国际性中心临床试验,其本意是验证心肌梗死后长期服用抗心律失常药物治疗将降低心律失常死亡率30%以上的假说,但CAST的研究结果出人意料。虽然临床经验的总结是临床医学的必经之路,但要完全避免经验的局限性则是不可能的:一是临床经验是建立在感觉基础上的,而感觉和直观不可避免地带有一定的主观性和不可靠性,难以避免偏好阳性结果的心理效应,难以避免不同的患者和医生对同样的事实会有不同的感觉;二是以几个或一定数量的病例为基础概括出来的一般结论,按照科学的要求来说仍然是未经证实的一种推论,具有相当程度的不真实性和不确定性,临床经验总结经常使用的方法是归纳法,但归纳法只是人类认识过程中的一个阶段,并非认识过程的全部;三是临床经验缺乏长期观察,预后评估和费用分析,因而临床经验对客观的反映是不全面的,难以为患者提供最好的治疗决策。

正是在这种背景下,CAST试验发展为循证医学,它是针对临床经验不足而出现的,旨在尽可能弥补临床经验的不完全性和片面性。它要求临床医生在做诊断和治疗决策时不能单凭自己的个体经验,必须使用医学界积累的"最佳证据"(the best clinical research evidence)作为重要依据,"最佳证据"、"大量证据"、"系统综述"和"现代技术"是循证医学论证事物的依据结合我们社会目前存在的普遍问题,哲学层面的思维方法提醒我们,不要用个例论证重大问题,决策与全民利益相关的事件[1]。正如列宁曾经告诫用个例说明问题的人时所说的那样:"个例有时连儿戏都不如";不要用"形象工程"概括成绩,它太偏离"总体",对总体没有指导价值;不要轻易地搬出外国、外地的经验硬要套在本国、本单位的头上,因为这些经验没有经过"系统评述"。

临床医生和专家要有一种强烈的历史意识,要对历史资料进行阶段性的系统回顾。循证医学这一非同寻常的医学事件不是在实验室诞生的,它就是医学界的大师站在今天哲学的高度对临床历史事件去粗取精,去伪存真,由表及里,由此及彼总结出来的,以系统总结经验的方式而取得震动医学学术领域的学说,是值得注意的另一种科学发现的模式。

其中在全面收集所有资料的过程中,在时间上

〔1〕 赵树仲.循证医学的方法学启示和伦理学价值.中国医学伦理学,2009,22(6):11-12.

跨度要大,在空间上要尽量包括参与循证医学研究的所有国家和所有地区相关临床问题的"最佳证据",不可遗漏,不可片面。核心是"系统"和"评价",其精神要求临床医生既要尊重历史,又要科学评价历史,既不能盲目地接受历史,又不能我行我素不顾前人已有的劳作成果;要求医生不但要认准事实,而且要分析事实形成的条件并要评价其可靠程度、可信程度和可行程度,要和本院情况和具体患者情况相结合。而在临床试验方面,好的临床试验要针对特定人群,有严格的选择和排除标准,但是在临床应用时往往被扩展到其他人群。因为临床医学中患者个体差异大,病情差异大,发病过程差异大,对治疗要求的差异大等情况,不同于实验室研究,可控程度非常小。如不同种族对 ACEI、他汀类降脂药和 β 受体阻滞剂的反应有明显差异。临床试验观察时间短,有它的目的和观察方法,对结果终点分析角度不同,解释各异。对长期以后的不良反应,改善生活质量延缓病情进展未能列入观察内容,试验副产品亚组分析结果的可靠性差。如美国患者口服阿托伐他汀 20mg 只能使 LDL-C 降低到 100mg/dl 左右,而口服 80mg 才能使 LDL-C 降低到 70mg/dl。而中国患者口服阿托伐他汀 10mg(每日 1 次)可将 LDL-C 降低到 70mg/dl,有的患者甚至可降至 50mg/dl[1]。这些对得出可靠的证据都至关重要,需要在获得证据的过程中采取非常科学的方法,同时要排除利益等人为因素的干扰,只有这样,临床共识的可靠程度才能不断提高。

当然,由于生命现象的多样性和复杂性,医学特别是临床要取得完全的成功是不容易的,但医学为了要得到更大的成功,则不应放弃这种努力。现代医学对人体的认识远未终结,它在发展进程中正在征服一个个难题。现代医学遵循还原的、可检验的、可证伪的、可重复性的原则,也正是由于它始终坚持客观性、可检验性的原则以及分析和还原的认识方法,使它始终以监测人体的客观物质活动为标准,这使它揭开和并将要揭开许多人体的秘密。但是这种分析、还原的方法在某些场合也遇到了不小的挑战,尤其是在应对身心疾病和现代文明病的时候,在解释心理精神现象方面往往无能为力,新近提出的转化医学、整体医学等新理念就是应对这些问题的最新努力。

(罗长坤 张 宁)

思 考 题

1. 临床共识是科学真理,还是科学家对临床问题的一种妥协? 试从临床共识的制定流程和制定人员方面进行分析。

2. 临床共识主要分几种,你认为他们之间是什么关系?

3. 试运用科学知识社会学的相关理论分析临床共识的形成过程及其得失?

4. 临床医学是不是严格意义上的科学? 为什么?

延伸阅读书目

1. 布鲁诺·拉图尔. 实验室生活——科学事实的建构过程. 上海:东方出版社,2004.
2. Murphy MK, Black NA, Lamping DL , et al. Consensus development methods and their use in clinical guideline development. Health Technology Assessment. 1998;2(3):1-88.
3. 郭俊立. 科学知识社会学的实验室研究及其哲学意蕴评析. 科学技术哲学研究,2011,8(6):42-46.
4. 刘伟. 科学知识社会学对知识客观性的消解. 内蒙古民族大学学报(社会科学版),2006,32(6):61-63.
5. 宇文亚,等. 专家共识法在中医临床指南研究中的应用现状分析. 上海中医药杂志,2011,

---

[1] 纪宝华. 诊疗指南的进展和临床意义. 高血压杂志,2006,14(1):5-7.

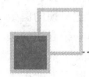# 第九章　医　生

医生是现代医学的认识主体与实践主体。所谓医学认识主体，是具有一定医学知识、业务能力和职业人格的运用一定物质手段和精神手段，从事医学认识和实践的个体与群体。实践主体是指在实践-认识活动中，实践和认识活动的发动者、活动者、行为者，即具体的从事实践和认识活动的人。医学主体，具有主观能动性，在医学认识与实践中处于主导地位、起着主导作用。因此，研究医学主体的性质、特点和作用，探讨现代医学主体的知识结构、能力结构和品格结构，对优化主体，促进医学科学技术与卫生事业的发展，具有重要的理论意义和现实意义。

第一节　现代医学主体的性质、特点和作用

一、现代医学主体的规定性

(一) 医学与医学主体

医学（Medicine）一词的外语原意为"治病"。医学是关于治病的知识、经验、理论、方法、技术（技艺）的总和。

医学主体，属于哲学认识论范畴，具有特定的规定性。主体是与客体相对而言的，是在同其客体相互联系中获得其规定性的。医学主体，也与其客体相对而言，也是在同其客体的相互联系中获得其规定性的。医学主体首先必须是社会主体，但它只是社会主体中的一部分，即以医学认识与实践对象为客体的，具有一定医学知识、思维能力，并运用一定物质手段和精神手段、从事医学认识的实践的个体与群体。然而只有当他们从事以探索疾病发生发展规律、维护人类健康为宗旨的医学实践活动、并与该种实践活动的现实对象——人、人体、疾病与健康等发生相互作用时，才能实现其主体的地位、作用和属性，即成为现实的医学主体。

医学主体又有不同的层次，由于其所受教育和实践水平不同，知识、经验、技能等积累和运用质量

不同，自然形成不同层次。同时，还由于现代医学科学的分化，在主体中也有相应的分工，产生了不同的主体系列，如基础医学系列、临床医学系列、预防医学系列、生物医学工程系列等。所以，处于不同层次系列的医学个体主体，要实现其主体地位和作用，就必须具备适应主体素质——合理的知识、能力结构和共同的品格结构。

(二) 现代医学与现代医学主体

现代医学，一般是指 20 世纪以来的医学。特别是到 20 世纪 50 年代后，由于分子生物学的飞速发展，并迅速渗透到医学各个部门，产生了诸如分子遗传学、分子物理学、量子病理学、分子药理学、分子免疫学、分子内分泌学、分子神经学等学科，使生物医学进入分子层次。随着医学模式的转变以及医学科学技术化、医学技术科学化进程的推进，现代医学已发展成由以生命医学、保健医学系列，数学、医学工程技术系列，哲学、社会科学系列等若干学科系列组成的巨大的学科群。

现代医学主体，则是指相对于现代医学客体而存在的医学主体。具体地说，现代医学主体，是指适应现代医学模式（生物-心理-社会医学模式）发展要求的、面对新医学模式规定的医学客体，并从事实际的认识与实践活动的人们。他们必须是有一定的现代医学科学知识、经验（合理的知识结构）、掌握一定的现代医学理论思维方法和科学技术手段的人们。他们具有覆盖现代医学诸学科系列知识并与新医学模式相应的知识结构。

二、现代医学主体的本质属性

作为医学认识和实践活动的人——医学主体的本质属性，同社会主体的本质属性一样，具有主体的能动性、实践性、社会性和历史性。

(一) 主体的能动性

医学主体的主观能动性，主要体现在医务工作者们有目的、有意识地从事认识人、人体、疾病和健康的理论研究及医疗卫生服务活动之中。特别是现代医学主体，这种有目的、有意识的认识与实践

活动,无论在其社会规模和认识深度、广度上,都是以往任何时代无可比拟的。如医理的深入研究、对新技术方法的创新和广泛应用,从而使现代医学的实验、临床、现场研究的效率和质量大大提高,医学主要依托经验和个人技术的时代已一去不复返了。现代医学主体的这种自觉能动性,则更为增强了。

(二) 主体的实践性

医学主体的实践性,是指医务工作者从事认识和变革医学客体促进人体健康转化的自觉行动。医学主体的实践性,大致有 3 层含义:首先,医学实践活动是医学主体认识活动的基础,也是医学主体活动的最高级表现;其次,医学主体的一切活动,无非是认识人、人体、健康与疾病的发生发展一般规律,其根本目的是防治疾病,维护人类健康,如离开了这种实践,它本身也就不成为主体了;另外,医学实践,不仅是医学主客体分化的基础,也是两者联系的桥梁和纽带以及解决两者矛盾的唯一途径。现代医学主体的实践性,更加广泛深入和艰难了,它为了获得关于生物自然因素、社会因素和心理因素对健康与疾病的相互转化的规律性的认识,医学主体要进行各种艰巨的科学实践。

(三) 主体的社会性

社会性有两重含义:其一,是指作为医学主体的人,既具有自然属性,又具有社会属性,而且,只有社会属性才是医学主体最根本的属性。人们要生存和发展,不能不和自然界发生关系(认识与改造),而且,人们之间又必然得结成一定的社会关系,在这种双重关系中,人与人的社会关系是最根本的。只有在这种社会关系中,才能有人和自然的关系,才能解决人和自然的矛盾。其二,是指医学主体所从事的医学认识和实践活动,都是社会的活动,特别是在当代,医药卫生已发展成高度社会化的事业。脱离社会的孤立的个人活动是不可能,也不存在的。例如,医生不仅仅是法律的对象,他作为顾问的身份越来越恰当地得到了承认。我们渐渐地把医生认作是一切公共卫生问题的专家。各个领域里有关卫生法规以外的、数不胜数的其他法律法令法规,除非建立在医学经验的基础之上,否则是行不通的[1]。

(四) 主体的历史性

医学主体的历史性,是指医学主体的素质以及

其认识与实践的内容、水平是历史地发展的。作为医学主体的医生,在古希腊就是一名手艺人,罗马的医生一开始只是一名奴隶,而中世纪早期的医生是一名神职人员,中世纪后期的才是一位真正的医生[2]。医学科学发展的历史表明,医学主体的认识范围是随着社会实践总水平的发展而不断扩大的。显微镜发明之前,医生往往认为:食物、水、空气的不洁是导致疾病的重要因素。而因为显微镜的发明与应用,微生物学取得了显著的进步。医生找到了疾病的病原体,这才发明了杀灭它们的药物。再以医学对机体的整体认识来看,发展到近代,向微观领域认识:已进入到器官、组织和细胞层次为主,向宏观认识已扩展到群体和环境层次为主了。到现代,主体对微观客体已认识到了分子和亚分子(DNA)水平;对宏观客体的认识已扩展到了生态环境系统。医学主体的认识能力和认识水平,都远远地超过了以往任何历史时代的范围和水平。所以,现代医学主体是有史以来最高水平的医学主体。

三、现代医学主体在医学认识中的作用

医学认识实践活动,是医学认识主体与医学认识客体的统一。在医学认识实践过程医学主体对其认识和实践的客体起着一定的规定性作用。主要体现在以下几个方面:

(一) 对医学认识过程的主导作用

医学主体对医学认识过程的主导作用主要表现在以下 3 点:第一,医学认识主体决定并把握医学认识的方向。因为任何一项具体的科学研究,都是从发现并提出科学问题开始的。而发现和提出科学问题后,还要对问题的意义作出评价,对解决问题的可能性作出科学判断,最后选定一个问题作为科研课题。上述各个环节,都是医学主体能动性的具体体现。如哈维对人体血液循环的发现。从他提出的科学问题开始,到选定一个问题作为科研课题,以至最后对人体血液循环规律的证实,对每一个科研环节的把握,对每一项科研成果的评价,都是由医学主体来具体完成的。

第二,医学主体控制并调节经验材料的获得。对医学认识客体经验材料的获得,主要是靠临床观察和科学实验(包括动物实验)。而在临床观察和实验中,主体总是有目的、有选择地去感知其所需

〔1〕 西格里斯特. 西医文化史. 海口:海南出版社. 2012:313
〔2〕 西格里斯特. 西医文化史. 海口:海南出版社. 2012:318

要的东西,特别是在科学实验中,认识主体还可以人为地控制、变革医学客体的某些现象和过程,使其反复地再现出来,并在实验过程中,干扰客体事物的进程。这样,医学认识主体就能够在较短的时间内,了解医学客体中的那些缓慢变化的过程,在强化的条件作用下,容易发现医学客体在平时不易显现的性质。例如,著名的"巴甫洛夫小胃",就是巴甫洛夫为证实条件反射科学假说,而设计的实验,从中获得经验材料。

第三,医学理论的形成和确立,更是医学主体理论思维的成果。因为医学理论的形成和确立,首先是在医学认识主体所获取的大量的经验事实的基础上,进行一系列的思维加工过程:去粗取精、去伪存真、由此及彼、由表及里,形成科学概念、判断、推理,进而,得到理论形态的科学认识。接着,便是对理论的检验和承认(确立)的过程,当理论尚未被检验证实之前,一般被称做科学假说,这时,医学主体将通过各种形式的科学实验手段,对该科学假说进行反复验证,凡能经得起实践检验的科学假说,便成为科学理论,反之,则被淘汰。然而,这种对医学理论的检验、评价及确立过程,除了受某种社会因素的影响和制约外,不可避免地也要受到医学主体(个体心理素质和群体结构优化)因素的影响和制约。可见,医学理论的形成和确立,也是由其认识的主体完成的。

综上所述,不难看出,医学主体素质对其认识活动及其过程始终是起着主导作用。

(二)对医学客体的规定作用

医学认识活动得以发生和发展的先决条件,是建立在医学认识主体与认识客体之间的相互作用的关系上。医学认识主体具有主观能动性。因此,在建立与客体相互作用关系的过程中,主体自然承担着对医学客体的选择、规定、变革等作用。这是医学主体的需要和可能所决定的,是社会历史的发展的结果。主体为了实现其认识、把握客体目的,必须创造一定的条件,对客体进行选择、规定和变革等等,使之更利于主体对它的认识,但不是另外创造一个客体(其实也不能),而是变革客体,即把我们要认识的客体的性质充分体现出来,这是现代医学科学研究不可缺少的手段和途径。例如,现代医学要认识什么问题,解决什么问题,这首先就取决于人类社会对健康事业的需要。如对某种药物、某种医疗器械的研制,它们确实能为社会人们的某种物质和精神的需要——诊治或预防某种疾病,保障人们的身心健康,那么,它们就有可能被医学认识主体选定为医学认识的研究对象。于是,医务工作者就根据社会生产和社会发展的需要,根据自身的认识能力去选择并规定客体。

医学认识主体除了对客体有选择和规定的作用外,还有一定的变革作用。医学认识主体往往根据某种需要,对被选定的认识客体施以简化、强化和限制的作用,以便更有效地对其进行观察、选择和规定。所以,医学认识主体,往往创造某种环境和条件,简化客体的某些构成,突现客体的某些方面,而把无关的东西(方面)暂时隔离开来不计,以便研究客体在某一有限阶段、某一有限层次上所表现出来的各种特征。

(三)对工具系统的决定作用

所谓工具系统,主要是指现代医学方法和科学仪器设备两大部分而言之。医学认识主体在对医学方法的使用和创造上、在科学仪器设备的使用和创建上,以及对科研工具系统的选择和使用方法,都起着决定性作用。

在医学认识活动中,所使用的方法是作为医学认识主体的人,在长期的医疗、科研、临床实践中逐渐积累创造出来的。医疗仪器设备,则是医学认识主体的感觉器官和思维器官的延长和强化,至于其创造和发展,也取决医学认识主体的实际需要和具体能力。甚至具体到某一项医学科研和临床诊断,究竟选用哪种方法、使用什么仪器等等,这就更需要由医学认识主体去具体选择和决定了。认识主体根据其所研究之目的、任务制定出科研或治疗方案,并根据科研人员和设备情况选择适当的仪器和方法。

第二节 医学认识主体的知识、能力与人格结构

医学活动,既是由已知探索未知——在继承的基础上的一种创新活动,又是一种服务性很强的重复劳动。从事医学研究和临床实践活动的主体,必须有一定的知识(包括技能)准备。但这种知识的准备又不是随意的,其知识的组合结构必须是合理的,即合乎主体的创造目标和科研需要。这样,才能符合现代医学客体的要求,才能与其研究的方向目标和服务的对象相适应,才能发挥出它的最佳效能,顺利达到主体目标。这里主要根据现代医学客体的要求,讨论现代医学主体应具备的知识结构和获取它的基本途径与方法。

一、医学认识主体知识结构

(一) 医学认识主体知识结构的概念

1. 医学认识主体知识结构的定义　医学认识主体的知识结构是指存在于临床认识主体意识之中，以医学专业知识为主的多学科多层次的知识相互联系构成的知识系统。作为知识结构的知识系统，不是众多知识的堆积，其显著的特征是知识与知识之间的相互作用而形成的整体功能和耦合效应。临床医生的知识结构的基本框架主要形成于其接受规范医学教育的阶段，发展于临床实践经验的不断积累，完善于终身学习的过程中。

2. 医学认识主体的知识结构的功能　医学认识主体的知识结构有两个重要功能：其一是运用结构中医学知识和相关学科知识，处理医学实践中专业问题的认识功能；其二是在实践中不断学习、促使知识结构自身不断完善的建构功能，因此，临床医生的知识结构很大程度上决定他们目前工作的质量与水平，也决定他们今后发展的趋向和层次。

(二) 医学认识主体知识结构的类型

医学认识主体的知识结构是否合理，取决于这种结构属于什么类型。医学认识主体知识结构的类型是其存在的具体形式，是医学认识主体所掌握的知识的数量、种类和层次三因素的有机统一体。依据这三因素的不同结合状况，医学认识主体的知识结构可分为基本型、发展型和理想型三种(图 9-1)。

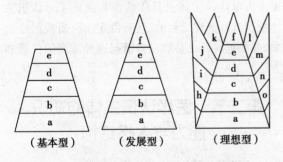

图 9-1　医学认识主体知识结构的三种类型

基本型知识结构所包含的知识种类和层次都不饱满。知识主要分布在一般常识(a)、基础知识(b)和专业基础知识(c)上。知识层次不完整，高层次的知识处于空白状态。具有这种知识结构的医学认识主体在实际工作中有一定的适应能力，对医学领域的新知识和新技能可能有兴趣却难以吸收掌握。由于基本型知识结构在专业知识和研究方向上没有达到应有的高度，因此，很难在专业问题上进行深入的研究。虽然在实践中经验不断积累，

对各方面的认识不断增加，但由于缺乏足够高度和力度的知识结构的支撑，在认识和处理问题时容易产生片面性或停滞于事物的浅层。发展型知识结构的知识种类和层次比基本型合理。具有这种知识结构的医学认识主体所掌握的知识种类不算多，但其功能指向集中。几种知识结构之间的关系密切，专业知识在深度和层次分布上比较合适。这种知识结构可以适应其主体成为某一方面某一问题的专家的需要。但是，由于发展型知识结构中的知识种类少，相关或相近学科知识、人文医学知识严重缺乏，在其主体更加深入地研究专业问题时，必然受到自身知识结构的限制，表现为知识面狭窄，思维灵活性差。对自己从事多年的医学专业知识同化能力很强，反应快；但对相关学科的知识或长期不接触的其他医学专业知识同化能力差，反应慢。发展型知识结构是目前医学认识主体知识结构的主要类型。这种知识结构具有一定的合理性，在今后的某些层次和方面也有存在的必要。然而，正如 1993 年世界医学高峰会议所指出的，时代的发展，要求我们"重新设计 21 世纪的医生"。理想型知识结构是 21 世纪的临床认识主体知识结构的新类型。这种结构中的知识容量大、种类多，不仅包含了基本型和发展型所具有的基础知识和医学知识，还包含了适应医学模式转变和社会发展需要的人文社会医学知识和其他相关学科知识。这种结构为其主体在将来的发展中具有两个以上的知识种类达到较高层次打好了基础。在这种知识结构中，医学知识与其他相关的各门知识形成多维结构交叉并存的状态，相互作用、相互促进，使其功能的发挥产生"放大效应"、"整体效应"和"混合效应"，使其主体对事物的认识既具有深刻性又具有全面性。具有这样知识结构的主体站在一个新的高度，凭借其知识结构中多学科交叉的优势，采取多角度、多方位的方式审视医学实践中的问题，可以解决以前单一学科所解决不了的新问题和复杂问题。而且，理想型知识结构是一种开放性的知识结构，具有对本学科的新知识、对相关学科新知识同化能力强的优点，是一种开拓性人才必备的知识结构类型。

(三) 医学认识主体应具备的知识

现代医学构成的改变，反映了医学主体应有知识结构的客观要求。这对医学主体的群体主体来说，合理的知识结构应该是：扎实的基础知识、精深的专业知识、现代化的技术知识和坚实的医学人文社科知识。

1. **基础知识** 医学是研究人体健康与非健康规律的科学,而人既是自然科学生命有机体,又是社会关系的载体,因此,医学基础知识既涉及自然科学、社会科学,还涉及人文学科。科学技术越发展,医学涉及的基础知识越来越广。所以许多经济发达国家的医学生在迈进医学院门槛之前需要首先到综合院校学习自然科学基础知识,这是非常必要的。

2. **专业知识** 医学专业知识是医学认识主体与其他认识主体的本质区别,是医生之所以是医生的根本力量之所在。医学认识主体要想在专业领域有所发展,就必须站立在学科发展的前沿,对于自己的相关专业知识有独到见解,对学科发展有正确把握。就专业知识而言,是"专"与"博"相统一的问题。单一的某门知识对一个医学认识主体来讲是绝对不够的,必须是多门知识融会贯通。在知识大爆炸的当今社会,学会合理地组织和使用知识对于医学认识主体至关重要,应能认识到哪些应该充分掌握,哪些应该达到精深,哪些应该泛览,哪些只须知其一二。

3. **人文医学知识** 爱因斯坦曾把自然科学理论体系比喻成房子和桥梁,把哲学思维和逻辑推论比喻成"脚手架"。这个比喻生动、形象地说明了哲学和逻辑学知识对于科技人才的重要性。特别是现代社会信息论、系统论、控制论等逐步纳入哲学方法的范畴,这些方法对研究人体的整体与局部、高层次与低层次之间的关系、沟通人的生理与心理、人与环境的联系具有重要的意义。

总之,医学认识主体的知识结构是一个多系统、多层次的综合体系。从理论性到技术性,再到实践性形成了各自独立而相互联系、相互渗透、相互作用的网络。这就要求现代医学认识主体既要有扎实、宽厚的专业知识和专业研究方向,又要有与专业相关的学科知识。这样,才能跳出本专业的狭窄范围,从现代科学技术发展的整体联系中去考察和把握本专业的发展方向。把别的学科的新知识、新成果与新方法引进自己的学科和专业中来,形成合理的知识结构。"一位在其职业生涯中只看限定的一类疾病的医生有偏科的危险,他或许会在他的专科领域里力图治疗那病变器官却没有认识到他的患者是病痛中的一个整体的人。[1]"

二、医学认识主体能力结构

能力,是一个人获取知识、认识事物和处理实际问题的一种本领,或说是胜任某项任务的主观条件。能力是在人的生理素质的基础上,并经过教育和培养,在实际生活中吸取群众的智慧和经验而形成和发展起来的。

医学主体的能力,属于其主体智力素质和心理素质的统一。医学主体能力也是一个系统,是有其一定的结构的。而能力结构是否合理,是影响主体认识与实践效果的重要要素。

(一)医学认识主体能力结构的基本框架

1. **医学认识主体的能力** 医学认识主体的能力是指医学认识主体完成医学实践的任务所需要的本领,包括医学认识能力和医学技术能力以及相关活动的本领。联合国教科文组织在强调21世纪医生能力的培养时提出了"三张通行证"主张。认为未来的医生应掌握这三张通行证:一张是学术性的,一张是职业性的,第三张是证明一个人的事业心和开拓能力的。1996年"国际21世纪教育委员会"报告再次强调了"从技能到能力"的转变。

2. **医学认识主体的能力层次** 医学认识主体的能力结构可以分为基础层次能力、适用层次能力和发展层次能力。

医学认识主体的基础层次能人是在其接受系统的医学教育时形成,在医学实践中进一步得到增强和发展的基本能力,是医学认识主体胜任其工作的基本条件。基础层次能力主要包括:感觉能力、思考能力、颖悟能力、反省能力、想象能力、记忆能力、注意能力、文字和书面表达能力、审美能力等等。

医学认识主体的适用层次能力是其在医学实践中分析问题、解决问题的能力,是医学认识主体胜任其工作的必要条件。运用层次能力主要包括:分析能力、判断能力、预见能力、沟通能力、自制能力、协作能力、社交能力、适应能力、应变能力、洞察能力、鉴别能力等等。

医学认识主体的发展层次能力是其适应现代社会和医学发展的需要所具备的能力。如专业技能与人文思想相结合的能力、循证医学的能力、终生学习的能力等等。

医学认识主体的不同层次的能力之间既相互联系、相互制约,各自发挥着不同的作用,又相互耦合,具有放大效应。

(二)医学认识主体的几种主要能力

1. **观察能力** 观察是一种有目的、有计划、主

〔1〕 西格里斯特.西医文化史.海口:海南出版社.2012;304

动的认识活动。科学研究始于直接的感觉经验,而观察则是获取这种感觉经验的唯一手段。因此,观察是一切科学研究的基础。对医学认识主体来说,敏锐的观察能力是一种必备的素质。敏锐的观察能力,是说在医学科学研究中,要有意识地寻找已呈现的经验事实中可能存在的每个特点,注意各种异于寻常的特征,并对观察到的现象、已经取得的资料、可能具有的意义加以考虑,捕捉值得追踪的线索。[1]一方面,大量的医学实验需要有意识地、细致地观察到已呈现的经验事实,并对观察到的现象、取得的资料、具有的意义加以考虑,才能得出预期结果。如弗莱明发现青霉素就是细致观察的典型例子。另一方面,在临床诊治中,医学的诊治水平一定程度上取决于医生的观察能力。正确的诊断源于医生对疾病的严密认真的观察。中国古代医学总结了"望、闻、问、切"四大诊术。现代临床诊断,虽然各种仪器可以解决很多问题,但直接观察患者生理和心理的外在表现,仍是确诊的主要手段之一。

2. 记忆能力 记忆是对经验过的事物能够记住,并能在以后再现(或回忆)或在它重新呈现时能再认识的过程。衡量人的记忆力主要有 4 个指标:记忆的敏捷性、记忆的持久性、记忆的正确性、记忆的备用性。记忆力在医学认识主体的认识活动中具有重要的作用。例如,临床认识主体要面对临床中案多的复杂的具体情况,疾病之间的鉴别,千变万化的治疗方法,千百种药物的药性和适应证等复杂和大量的信息,没有良好的记忆力是很难胜任的。

3. 思维创造能力 思维创造能力是将所取得的知识,经过分析和综合、判断和推理等逻辑思维活动,得出新结论的能力。思维创造能力居于智力结构的核心地位,是人类智能的中心。思维创造能力在医学科研中,对科研课题的选择,对观察实验的构思和设计,对实验方法和步骤的调整,对实验数据的处理,对实验结果的总结等,都起着关键作用;在临床诊疗中,对病史、病情的分析,对各种化学数据、检查资料的综合,对疾病发展过程中转机的把握,对治疗方案的确定与完善,也都有一个思维方法正确与否的问题。事实说明,医学主体水平高低,不仅直接取决于医学知识的精深和完善程度,而且取决于其思维创造能力的水平。

医学认识主体创造性思维具有 4 个基本特征:

一是新颖而实用;二是拒斥原先已接纳的观念;三是与强烈而持续的动机相伴随;四是为澄清一个原先含糊不清的疑虑而引发。因此,创造性思维存在于医学认识主体思考和解决问题的过程当中。

能力结构是一个整体。能力结构中任何一种因素的突出发展不能代替其他因素乃至整个能力结构的发展,只有各个因素协同地、全面地发展,才能提高和扩大能力结构的质量。对医学认识主体来说,这方面的知识可能从课堂上得到的较少,要靠主观努力去培养。

三、医学认识主体人格结构

人格一词来源于拉丁语 Persona,原是指在古代希腊罗马时代戏剧演员在舞台上为了向观众表明剧中人的性格、身份和角色所带的面具。千百年来,人格一词一直为哲学家、医学家、社会学家、心理学家、伦理学家广泛地使用着,成为一个历史文化底蕴十分深厚而又见仁见智的概念。

(一)人格的概念及其结构

1. 人格的概念 学术界对人格概念的界定主要有以下几个方面:人格是个体的外特征;人格是个体的品质;人格是个体之所以为人的本性;人格是人与人之间的差异;从人与环境的关系看,人格可以解释为人对环境适应的独特性。哲学家和心理学家从总体上概括出人格概念有如下特征:人格是外部的自我和内部自我的统一,是由先天的遗传因素和后天的社会文化因素的统一;是人的理性和非理性的统一;是稳定性和变动性的统一。

我国台湾学者杨国枢的人格界定受到学术界较为广泛的好评:"人格是个体与环境交互作用的过程中所形成的一种独特的身心组织,而这一变动缓慢的组织是个体适应环境时,在需要、动机、兴趣、态度、价值观念、气质、外形及生理方面,各有不同于其他个体之处。"美国心理学家 L. A. 珀文这样定义人格:"人格是认知、情感和行为的复杂组织,它赋予个人生活的倾向和模式(一致性)。像身体一样,人格包含结构和过程,并且反映着天性(基因)和教养(经验)"。

2. 人格结构理论 人格结构的理论中两种影响比较大而且和医学工作者的人格结构相关的理论是弗洛伊德的人格结构理论和奥尔波特的人格理论。

弗洛伊德认为,本我、自我和超我是人格结构

[1] 刘正纾.医学哲学概论——医学的主体、客体与整体.北京:中国医药科技出版社,1992:51

中的基本内容。本我是人格结构中最原始的部分，构成本我的成分是人类的基本需求，如饮食和性的需要。支配本我的是快乐原则。自我是受环境影响，在本我基础上发展起来的各种需求。支配自我的是现实原则。超我是个体接受社会文化教养而形成的，如对理想和道德的追求。支配超我的是至善原则。

弗洛伊德将人格结构分为意识层次和潜意识层次。自我和超我属于意识层次，本我属于潜意识层次。人格结构中的两个层次的 3 个部分协调发展，是良好人格形成的必要条件。

奥尔波特认为特质是人格的基础。特质可以分为 3 类：首要特质、中心特质和次要特质。首要特质是足以代表个人最独特的特质。如巴尔扎克笔下葛朗台的吝啬就是葛朗台的首要特质。中心特质指代表个人性格几方面的特征，是构成个体特质的核心部分。如个体的诚实、勤奋、开朗等，属于中心持质。次要特质是指人格体在某些环境条件下表现出来的性格特征。如一个善于言辞的个体在陌生的环境里可能沉默寡言，这里的沉默寡言是次要特质。

（二）医学认识主体的人格结构

现代医学主体的人格结构，主要是由信念、心理和行为 3 个基本层次构成。而行为层次则与医学实践息息相关，由此也可见，医生是认识主体与实践主体的统一，两者是不可分割的。

1. 信念层次　信念是人们对理论的真理性和实践行为的正确性的内在确信。信念往往以人的目的、动机的形式与情感意志相结合，并贯穿在人们的实践活动中。它是医学主体品格结构的较高层次的要素[1]。

（1）科学世界观　医学主体同其他社会认识主体一样，只有树立辩证唯物论的科学世界观，才能正确地认识和把握复杂的医学客体，顺利从事医学实践活动。因为：第一，医学主体总是受到医学客体的规定与制约。医学客体不可避免地具有客观辩证法的一切特性。这就要求医学主体必须通晓辩证法，才能认识它、变革它。也就是说，医学主体要有个适合于医学客体辩证本性的世界现和方法论，才能正确地把握自己的客体。第二，医学主体对其客体的认识，经历了模糊整体-局部要素-系统整体，这样一个否定之否定的过程。这就使医学主体的思维方式从以分析为主，过渡到以辩证综合为

主。这一转变，实质上是医学主体的思维方式向辩证法的复归。如能自觉掌握辩证唯物论，则能促进这一转变的迅速完成，从而避免医学家们自发的长期摸索所带来的一切磨难与痛苦。第三，现代医学研究手段科学化，对医学主体的思维能力提出了更高的要求。思维能力的一个重要要素，就是如何在总体上把握认识对象的性质问题。说到底，这还是一个哲学修养问题（即人的世界观）。

（2）科学精神　现代医学是一门很复杂的科学，医疗卫生服务工作有极其严格的科学性，因此，要求医务工作者必须具有科学精神。科学精神主要包括 4 方面内容：一是求实精神；二是批判精神；三是创造精神；四是献身精神。

（3）医学的人道主义　医学的人道主义，是在长期的医疗实践中形成的优良传统。这个传统的基本特征表现为：同情患者、关心患者、尊重患者、竭诚为其服务，救死扶伤。

2. 心理层次　医学主体个体的心理素质，是其人格结构的重要要素。这主要包括：

（1）纯洁的从业动机　动机，是激励人们行动的原因。人只要是处于清醒状态中，所从事的活动总是为一定的目的动机所引起的。这些引起行为的原因，在心理学上称之为动机，也称驱力。正是由于人们的动机性质，决定着人们的行动的性质，所以说，医务工作者的从业动机决定他们的从业行为。

医学主体的个体，作为一种社会角色，它是一种表观型角色，而不是一种功利型的角色。所以医学主体个体的从业动机，不是为了谋求某种外在的奖励和报酬，而是热爱医学事业，以解除患者痛苦。古今中外，德高望重的医学家们，都以不营私利为医德的普遍特色。

（2）坚强的意志　所谓意志，是人自觉地调节行为去克服困难，以实现预定目的的活动的心理过程。医学科学的认识活动和卫生保健实践，由于客体的复杂性，决定了认识与实践的艰巨性常常使人遇到意想不到的困难。在这些困难面前，就需要有坚强的意志，才能使人们战胜困难，达到即定的目的。意志，作为一种心理过程，突出的表现为：目的性、自制性、果断性、坚韧性等。

目的性：能够自觉地确定目的，是人的意志行动的特征。人在实际生活中确定自己行动的目的，这是人的主观能动性突出表现之一。确定目的，是

〔1〕　陈士奎.医院主任手册.香港：香港威雅出版贸易公司.1998：1117.

指基于对自己行动目标的社会意义的深切了解，是规定的行为效果的归宿。

自制性：是指主体控制情绪，从而调节行为的一种心理过程。也就是说，既能控制自己情绪的冲动，而表现为应有的忍耐性；又能迫使自己排除干扰坚持执行合理的原则规定。自制性，反映着个体意志的抑制机能。当遇与他人他事相矛盾时，自制力强的人，就能较好地控制自己的情感，调节自己的行为，使之保持常态。可见，有自制力是意志品质的重要方面。医务工作者的主要服务对象，是躯体上患有疾病、心理上也有所改变的人。所以，患者常常会表现这样那样的"不听劝导"、"无理取闹"和不服从治疗的行为。这时，医护人员，特别是医生，要善于控制自己的情绪、语言和行为，不仅要避免和患者或其家属发生冲突，而且要坚持耐心地劝导，委婉而坚定的坚持正确的医嘱。这也是一个医务工作者心理上是否具有自制性的品格标志。

果断性：是指主体在明辨是非后，当机立断、毫不犹豫地做出决定的心理素质。医护人员的果断性品格表现在：即使在患者生命攸关、生死存亡的紧急时刻，也能敢作敢为，当机立断。当然，这是以认真负责、深思熟虑、胸有成竹为前提的。特别是对急症的处理上，往往是医护人员的果断，则成为挽救患者生命的关键因素，而任何优柔寡断，都可能延误患者的治疗而危害其生命。所以，果断性也是医护人员，特别是一个临床医生必须具备的意志品格。

坚韧性：这也是医学主体最宝贵的意志品质之一。它表现为：为达到即定目标，坚毅顽强，百折不挠的意志品质。医疗保健工作，是一种极其复杂而又艰巨的特殊任务。一是服务对象的特殊性，二是对于无数众多的慢性病和疑难杂症的学习研究、预防和治疗等等，都要求医务工作者们，必须有足够的毅力、耐心、韧劲和长期作战的顽强意志，去一个一个地认真对待、解决，没有一定的坚韧性是不行的。

总之，上述这些心理意志品格者是现代医学主体品格素质中不可缺少的要素。

（3）高尚的情操 情操，通常是指那些与具体道德价值的事物的需要相联系的体验，是一种更高级的社会精神需要引起的具有较大的稳定性、深刻性情感倾向。医学主体的高尚情操，是指其对医德价值引起的精神需要，通过自身行为得到满足的主观体验，从而产生的一种情感上的操守。医务人员的情感特征，主要是表现在对患者的高度同情心。

并具有以下特点：

广泛性：是说医护人员不因患者的种族、肤色、性别、性格、职业、收入多寡、文化高低、社会地位、政治态度、宗教信仰、亲友同事乡里等不同，在情感上有所差异。医护人员对患者，应一视同仁。这是由社会主义的人民卫生事业的性质和医德规范的统一性所决定的。

纯洁性：是指医务人员对患者的情感纯真朴实而不掺杂任何私念物欲。它是与医务人员的全心全意为人民服务、廉洁诚实、奉公守法、不徇私情、不谋私利，光明磊落，坚持原则等优良品质相一致、相统一的。

理智性：是指医护人员从患者的长远利益出发，敢于坚持正确治疗的原则性，也是医护人员建立在理智和科学精神基础上的处处为患者着想的一种真情感。医生是医疗工作的主宰者，医生对患者既要有情感，但又不能感情用事，不能为患者的痛苦和患者家属的感情用事所俘虏。如果某种诊断或治疗措施确实为患者治疗和康复所需，而又遭到患者及其家属的反对等等，这时，医务人员应从患者的利益出发，善于坚持正确的治疗决策，耐心据理做好说服工作。

总之，医务人员的高尚情操，是在医学主体的社会化过程中、在社会主义人道主义思想的陶冶下所获得和发扬的。它是建立在对人的尊重，对生命热爱的基础上的一种典型的医德情操。

（4）优美的性格 性格，是个性结构（倾向性、能力、性格、心理过程等）中最重要的一个心理特征。性格是指一个人在对待现实的稳定态度及其相应的习惯性行为方式。一个优秀的医护人员的性格，是在其长期的医疗实践中逐渐发展形成的，是个体的各种心理活动特性整合的结果。

谦虚：就是谦逊、虚心，不骄傲、不自满。谦虚是一种虚怀若谷的精神和自知之明的态度；谦虚决不是妄自菲薄，自暴自弃，而是壮志凌云，勇于进取，虚心听取各方面的意见和批评，认真总结经验，克服缺点，改进工作。

审慎：就是谨慎小心、详细周密，对工作极端负责任。作为医护人员，审慎的心理品格，不仅表现在"言"中，而且还表现在"行"中，"言"的审慎要求医护人员与患者谈话时，不能给患者以不良刺激，应该多给予鼓励、安慰，使之感到亲切温暖；"行"的审慎更为重要，无论是诊治、护理，还是康复或其他任何处置，医护人员都必须考虑到种种可能，为其选择最佳方案，周密细致地操作，争取最好的效果，把不良反应尽量减少到最低限度。这一切,都是医护人员对患者极端负责、审慎认真、一丝不苟的表现。

负责:由于医疗卫生服务工作直接关系到患者的生命安危,因此,医护人员,时时处处都必须具有高度的责任心和一种对生命的敬畏感,以此来促进自己对医务工作的极端负责,即时刻想着患者的安危,把解除患者的疾苦作为义不容辞的义务和责任;在医疗工作中,严格执行有关的规章制度和操作规程,决不粗枝大叶、敷衍塞责;在治疗过程中,思想敏锐、动作利落、态度镇定,抢救垂危患者时,要全神贯注,分秒必争,勇于负责,敢担风险,沉着果断地做出处置。对工作的极端负责,是医护人员全心全意为人民服务的基本标志。

独立:是指一个人具有自立(独立自主)的精神追求,和独自提出问题与解决问题的一种心理过程或更高层次的精神力量。也是主体获得"独立工作能力"的心理基础。一般说来,具有这种心理素质的人,基本上不靠他人的暗示或帮助,就能发现问题、想出办法,坚持自己的观点,去寻找达到目标的手段,不随波逐流,不人云亦云,亦步亦趋,保持主体独立的人格和自主的尊严。

沉着:是指医务工作者,特别是临床医护人员,在处置各种突发事件时(如急诊、病情剧变恶化等等),所体现出来的一种沉着镇静的性格,紧张急切而不惊慌失措,从而给人以莫大安慰与信赖。否则,在医护人员的心理和行为态度上的任何惊慌失措,都会导致节外生枝、事倍功半,从而影响正常救治的效果。所以说,沉着冷静的性格,也是现代医学主体应有的素质。

勤奋:"勤"就是指一个人孜孜不倦地实践活动,"奋"是指一个人积极向上,不甘落后,刻苦钻研的精神状态。对于一个现代医学主体来说,也应当加强这方面的品格修养。医务工作者如果没有精湛的医术,就不能用最佳手段使患者尽快地解除痛苦。"医精于勤"。总之,对现代医学要精勤不倦,学而不厌,刻苦钻研,不断攀登医学高峰。这是我国社会主义现代医学主体应具备的优良品格。

3. 行为层次　行为,是指人的有意识的活动。行为层次,是指个体品格结构中的外在层次,表现为个体外在的可观察的各种有意识的活动。具体包括:仪表、举止、语言等方面。

(1)仪表　这里所说的"仪表",即指仪态、仪容、姿态、风度等。它是人的性格、内心情感、观念等外在的流露。在人们的交往中,它是人际吸引的重要因素。比如人们常说的"先入为主"的印象,首先就是仪表给人以深刻的影响(印象)。当人们尚未进行语言交流之前,双方往往已经通过对方的服饰打扮、仪表风度、神态表现——一种无声的语言方式,进行着情感和思想的交流了。这种通过仪表给人留下的一定的印象,人们称之为"仪表性语言",它属于"非词语性信息"。

在医疗服务活动中,这种非词语性信息起着重要作用,它是医护人员影响患者心理的重要因素。它直接关系到患者的治疗与康复。如若医护人员的服饰不整,不修边幅、或妖艳轻佻,就会给患者以"这个医生(护士)工作不认真,马马虎虎"的印象;相反,如若面无表情道貌岸然,冷若冰霜,虽西服革履,袍褂光烁,也会使人感到难以接近、望而生畏。这都会给医患关系投下阴影。因此,医护人员应该服饰整洁、端庄大方、纯朴健康,令人感到亲切和蔼,自然会使人增强其信任感,增强其治疗信心,积极配合治疗。所以,我们必须讲究仪表美。

(2)举止　即指人的动作姿态。人体的姿态和姿势,同样可以传递信息,人们既可以通过自己的姿态、动作、手势、目光等表达自己的情感和意图;也可以认知他人的情感和意图。医护人员的良好举止行为习惯,不仅是一种内在情感的体现,也是沟通医患关系的一种不可轻视的手段。

医护人员的举止行为应该端庄大方、朴实健康、文明礼貌、刚柔相济、练达洒脱;应该不鲁莽愚钝、不庸俗飘浮、不低级趣味、不故弄玄虚、不模棱两可、不茫然若失、不无可奈何、不小题大作、不夸张浮躁、不拘谨寒伧,更不能机械呆板或不分对象。例如,对小男孩,为表示亲切或赞许他的某种行为,可以摸摸他的脸蛋儿,或抚弄下他的头发。这对刚刚梳理好头发的小女孩则就不很妥当了,这种动作如若施于老者,则无异于轻狂无礼。

既然,适宜的举止是一种非词语性信息传递手段,正确的运用它,则能准确无误、审慎而亲切的向患者及其家属,表达自己的某种情感与意图。那么,如果使用不当,则会引起某种误解,甚至把本来不该让患者知道的东西,无意之间泄露出去,造成患者焦虑、恐惧、甚至绝望等恶果。

(3)语言　语言是人际交往中交流思想和表达情感的工具。在医护工作中,语言有着特殊而重要的作用,它通过人的第二信号系统直接作用于人的心理以至躯体。给人以积极或消极的影响。

医护人员,在诊治医疗服务活动中,与患者交往的语言,从其质量来说,应亲切易懂、温文而不造作、儒雅而不矜持、言之有物,而不喋喋不休。从其内容而言,则应把患者的正当要求和病中的心理状态摆在首位,既要准确地解释其所患疾病,只要避免一切恶性刺激。医生、护士与患者亲切而又审慎的交谈,实际上是心理治疗的一个组成部分。如能事先科学的设计一定的谈话内容,又能"临场发挥",机智而稳妥的引导,往往可以为患者恢复其心理上的健康创造了一定的条件。特别是对身患绝症的患者,交谈时更要谨慎。这就不仅仅是语言问题而是涉及医学心理学的许多专门知识和重要原则了,所以,医务工作者的语言修养,不只是个情感、态度和技巧的训练,而首先要与心理学的学习结合起来予以认真对待。

此外,在医患交往中,应竭力避免语言的刺激冲突,这是最一般最起码的要求。

第三节 医学实践主体

一、医学实践与医学实践主体

(一)实践

"实践"一词早在亚里士多德之前就出现了,但它还不是一个特定的哲学概念。亚里士多德也曾认为,实践或行动可用于一切有生命的东西,如上帝、众神、宇宙、星星、植物、动物和人,甚至一切有生命的东西的部分和器官,政治共同体等。在《尼各马可伦理学》中,亚里士多德清除了一切泛指的含义,实践专门是指人类的活动,"它们(低等动物)虽有感觉却没有实践"。[1] 从此,实践作为一个专门的人类学范畴,进入了哲学家的视野。

人类知识从根源上说是通过实践得到的,实践是知识获取的根本途径。其实,关于知识和实践的关系,我国传统就有"知"和"行"之间关系的讨论,反复强调"行"对知识获取的重要作用。《荀子》中就提到:"不登高山,不知天之高也;不临深溪,不知地之厚也"。

(二)医学实践

医学实践的定义是:以医患为主体,而以医生作为主体中能动最主要方面的一项对人类的健康和幸福,具有重大意义的实践活动;通过这项实践活动不单是为了消除疾病、增进人类的身心健康,促进医学本身的发展,而且对改进人类的精神状况,丰富人类的精神世界具有其独特的作用和贡献。在该定义中,实质上已经包含了实践的4个尺度[2]:

功利的尺度:实践活动的功利尺度,哲学上的含义就是指主体人按照自身的实际需要去改变客体,使原来独立于、外在于人的客体,成为能满足主体特定需求的实际作用、实际价值、实际功用的存在物。具体到医学实践,也毫无例外地遵循着功利的尺度。医学实践活动之所以发生,最初的动因主要的就在于消除病痛,随着医学的产生,它又具备了预防疾病和增进健康的功能,到如今,医学实践更是成为人们认识世界和认识自我,创造自由、美好生活所要参与的一项必不可少的活动。谁忽视了它,谁就不会有完满的人生。

真的尺度:即遵循真理的尺度,就是对被改造的客体及其相关环境的属性、结构、功能、形态、条件和运动规律的有目的、有计划的一种自觉而自由、能动而现实的利用。简单说就是理论联系实际,按照客观规律办事。医学实践活动应遵循医学科学的规律,应遵循临床的认识—实践运动规律,才能顺利实现医学的目的。

善的尺度:就指人们在实践创造活动中,遵循善的尺度去规定和展开自己的实践活动,从而保证实践活动的合社会正当性、规范性,使自己的实践活动既有利于主体自身,同时又有利于他人、社会利益,或者至少不损害他人和社会的利益。医学实践的主体是医生和患者,同时临床实践的对象又是患者,这就决定了善的尺度是一切医学实践活动的最基础的价值标准。一切合社会的规范也同样适用于医学实践。

美的尺度:美可以说是人类发展出来的一种独特的把握世界和通向自由之路的心智方式。它与人类的深厚情感相通,在这里的理智是处在从属地位的。医学实践作为人的实践,是决不会拒绝美的介入的,并会自觉地遵循美的规律、审美的规律去从事临床的创造活动。它最终会塑造出身心健康的、人格完善的实践主体来。

在整个医学实践过程中,我们现代人客观上都面对着3个世界:日常的生活世界、科学的世界和哲学的世界。医学实践活动,表面上看,属于生活世界,因为,它所直接应付的是人类日常生活中的生老病死现象,人们也在日常生活中感受生命带来

〔1〕 亚里士多德.尼各马可伦理学.北京:商务印书馆,2003:168
〔2〕 骆秋平.导向真正的生活——医学临床实践的哲学论思.南京:东南大学出版社.2003:41.

的欢乐和痛苦。但在其背后,我们每个现代人实际同时又面临着另外2个世界:科学的世界和哲学的世界。现代医学科学技术的发展,已极大地改进和增进了人类的健康状况,延长了人类的寿命。现代医学实践已经一刻也离不开现代医学科学技术。同时,与整个人类科学一样,医学科技也给人类带来了医学上的科学理性。但其没有对医学实践对人类的意义和价值发表看法,这属于哲学的范畴。医学的哲学世界,就是研究人们对医学的总体看法,研究人类在医学领域的世界观和方法论,研究医学实践对人类的价值和意义。但有一点必须明确,人类对医学的目的、意义、价值和思想方法并不是由医学的哲学世界产生的。医学的哲学只是对其进行探索和论证,把它揭示出来并展现在人们的面前。全面地说,应是它们产生于以医学的生活世界为基础的人类的总的医学实践活动的过程中,这其中包括医学科学和哲学的实践活动,但以医学的生活世界中的实践活动为根基。同时,我们也不应忘记,医学的全部实践从属于人类的实践活动。

(三) 实践主体

实践主体是指在实践-认识活动中,实践和认识活动的发动者、活动者、行为者,即具体的从事实践和认识活动的人。作为实践主体而存在的实体的人,必须是具有自我意识(或自我意识潜能)和实践能力的社会的人。因此,实践主体亦是一定思维方式、实践理念及实践行为的承担者。作为一定思维方式、实践理念及实践行为的承担者,实践主体具有社会性,其特性深受社会因素的影响和制约。

从现实的角度看,实践主体就是在已经被确立的理论认识、方针政策指导下进行具体安排、实施、操作的行动者(包括集体和个人)。实践主体的特点主要有以下几方面。一是理性重于感性。在认识阶段,情绪性、模糊性、整体性、直观性都可以存在,因为其不会直接造成后果。但在实践阶段,因为所有的思考及行为都会影响行动的后果,所以实践主体必须以严谨的理性思考和态度对待工作。二是结果重于观念。在理论认识阶段,可以不特别观察结果,因为这是理性的推论思辨。但进入实践过程,实践主体就必须认真考虑、观察行动的结果。因为事物每时每刻都在变化,实施者必须恰到好处地根据理论的原则指向采取恰当的行动,只有这样才能达到预期的目的。三是行动重于思考。社会

实践活动纷繁复杂,所以需要进行周密的分析思考。但再周密的安排考虑也不能穷尽行动的所有细节,而且结果只能从操作行动中得出,没有实践主体强有力的周密行动,任何理论都不会有结果,都是空中楼阁。四是素质重于知识。在认识阶段主要以高智商思考分析为主,但在行动阶段需要多种因素共同作用才能达到目的[1]。

(四) 医学实践主体

由医学实践中做的问题,可以引申出由谁来做和对谁而做的问题,也即实践的主客体。这是一个十分重要的问题。它关系到医学实践意义的生成。既往医学实践中的不足、面临的困境大多出在医学实践主客体的划分上。

历史上的医学实践主客体关系是在不断变化的。生物医学时代医学实践主客体的划分是:医生是主体,疾病是客体。医生用其所拥有的知识,凭借其观察和思维的能力,针对疾病进行治疗。医学实践主要是围绕疾病和伤痛而展开的,向患者灌输的只是医学知识,并没有介入到患者的整个精神世界之中,去完成对人生意义的体认。即忽略了人的感受和社会联系。随着生物-心理-社会医学模式的建立,医学主客体变为:医生是主体,患者是客体。医生除了需要用其知识与能力,治疗疾病外,还需针对患者患病的心理、社会因素,使其恢复到健康状态。这就需要良好的合作,注重心理健康教育。而医学实践时代的划分是:医生与患者中代表要求超越自我的一面结成的共同体作为主体,而患者中处在不自由状态的一面作为客体。基于医学实践对主客体的重新界定,将生成新的医学实践意义。换句话说,就是医学实践负荷着意义和价值。而要实现这样的意义和价值,只有通过理解。理解使得医学实践与医生和患者的人生历程与经验真正地联系起来。并由此将个人与世界、语言、历史、艺术及自身等紧密联系了起来,最终全方位地走向对人生意义的探求。因为医学实践的对象是"人事"而非"物事"。它要求医生在行动中,应承担起追求人类福祉的责任,对患者尊重,以创造性的、平等的、对话性的方式与患者交流,避免那种狭隘的、生产性的、对待物性的活动,"因为那是一种对非人东西的行动方式。[2]"

(五) 医学实践主体与认识主体的关系

从哲学的角度说,认识主体和实践主体是分不

〔1〕 刘强. 论实践过程及实践主体研究的现实性价值. 内蒙古社会科学(汉文版),2012,33(2):57.

〔2〕 张汝伦. 历史与实践. 上海:上海人民出版社,1995:216.

开的,因为它们同属于实践活动的主体行为。但在客观上,认识主体和实践主体却存在差别,认识主体是在人对客观对象的感受、认知、判断、确认中确立的,有其自身的心理活动和思维方法及知识结构的产生特点。实践主体是在已有认识的基础上,对已有理性认识的梳理、综合与辨别,是行动路径、方式过程的安排活动,又被认为是问题解决的心理活动和思维方法,更有与认识主体不一致的较为清晰的、必须对行为负责任的主体特点。再普遍有效的理论,如果实施者的知识结构、价值观念、道德理想和心理素质达不到一定的水平也不会有统一的结果。

认识主体是理论推理上的思考者,而实践主体则是行动过程中的驾驭者,虽然认识对实践可以在语言编织的网中尽数指点,但无法全然预知未来。实践主体是具有行动特征的行为主体。预谋、筹划、操作、验证是实践主体的主要特征。检验实践的结果往往不是回到理论,而是回到人的需要、事实的正向价值、历史的正向指向上。理论阶段只求严密性,实践涉及现实性,与人的生存密切相关,要求实践者对自己所采取的行动必须慎之又慎,必须以整体性思维从需要和价值的角度去考察。当今社会,实践主体必须拥有比认识主体更高的道德境界、更强的社会责任感、更优秀的综合素质才能胜任。

二、医学实践主体的能力要求

1996 年,世界卫生组织在《改进医学教育和医学实践全球性战略》的文件中对未来医生提出了"五星医生"要求。即:卫生服务的提供者、决策者、信息交流者、社区领导者和卫生实务管理者。而这样的一个实践主体只有具备以下的能力才能承担这么多角色。

1. 理解能力 一是对临床事实的理解。通过与患者的对话和必要的物理和实验室检查,医生初步掌握了患者的病情,得出初步的结论,并制定出相应的诊疗计划。二是对医学实践环境、日常各项医疗活动、临床中各种人际关系的经历和理解。对于医生,整天面临着大量的、纷繁复杂的临床事务,以及相关的经济、伦理、法律等一系列问题;处理着各种各样的人际关系,其中重点是与患者的沟通与交流;空余时间对作为职业、事业的医学的思考;进一步的学习和提高,自身工作、学习、生活的安排;一个个患者的生活经历及其对疾病的痛苦体验对医生自己生活的启示等。

2. 文字表达能力 主要是指医疗文件的书写。这是我们开始医疗工作的第一步。对患者病史、体格检查、各项诊疗措施的记录、分析研究,就如同我们对患者的临床调查报告,没有完整、系统、详实的资料,我们对患者的诊疗就没有发言权。一份完整的病历资料,可以充分反映医生的智慧和劳动,可以为今后的临床研究提供原始的素材。然而,要写好合格的医疗文件又非一日之功。优秀的病历要求做到客观、真实、全面、系统、有重点,要做到形式与内容的统一,要反映疾病发生、发展、受干预、转归的过程,更主要的是要最大限度地体现医生的思维,从而形成对疾病的指导思想。所以,没有很好的语言修养、扎实的专业知识、系统严密的思维,以及长期反复大量的练习,是写不出高水平的医疗文件来的。

由于现代医学科学研究的社会化程度日益提高,要求从事个别研究项目的不同专业的个人或集体,都必须通过阅读、分析综合、整理大量的文献资料、情报信息,并撰写学术论文及时报告科研成果。如果没有一定的文字表达能力,那就不可能适应现代医学高度社会化的要求,不仅科研成果不能得到及时的实践检验,而且经验、技术得不到及时交流、社会承认和补偿。

3. 言语表达能力 语言表达能力,是指人们运用语言文字交流知识、经验、情报资料信息和思想感情的一种综合性本领。这里主要是指服务于临床的交谈技巧。这里要强调的是,临床交谈技巧是一门很大的学问,需要经过有目的、有系统的专门的训练。这对于与患者建立融洽的关系,以及提高临床工作的质量和效率具有十分重大的意义。

4. 操作能力 操作是人们将所掌握的知识和方法运用于实验过程。在医学专业中,只有认识能力而缺乏操作能力的人,是不会有所成就的。在医学实践过程中,人们总结了许多操作技能,有的甚至是用血的代价换来的。这就要求我们逐项地去用心琢磨并掌握它,反复操练,以达到得心应手的地步。所谓用心琢磨,就是要体会在某种特定情况下,这项操作这么做的道理,为什么不能那样做,还可以作哪些改进,就是变得更科学、更合理,甚至创造出新的技能来。

特别是随着现代医学的发展,更需要手脑并用的医学人才。无论是从事临床医学工作还是医学科研工作,操作能力的高低,对于他们的成功是至关重要的。例如实验操作能力是指按照一定的课题建立现实的研究系统之后,认识主体操纵仪器设备,并保证其充分发挥功能、顺利获取有用信息的技术的一种能力。这种操作能力是综合性的能力,它主要由仪器设备知识、原理操作技艺和标本制备等知识能力组成的。它的主要作用是保证科学实验的正常进行,把误差限制在最小的范围之内,获得更真实的科研记录。另外,有些全新的科学观察和实验,还要自己动手重新设计、制造仪器设备、进行调试等,以保证获得预期的最佳效果。可见,科学实验操作能力,是现代医学认识主体从事科学实验研究中不可缺少的一种必须具备的能力。

5. **信息管理能力**　计算机和通讯技术的进步对医学信息的分析和管理提供了有效的工具和手段,因此,医学认识主体必须了解信息技术和用途及局限性,并能够在解决医疗问题和决策方面合理应用这些技术。医学认识主体应该做到:从不同的数据库和数据源中检索、收集、组织和分析有关卫生和生物医学信息;从临床医学数据库中检索特定患者的信息;运用信息和通讯技术帮助诊断、治疗和预防,以及对健康状况的调查和监控;懂得信息技术的运用及其局限性;保存医疗工作的记录,以便进行分析和改进。

6. **组织管理能力**　所谓织织管理能力,是指由决策能力、计划能力、组织实施能力、指导能力、平衡协调能力等基本要素构成的一种综合性能力。它是有效地组织学术活动、发挥学科职能的必要条件。

决策、计划能力——即选择和确定目标(预测、规划、选择等)及制定实现目标的具体规划能力。如作为一个学术带头人,对自己以及所在单位(院校系科室组)所从事的工作(教学医疗科研等)必须有个规划蓝图;既有长远规划,又有短期布置,以及具体而明确的实施步骤。

组织实施能力——按预定计划科学地组织、调动、使用人力、物力、财力去实现既定目标的能力。其中尤为重要的是知人善任,组成一个智能结构合理的研究集体。善于调动每个人的积极性和创造性,使人尽其才、物尽其用,以最经济的办法实施计划,从而获取最佳效益。

决断能力——对计划、选择、成败、得失、优劣等做出综合性的判断和应变的能力。决断能力是建立在对大量信息、情报的充分了解和科学分析的基础上的,具有严密的科学性,它和轻率地处理、武断地下结论不是一回事。

学术指导与协调合作能力——由于科学技术总是向前发展的,培养提高主体(包括自己在内),是促进科技发展的关键所在。要培养提高医学认识主体的素质,就要有学术交流、指导及协作的能力。通过协作,解决重大科研课题,这是当代医学研究的一种有效的研究方式。然而,要联合攻关,首先,必须得有群体意识,即不仅要有完成自己分工的那部分任务,而且还要为合作者着想,互通情报,提供方便。其次,还要有合作的能力,即要充分理解和把握该合作题目所需要的知识结构,以便更好地向别人学习,弥补自己的知识不足,更好地处理科研工作中的人际关系,调动一切积极因素。总之,作为一个现代医学主体的个体,不仅要有相应的学术水平,而且还要有一定的组织管理能力。

7. **处理公共关系的能力**　所谓公共关系,就是指人与人之间的社会交往关系,即人际关系。人际关系是人们在社会生活过程中,通过人际交往而结合形成的各种相互关系的总称。凡是有人群的地方,就有人际关系。我们这里指的人际关系,主要是指医护人员(上下级、左右同事)之间和医患之间(医护同患者)之间构成的人际交往关系,这是一个医学主体成长的重要客观条件,或称之为广义的环境因素。

所谓处理公共关系的能力,则是指一个医务工作者善于把握和调节上述人际交往关系的活动艺术,从而创造一个良好的生活气氛和工作环境,以保证工作的顺利开展和医疗科研任务的完成。正所谓:"天时不如地利,地利不如人和。"公共关系处理不好,就会使人感到抑郁、烦恼、孤独、失群,从而导致消极的行为反应,以致精神不振,才智不达,影响身心健康,妨碍工作和学习。良好的人际关系,既能使自己得到一种强烈的归属感或满足感,又能更深刻更生动地体验到他人的实际价值,易于振奋精神,调动积极性。因此说,良好和谐的人际关系,不仅是一种良好的客观环境因素,而且成为人们良好行为的重要推动力。所以,每个医学生和广大的医护工作者,都应尽早培养起正确处理人际关系和公共关系的能力。

(夏媛媛)

思　考　题

1. 医学主体的本质属性。
2. 医学认识主体与医学实践主体的关系。
3. 医学认识主体的能力。
4. 医学实践主体的能力。

延伸阅读书目

1. 刘虹. 医学与生命. 南京:东南大学出版社,2011.
2. 西格里斯特. 西医文化史. 海口:海南出版社,2012.
3. 托玛斯. 细胞生命的礼赞. 长沙:湖南科学技术出版社,1996.
4. 尼斯,威廉斯. 我们为什么会生病. 长沙:湖南科技出版社,1996.
5. 卡尼格尔. 师从天才——一个科学王朝的崛起. 上海:上海科技教育出版社,2001.
6. 玛格纳. 医学史. 上海:上海人民出版社,2009.

第十章　患者与医患关系

疾患、病痛是人类生命过程中不可避免的环节，每一个人都曾或将成为患者这一特殊的社会群体的成员。"患者"概念外延所涉及的对象有 4 种最基本的类型：患有躯体疾患的人、患有心理疾患或精神障碍的人、患有躯体疾患和心理疾患的人和其他需要医学帮助的人。第 4 种类型的患者不一定患有生理疾病或心理疾患，但出于某种生理方面的或心理方面的原因而不得不寻求医学的帮助而成为患者。关爱患者折射着人类文明的程度，体现着医学的核心价值，是医疗机构和医务人员神圣的职责。

了解患者的需求、认知特点和行为特征，理解患者的疾苦和心理体验，尊重患者的权益、意愿和选择是关爱患者的具体表现，教育患者遵守相应的道德规范和法律法规，做文明理性的求助人，同样也是社会对患者的关爱。

第一节　患者的角色

患者角色的显著特征是求助于医学，祈求得到医学技术帮助和医学人文关怀；患者的疾苦不仅包括包括生理性、病理性疾苦，还包括心理性疾苦和社会性疾苦；患者作为社会成员在就医过程中享有相应的权益，亦应遵守相应的道德规范、承担相应的社会责任。

一、患者之求

亨利·E·西格里斯特（Henry E. Sigerist）对患者角色的历史变迁进行过描述。苏门答腊原始部落库布人如果患病，将被部落抛弃，患者被看作是异类中的一员。在闪族的文化语境中，患者不是无辜的牺牲者，病是对罪的惩罚。在古希腊人观念中，患者是伤残的人、羸弱的人、是残次品。患者角色最深刻最具有决定性的变化是由基督教带来的。疾病意味着洗罪净化，疾病是天恩。健康的人通过

同情患者也就分享到这种恩典。患者的出现，使怜悯成为社会精神的特质。

"患者"概念中，不仅仅包含着生物医学的内容，还包含着医学心理学、医学社会学的内容。美国医学社会学家威廉·科克汉姆（William C. Cockerham）区分了"疾病"、"患病"和"病态"三种状态："'疾病'（disease）是一种负面的躯体状态，是存在于个体的生理学功能异常。'患病'（illness）是一种主观状态，个体在心理上感觉自己有病，并因此修正自己的行为。'病态'（sickness）则是一种社会状态，主要表现为由于疾病削弱了患病者的社会角色。"[1]

"患者角色"的核心，是"求"。患者就诊、进入患者角色一般有 7 个主要原因。第一是躯体方面的原因不适超过了忍受的程度；第二是心理方面的焦虑达到了极限；第三是出现了疾病的信号；第四是出于医疗管理方面的原因，如需要获得医学证明等；第五是机会就医，由于接近医生或了解了医学知识后的就医行为；第六是周期性的检查；第七是医生对慢性患者的随访。背负着涉及生命健康的重要问题包括其中的危及生命健康的严重事件，面对高深莫测的医学、高楼耸立的医院和高高在上的医生，患者角色的显著特征是"求"、急切地"求"、焦虑地"求"。期盼、托付、依赖是患者之求的一般表现形式，贿医、闹医、伤医是患者之求的异化表现形式。

二、患者之苦

患者之苦包括病理性疾苦、心理性疾苦和社会性疾苦。患病中机体的各个系统、组织和细胞发生的病理变化，导致各种各样的病理性疾苦，其主要表现是不适与疼痛。不适与疼痛是由感觉和情绪组成，既有其病理客观基础也有患者的主观体验；既是生理上的感受，也是情感上的体验。患者病理

---

〔1〕 威廉·科克汉姆. 医学社会学. 杨辉，张拓红，等译. 北京：华夏出版社，2000：143.

性疾苦是一种比普通感觉更为复杂的、高度个体化的、不能被其他人所验证的，不可言说无法言说的主观知觉体验。

患者病理性疾苦必然伴随着心理性疾苦。一般来说，患者有沉重的心理负担，特别是癌症、艾滋病等患者，焦虑、挫折、恐惧、忧郁、绝望等情绪成为心理世界的主宰。焦虑这种内心不安或焦急的心理状态导致患者的免疫功能降低，并诱发其他的疾病；恐惧使得患者思维意识变得模糊不清，对事物的判断力、理解力降低，甚至丧失理智和自我控制能力，导致行为失控；一些患有重病的患者，如癌症、白血病等，想到生命即将结束，会对眼前的世界产生依恋，对死亡产生极度的恐惧；患者的疾病越严重，产生抑郁症的概率就会越大。艾滋病患者最典型的症状就是抑郁症。对身体健康的担忧，对治疗状况的怀疑，对死亡的恐惧以及周围人的歧视，都会使患者情绪低落，睡眠减少、食欲差、精神疲惫、对生活失去兴趣、活动减少、自我评价低、自罪自责，对个人前途悲观绝望，丧失信心，产生自杀意念。

病患是一个社会性事件，患者的社会性疾苦表现为，不能正常饰演社会角色，生理活动受限而影响到社会活动受限；由于身患疾病的影响，患者的感知、记忆及思维活动都受到不同程度的影响，在工作和学习中面临着更多的困难与挑战。对于完成任何一件事情，患者将付出更多的汗水和代价，适应难度比正常人更大；许多疾病都会不同程度地影响着患者与周围人群的人际交往，缩小了患者的交际圈，甚至被社会歧视和抛弃。

三、患者之德

患者道德是患者在疾病状态下所表现出来的思想品质、人文素质、修养境界、就医态度和遵医行为的总和。简单地说，是指在医疗过程中调整患者行为的规范和准则。患者道德的基本要求是：

1. 及时就医 病患是一个影响他人的社会事件。作为社会成员，患者要从全社会成员的共同利益出发，为社会公共利益着想，及时寻求医疗帮助、解决病态。这是患者的社会责任，也是基本的患者道德要求。特别是传染病的患者，及时治疗、控制传染不是单纯的患者个体利益、医院的利益问题，而是涉及全社会及子孙后代健康的社会道德问题，因此，及时就医是珍爱生命、崇尚公德的表现。

2. 规范就医 依循社会公认的规范医疗方式，以免造成医治上的延误和损失，是维护社会秩序和社会安定的基本要求，也是患者道德准则的要求。遵守医生的正确医嘱，接受必要的检查、服药、注射、手术，改变那些不利健康的嗜好、生活习惯及不良人格特征，既是对个人负责也是对全社会公共利益负责。

3. 遵章就医 遵守医院的公共秩序和各种规章制度，在维护社会的整体利益的同时维护患者个人的利益；远离和拒绝破坏医院规章制度、损坏医院公共财物、伤害医务人员的恶劣行为。

4. 理性就医 尊重和理解医务人员的劳动，尊重医学科学，理解医生是高风险、高技术、探索性的职业；理解医学的局限性、误诊误治的难以避免性；积极进行医患沟通，遵法处理医患分歧。

四、患者之责

患者之责是指患者在就医行为中应当履行的责任，也称之为患者义务。中华医学会医学伦理学分会提出的患者责任包括5项内容：

1. 提供与疾病有关真实情况的责任 真实地提供病史、治疗后的情况（包括药物的不良反应）；不说谎话，不隐瞒有关信息、不故意隐瞒或夸大病情；保存和提供旧病历资料和检查结果。

2. 遵从医嘱，配合诊断和治疗的责任 配合医生的诊断、治疗工作；遵循医嘱，接受必要的医学检查和治疗方案，服从护理人员的管理。

3. 爱护个人身体，积极恢复健康的责任 改变自己不安全的、不健康的、危险的行为（例如，吸烟、贪食、不锻炼、无保护的性行为等），使自己不再成为患者人，尤其是不成为"不治之症"的患者。

4. 遵守医院规章制度，维护医院秩序，尊重爱护支持医务人员的责任 医院的各项规章制度是维护患者利益的可靠保障，是患者是必须要履行的责任。违反医院规章制度，往往引发严重后果。尊重医务人员人格，配合和支持医务人员的工作。

5. 交纳医疗费用的责任 在尚未实行免费医疗制度的情况下，缴纳相关费用，患者必须履行的责任。自觉按规定交费是保证患者正常治疗的客观需要。

五、患者之权

患者权益是指患者在就医过程中应享有的权力和利益。一般而言，患者拥有以下权益：

生命健康权：保障个体的生命、健康安全，保护人类种族延续和社会健康是任何时代、任何民族都视为人生第一需要的权利。

医疗照顾权：医疗照顾权也称医疗权，是指公民在受到疾病侵袭或者在其他必要时享有受到医疗照顾的权利，这是患者其他各项权利的基础，包括享有合理分配的卫生资源的权利；得到合理的诊断、治疗的权利；获得周到、细致的医疗护理服务的权利和获得医疗保健指导的权利。

医疗自主权：医疗自主权也称患者自我决定权，其渊源是人的身体权，是指具有决定能力并处于医疗关系中的患者，通过医患沟通和自我独立思考，就关于自己的疾病和健康等问题所作出的合乎理性和价值观的决定，并根据决定采取负责的行动。患者的自主权体现着患者生命和人格尊严，是医疗活动中权利制衡、防止医务人员滥用权利的制约因素，主要包括选择医疗机构和医生的权利、选择医疗方案的权利、拒绝治疗的权利、丧失决定能力时的权利。

知情同意权：知情同意权是患者在疾病诊治过程中的基本权利，知情是同意的基础，同意是知情的结果。在紧密联系的知情权与同意权2个方面中，包括了患者知情权：患者自己的健康状况、病情轻重、发展趋势；医务人员对患者健康状况、疾病情况做出的判断、分析以及可能出现的预后和意外情况；拟定的几种诊疗方案及各自利弊；不接受诊疗行为可能出现的后果等；患者的同意权：手术、特殊检查、特殊治疗、实验性临床医疗等。一般情况下，只有患者才是诊疗决策最佳决定者。但在特定情况下，同意权并不是绝对的，如由于抢救患者生命或维护社会公共利益，患者让渡同意权被认为是必要的。

隐私权：患者的隐私权，指患者在诊疗过程中个人信息不为他人知悉、私人领域不被他人干涉的权利。患者隐私权相对于一般隐私权而言，更加侧重于患者的健康状况、既往病史、病历资料、身体私密部位及医疗自主等方面权利的保护。在为患者治愈疾病、恢复健康的过程中，由于治疗措施的需要，不可避免地会触及患者人隐私权等；对于患者本人而言，在期待疾病治愈的同时，必然也希望自己的身份和尊严受到尊重，因此尽管患者在就医过程中不得不放弃自己的部分隐私，但作为医务工作者仍然应当充分尊重患者的这一意愿。

患者之权还包括医疗文书查阅、复制、封存权、申请医学鉴定权、患者身体组织及遗体处置权和要求赔偿权等。

第二节 患者的特征

患者具有特殊的精神活动和特有的行为特征。如患者的精神活动是社会生活通过患者角色的独特反映，是一种特殊的社会意识活动。依据患者精神活动的层次区别，可以分为患者的认知、患者的体验、患者的心理和患者（家属）的心态。

一、患者的认知

患者的认知相对于患者心理而言，是患者意识中较高的层次，是具有一定程度的理性成分思维过程，在患者的求医行为、遵医行为中发挥重要作用。患者认知活动的性质有两种：一是有利于疾病痊愈的积极作用，二是不利于疾病痊愈的消极作用。患者对心理和生理的关系、对疾病的发展过程、对医患关系有了正确的认识，有利于其机体的抗病能力能的提高，有利于医患关系的改善，有利于其遵医行为自觉性的唤醒。

由于患者的年龄、社会经历、文化水平等差异，使得患者在进入诊疗过程的时候，可能会产生不符合实际情况的认识。这些认识偏差实际上是一种对疾病过程相关因素的曲解或认知错位，而现实中的结果往往与患者主观认识相差甚远，进而引起一系列的情绪反应、行为反应及自我防御反应。

第一，对疾病过程复杂性的认识局限。由于缺乏相应的知识背景，在治疗效果不理想的情况下，患者及其家人很难认同其客观的原因在于疾病过程的复杂性。一般对于如个体差异、症状不典型、疾病假象、疾病无症状等表象层次的复杂性难以理解，而对于疾病的内在的复杂性如病因、病理，对于疾病的过程变化发展的复杂性等知识更为缺乏。

第二，对医学水平渐进性的认识局限。医学的发展是一个渐进的过程，在不同的分支和不同的病种方面，其成熟度不均衡。对相当一部分疾病，医学干预力度有限；甚至对一些疾病束手无策，即使作了对症处理，最终无济于事的情况不是没有。而患者及其家人对此缺乏认识。

第三，对误诊误治难免性的认识局限。从医学目前所处的水平而言，诊疗效果具有或然性；从一个医生的成长过程来说，误诊误治具有必然性。临床医生的成长过程，某种意义上是从误诊较多到误诊较少的过程。但是，患者无法认同这一点。尤其是当误诊误治成为现实发生在自己身上时。

第四，对维护自身权利的认识局限。患者懂得维护自身的权利,如知情权、选择权,无论对患者个人还是对医学,都是一种进步。但是,由于患者医学专业知识的缺如,在维护患者权利的时候出现认识误差,往往与其根本利益相左。在临床如遇到气管异物的患儿需要立即施气管切开造瘘术,而患儿的母亲因不了解手术的必要性而不同意手术,其结果恰恰是患者最根本的权利——生命权的丧失。

第五,对医患关系的认识局限。医患关系是医学实践中最基本的人际关系,是特定时间空间条件下,特定的情景中形成人与人之间的关系。医患关系具有多方面的内涵:医患关系的平等互动、医患关系的人文属性、医患关系的经济制约、医患关系的道德境界、医患关系的法律底线、医患关系的文化背景等等,这些内容之间相互联系,相互作用。任何割裂其联系的认识,强调一方而否认另一方的观点都是片面的。患者站在一己的立场上往往不能全面地把握。易出现的认识偏差往往是片面强调对患者有益的方面而割裂医患共同体之间的联系。这种认识的局限有时受到伤害的正是患者自己。如片面强调知情同意权而不认同在必要时患者权利的让渡,在危急状态下,有时会贻误病情。

二、患者的心理体验

一般认为,患者和医生有着很多共同的语境:讨论患者的症状和体征;面对获得的客观、精确的临床数据;共同的目的是治愈疾病等。但人们往往忽视了患者和医生之间对疾病的体验存在着的差异。患者是疾病过程的体验者,有些体验是医生无法在教科书上获得的。女哲学家图姆斯(S. K. Toombs)患病躺在床上,感觉好像地震,房子要倒下来一样。她把这种感觉告诉她的医生。医生未加思考就说:"怎么可能呢?你得的是眩晕症,是你有毛病了。"女哲学家很愤怒地说:"医生,你只是观察,而我是在体验!"[1]面对共同的认识对象,医生和患者所关注的对象不同、认知结构不同、认知途径不同,处境不同,对疾病的体验完全不同。医生是按照病理学、诊断学等科学的视角来透视和解释患者的疾病的,医生对疾病是一种充满理性的、研究性质的、外在的、置于自身之外的体验;而患者却是从正常生活受到了破坏的视角来看待自己的疾病状态,对疾病是一种切入身心的、受难性质的、内在的、身陷其中的体验。与其说疾病是医生和患者之间的一个共有的现实,不如说他们实际代表了两个截然不同的

"实在"。医生和患者是从他们各自世界的语境来解读疾病的,要使医生和患者对疾病的体验有一个双方共享的平台,不是一件很容易的事情。

医生的知识结构使他关注的事实是给予各种躯体症状的集合以本质上的限定,为此,他关注的主要是疾病过程本身、临床数据而不是患者的处境。通过对疾病信息的分析和综合,医生依循诊断标准将之归类于某种特定的病种,按常规予以治疗。有一定文化知识的患者也关注客观的临床数据,但更关注的是另外一种现实:他关注疾病可能带来的一切,并将这种体验与他自己未来生活的质量联系在一起:疾病会对他日常生活会产生怎样的影响?在怎样的程度上改变了他的生活方式,限制了他的生命自由?对他的家庭将造成怎样的困难,使他的工作受到怎样的损失?使他的个人发展计划受到怎样的挫折?

疾病损伤了患者的机体结构和功能,更重要的是损害了患者的尊严。使患者觉得自己不再是原来那样活生生的"正常人",疾病破坏了患者在现实生活中的整体感、确定感、控制感和行动的自由。在疾病状态下患者失去了原本熟悉世界,患者程度不同地丧失了行动自由,不得不依赖他人,不得不改变自由状态下成为生命一部分的生活习惯和生活方式,不得不重新适应一个令人不快甚至是十分痛苦的环境。对于慢性患者而言,疾病甚至改变了患者生命的轨迹。

疾病改变了患者的感知方式甚至改变患者的性格。在患者的意识世界中,疾病成了患者心理感受最敏感、最强烈的焦点,疾病及其所包含的一切吸引了患者的全部意识注意力。在病情体验中,患者感到个人隐私失保护的尴尬,感到到个人的脆弱性,感到生命的不堪一击。感到自己熟悉的世界的不可捉摸和人生的不可预测。对于患完全恢复很困难的慢性病患者来说,疾病成为他们生存方式的内在要素,成为他们生命的一个永久特征,他们将伴随着疾病体验一直生活。而医生,往往会抱歉地说:"对不起,这种病在医学上还没有治愈的方法。"医生和患者的这种不同体验,不是一个不同知识水平或掌握的医学信息不对等所造成的简单事件,而是深刻内在的分歧,是医患冲突深层次的根源。

有的时候,面对疾病,医生和患者身心所承载的是完全不同的。在医生的视野中,这可能只不过是他司空见惯的某一类疾病中的又一例,诊断对医

---

〔1〕 图姆斯. 病患的意义. 李剑,译. 青岛:青岛出版社,1999:78.

生来说只是进行疾病的分类（例如，是胃癌而不是胃炎）；而对于患者而言，这个独特的个人事件将改变他和他的家庭的正常生活，将使他们陷入痛苦之中。恶性的诊断结果，很可能就是一个幸福家庭走到尽头的宣判。重度伤残的患者最需要人文医学的阳光，因为病残并不是一个生理事件，对于患者而言，它是严肃的"本体论"问题，是生命怎样再继续的问题。

三、患者的心理活动

患者心理是患者在疾病过程的特定境遇中形成的，具有患者角色特征的患者意识活动。其表现多种多样，如依赖性增强，被动性加重，行为幼稚化，要求别人关心自己；主观感觉异常，对脏器活动的信息特别关注，常有不适之感；易激惹，情绪波动大，易发怒、易伤感；遇事易发火，事后又懊悔不已；焦虑、恐惧反应及抑郁情绪相当常见，经常处于痛苦的"思考"状态；患者惧怕病痛、惧怕疾病过程、惧怕诊疗失误、担忧失去健康、担忧失去正常生活的能力、担忧家人在各方面受牵累、惧怕伤残、惧怕死亡；害怕孤独，患病后特别思念亲人，希望有人陪伴身边；猜疑心加重，重患者常察言观色，捕捉只言片语推断自己的病情是否被隐瞒；自卑感加重，特别是慢性患者、伤残患者。

患者心理活动往往通过患者心理应激、患者心理期盼、患者的心理问题表现出来。

患者心理应激。患者心理应激是指患者在应激源的作用下出现的心理紧张状态及由此引起的生理方面、病理方面的改变。患者心理应激的应激源主要是疾病带来的躯体症状、生活方式的变化和与此相关的各种生活事件。患者对疾病及其预后的认知和评估，在患者心理应激形成过程中具有重要作用。面对病痛中亲人，患者家属也有一个心理应激的产生到适应的过程。家属的心理应激的制约因素是与患者的亲密程度、患者所患疾病的性质及预后、家属本人的文化素质、人性取向、患者的在家庭中的地位和家庭社会背景经济条件等。

患者心理期盼。患者的心理期盼是一种特殊的心理需要，是在疾病条件下人的生理的社会的客观需要在人脑中的反映，是患者对某种目标的渴求和欲望。它是患者意识倾向性的基础。患者的最基本的需要首先是击退病魔对生命安全的威胁；其次是解除疾病日常生活的侵扰，恢复机体健康。这种在正常人需要的基础上、患病的条件下的本能的需要，可以分解为8个方面的心理期盼。期盼接诊医生像自己友善的朋友，是有责任心、同情心、可以信赖的人，最重要的是能够有从患者的处境去考虑问题的心态而不是一个冷冰冰的机器人医生；期盼医生具有精湛的医学技能，和蔼耐心周全的诊察、尽早明确诊断；期盼较好的医疗条件；期盼检查和治疗时保证生命安全、避免痛苦；期盼能够获得疾病的性质、疾病的进程、疾病的预后等相关信息；期盼能够得到医护人员周到的关怀和照顾，获得医护人员重视；期盼早日康复；期盼自己的医疗支出公正明了。

患者的心理问题。患者的心理问题是患者适应疾病环境时所产生的心理现象。临床上患者复杂多变的心理问题，可归为6类。第一，躯体疾病所致的精神障碍，例如高热时的意识模糊、定向不全、思维不连贯、情绪恐惧等；甲状腺功能亢进时的易激惹、失眠、情绪的兴奋和抑郁等；伤寒时的多疑、淡漠、听幻觉和被害妄想等。第二，治疗所致的心理表现，例如利血平可导致忧郁状态，肾上腺皮质激素类可导致欣快状态，心脏手术后经常发生谵妄状态等。第三，导致机体病变的心理问题，例如损失感、威胁感和不安全感很容易使人致病，A型性格者患冠心病的比例特别高。第四，对疾病的心理反应，例如焦虑、忧郁、绝望等，并形成形形色色的心因性症状。第五，对治疗或治疗环境的心理反应，例如高大的建筑，复杂的仪器，静谧的病房，既可以使患者产生安全感，也能让患者感到陌生、恐怖或孤独。第六，精神疾患的心理失常，例如癔病患者的"病理性说谎"，精神分裂症患者的幻觉和妄想等等。

不同的患者有不同的心理问题。患躯体疾病的患者一般多为被动依赖，敏感自卑，主观猜疑，忧郁自怜，焦虑恐惧，灰心绝望，感知异常，易激惹，常有孤独感、惯性心理等等；患心理疾病患者的心理问题一般多为知觉障碍，情感障碍，思维障碍，语言障碍，意识障碍，记忆障碍，智能障碍，人格障碍等等。

四、患者（家属）的心态

这里的患者（家属）心态，特指与人性相关的心理活动。患者（家属）的良性心态具有以下特征：认同这样一个伦理前提：每一个有良知的医生都希望治好他的患者，但医生不是万能的。在遇到麻烦的时候，患者（家属）能控制负性情绪，不将其投射到医院和医生身上。他们认同这样的事实：在目前的社会条件下,医学无法远离世俗生活,医生无法不食人间烟火,从医作为一种职业无法抹除谋生手段的烙印。他们懂得医患双方是一个共同体:医学的每一个成功都是患者的福音,病魔的每一次得手都是医学的憾事;如果患者(家属)用戒心筑起壁垒,使医生心怀疑虑,被隔断的会是医生向顽症的冲击。他们明白偏激舆论给医生施加压力,使医生瞻前顾后,失去的将是患者的生命和健康。

在现实社会中,呈恶性心态的患者(家属)并不鲜见。他们将患病的痛苦一股脑投射到医生和医院身上,甚至将医生和医院作为释放他们受到的社会和生活压抑的对象和发泄他们对现实种种不满的渠道。医院管理中的失误、医务人员医德的失范、媒体炒作的失当,某些律师良知的失节,给他们的恶性心态火上浇油。实际上,他们中的一些人,从求医行为的一开始,就将医生和医院看作对手,抱定了"病看好是应该的,因为我花了钱;出了问题唯你是问"的恶性心态。恶性心态驱使的恶意扰医行为包括对医生施以恶意的心理压力、人格侮辱、伤害医生的身体、损坏医院财物、发表有悖事实和科学的信息、利用法律和媒体敲诈医院甚至大出打手酿成血案。

患者(家属)的恶性心态的形成是复杂的社会、复杂的人性的折射,是患者(家属)恶性行为的内驱力,与患者(家属)的人性趋向、文化内涵、社会风气、舆论导向、法治法律的等多种因素的复杂交集相关。它是杀伤医患关系,损害医疗质量,妨碍医院运作,毁损患者健康的凶顽。医学对之不能等闲视之。当前应该做到的是,不可片面地理解"患者弱势群体"的提法,加强正面教育和正面引导,建立和健全相关的法律法规,同时打击三种恶行:医务人员中严重的医德失范、患者(家属)恶意扰医行为和变相敲诈行为。全社会要强调这样一个信念,为医务人员创设一个良好的工作环境,获益最大的是患者!

五、患者的行为

人的行为受到3个因素及其相互关系的制约。制约人的行为的第1个因素是人的内在需要。人类的各种行为受到本能活动的驱使,在相当大的程度上受到人的心理生理的驱策,没有满足的内在需要,就是行为的内驱力。行为可以看成人寻求生理心理满足的努力,是反映内在心理和生理需要的外部表现。制约人的行为的第2个因素是外在环境。每一个个体都生活在一定的自然条件和社会文化

背景环境中,必须对来自环境的各种刺激作出适当的应答。任何行为都是个体作出的针对环境变化的适应性的反应。这种反应不是一种机械消极的,而是积极主动的过程。制约人的行为的第3个因素是人的大脑。人的行为是脑的重要功能之一。人的一些本能的行为例如摄食、饮水、排泄、性行为等,往往受到脑的某些特定区域的支配和调节,与某些神经递质、神经内分泌激素水平有密切关系。而人的有目的有计划的行为的启动、实施和调节,都是以前额叶的正常结构和功能为物质基础的。以上三个因素相互作用,构成人的行为的制约系统。因此,人的行为是脑的功能,是内在心理生理需要的外部表现,是对外在刺激的应答。

一般而言,患者行为是个体在疾病条件下的特殊行为,是患者的生理需要心理需要的外部表现,是对疾病环境的适应性表现。患者行为可分为就医行为、偏差行为、行为障碍等几种类型。其中偏差行为包括不就医行为、反复就医行为、拒医行为、贿医行为、扰医行为等等。患者的行为是复杂的,既有作为疾病反应的行为,又有反映疾病的行为。前者所指的患者行为不包括患者行为障碍,后者所指的患者行为就是患者的行为障碍。因此,患者行为的概念,以是否包括患者行为障碍分为广义的和狭义的两种。但无论怎样定义患者的行为,患者行为障碍、求医行为和遵医行为是其中最重要的。

求医行为是患者进入患者角色后作出应对的行为。患者求医行为的动因主要是医治生理或/和心理疾患。一般情况下患者采取自动求医的方式。由于患者年龄或病情严重等原因,被动就医在患者家属的帮助下实现。在某些情况下如精神患者或传染患者可能出现强制就医的情况。制约患者求医行为的因素有:心理因素,是指患者由于心理压力如害怕失去自尊、害怕暴露隐私等;经济因素,虽然健康是无价的,但患者决定是否采取就医行为时,一般不得不考虑经济因素。全球不同程度的都有一部分经济条件不好的患者被迫放弃就医行为。不发达国家经济困难的患者这种情况尤为严重。其他如患者个体特征等因素也制约着患者的求医行为。有研究表明,接受教育的程度、性别、对生命健康的信念、症状的特点以及患者的医学知识等对就医行为均有影响。

遵医行为是指患者对医嘱的遵从行为如按时按量服药、接受必要的检查、改变某些生活方式等等。遵医行为不等于依从行为。依从行为是消极变动的,遵医行为是患者以合作的态度,主动自愿

的行为。

患者遵医行为问题严重主要表现在遵医率低下。WHO1993年的研究报告指出：患者总遵医率平均仅为50%。20%～50%的患者并不定期复诊；19%～74%的患者不听从医师的医疗计划；25%～60%的患者不按时按量服药，35%的患者有不遵医嘱错服药的行为；30%～40%不遵从预防性治疗措施。长期服药者6个月～3年内，50%不遵从医嘱。影响遵医率高低的相关因素比较复杂。遵医率较高的是针对症状的治疗和疾病急性期的治疗；慢性疾病患者的遵医率和儿童家长的遵医率比较低，医务人员的遵医率最低（0～88%）[1]。

遵医率低下的原因常见的有：医生的意见不能为患者所接受，患者坚持对自己的疾病的看法；医嘱要求的难度较大（如改变生活习惯）患者难以做到；医嘱要求比较复杂（如同时用多种药物有不同的服法）；医嘱的专业术语患者不理解；患者的遗忘、忽略、性格问题、文化水平和经济条件；医生的工作质量和患者对医生的看法等。针对以上原因，可以采取加强医患交流改善医患关系、排除降低遵医率的障碍、增强必要的教育和社会干预、提高患者遵医自觉性和主动性等方法来提高患者的遵医率。

第三节　医患关系

医患关系是学术界关注的重大课题，研究视野涉及医学社会学、医学伦理学、卫生法学、医患关系学、医学心理学、医院管理学、卫生经济学、医学哲学、传播学、语言学等数10个学术领域，多学科、多维度的医患关系研究格局已经形成。但是，学术界在医患关系的概念、理论、状态、实践、政策层面的问题，共识的程度并不高。如医患关系的主体有哪些？这些主体具有哪些特征？"医"和"患"的概念到底包含了哪些内容？医患关系的现状究竟如何？制约医患关系的因素是什么？建构和谐医患关系政府、医方和患方有哪些责任和义务？这些都是需要进一步研究和探讨的问题。

一、医患关系评估

医患关系是全社会关注的民生问题，和谐的医患关系是和谐社会的重要组成部分。医疗卫生服务不同于其他消费服务的显著特点是，不是提供一般消费服务的休闲过程，而是事关生命安危的社会事件；医疗纠纷及其处置不仅仅是单纯的医疗问题，而是影响民生、民心的社会问题；医患关系是医疗活动最基本的条件，直接影响医疗活动的良性运转，对医疗质量和治疗效果有着重要的制约作用。

（一）医患关系的文化定位

健康、疾病、亚健康是人生命过程的基本状态；行医、求医是基本的社会行为；医患关系是人际关系中最基本的类型。医患双方不仅仅是医和患个人之间的人际关系，而是两个群体之间的人际关系和社会关系，受社会经济体制、社会经济水平支配，反映一个社会的文化水准。医患关系状态是社会文明程度的窗口，是人类对生命觉悟程度的表征，是人性中仁爱与邪恶冲撞结局，是评估民生状态的重要指标，是卫生事业发展水平的历史镜面，和谐的医患关系是社会稳定安宁和健康发展的重要制约因素。

良好的医患关系是人类千年文化期许。"医者父母心"是人类文明对医者角色的人文界定，意思是说，医生对待患者要像父母对待子女那样充满爱心，悬壶济世，治病救人。旧时的药铺、医馆往往有"但愿世人皆无病，何妨架上药蒙尘"之类的条幅，借此宣示医者之宗旨、道义。唐代大医孙思邈"大医精诚"的理念强调为医者须医术精湛，医德高尚，经成为现代医学人立言、立身、立业的精神范式。希波克拉底（Hippocrates）说："无论何时登堂入室，我都将以患者安危为念，远避不善之举。"目睹诊治患者之前"先讨论报酬"，甚至"向患者暗示，若达不成协议将怠慢患者，或不予开处方做应急处理"的现象，希波克拉底对"人之将死，尚遭勒索"的事情深恶痛绝："医生切不可斤斤计较报酬"，"如果一个经济拮据的陌生人需要诊治，要毫不犹豫地帮助他们。爱人之心正是爱艺术之心。"具有医学人文品格的医师，是能够超越金钱女色等世俗诱惑的人。"这样的人既是肉体上的医师，也是灵魂上的医师。[2]"

对医患关系的正确认知凝聚着现代医学理论的精髓。医患沟通能力的培养，已成为现代医学教育的基本要求。医学教育国际性组织国际医学教育专门委员会（IIME）制订的《全球医学教育最低基本要求》设有7个能力领域计60条标准，特别凸

〔1〕　杨德森.行为医学.长沙：湖南科学技术出版社，1999，6.

〔2〕　希波克拉底.希波克拉底文集.赵洪均，武鹏，译.北京：中国中医出版社，2007：69-138.

显了医学毕业生的医患沟通能力。其中"沟通技能"设有 9 条标准,在"职业价值、态度、行为和伦理"、"医学科学基础知识"、"临床技能"、"批判性思维和研究"等多个领域中都有关于医患关系的具体内容。

和谐医患关系的构建受到宏观、中观和微观 3 个层面的诸多因素制约。宏观层面,主要是国家医疗保障体系是否健全、医疗保险制度是否合理、医疗事故纠纷立法是否完备。中观层面,医疗流程是否方便、医疗机构诊疗费用是否合理、医疗纠纷的解决机制是否健全。微观层面,医生的医疗水平高低和服务态度优劣。

(二)医患关系的主体和特征

医患关系是医方和患方在诊疗过程发生的,受到政府相关政策影响的,以相对复杂性和特殊性为特征的人际关系。

医方,包括医生、护士、相关医技人员在内的全体医务人员、卫生管理人员和医疗机构。医生的服务态度、医术水平等方面因素是影响医患关系的核心因素;护士与患者接触频率高,护患关系是医患关系重要组成部分;医院的行政、后勤、医技、药剂、收费等人员的工作,同样对医患关系有程度不同的影响作用。医疗机构通常指各级医院、基层医疗机构、疗养院、医疗检验中心等依法登记并取得《中华人民共和国医疗机构执业许可证》的医疗机构。在医患关系中,医务人员与患者的诊疗接触,不是个人行为而是代表医疗机构进行的有组织的专业活动,因此,合法的医疗机构是医患关系中的主体。

患方,包括患者、患者家属、亲属及其相关利益人。医患关系的主体可以是患者本人,在我国的医疗实践中,在某种情况下(患者死亡或失去意识、受患者委托)患者家人、亲友和律师等也可以获得患方主体代理人的身份。社会公众是潜在患者,对医患关系的认知和态度往往与患方具有一致性;媒体是医患沟通的重要媒介。在这个意义上说,患方的背后站立的是社会公众和媒体。

医患关系的状态折射着政府的卫生政策立足点的高度、医患关系处置的机制合理度、医院的管理理念与行为的人性化程度、社会与患者对医学信任度等重大社会问题状态和性质。

医患关系的相对复杂性和特殊性表现在以下 5 个方面。

第一,虽然作为患者而就医是人人都必定发生过的普遍经历,但一定的时间和空间内,医患关系必然发生在特殊人群之间,即发生在患者和为患者提供医疗服务的医务人员之间,疾病的复杂性、医学水平的局限性、医疗体制的弊端、医院管理能力的缺陷和患者期望之间存在的落差,构成医患关系固有的内在矛盾。

第二,医患关系是以患者谋求医务人员提供医疗服务为基本内容的间断性、短暂的特殊人际关系,医患双方一方面人格上和地位上是平等的,另一方面由于医疗活动的特点,双方又存在严重的信息不对称;在医疗行为过程中,医患双方的控制力不均衡,患方不得不完全依赖医方,在与疾病对抗的紧张、焦虑、痛苦的语境下,患方的内心深处往往是难以平衡的,处在防卫甚至是敌意的状态;医患关系建立基础不是双方的情感而是就医目标实现的状态。医患关系的和谐程度关系取决于就医目的能否实现和实现程度,具有先天的脆弱性,容易发生冲突。由于医患双方对于情境的控制是不均衡的,一方必须受到另一方的限制,因此,这种关系难以深入。深刻的情感联系是建立真正良好人际关系的本质。医患双方建构关系的基础是解决疾病的困扰,一旦这个目的没有实现或者实现程度患方不满意,医患关系立刻进入冲突状态。表面上看起来良好的医患关系,只是因为沟通不足而情绪失控引发不可调和的强烈冲突,甚至上升到恶性事件,根本原因就在于医患关系先天的脆弱性。

第三,医患关系问题不仅仅是医方和患方之间的问题,不容忽视的是医患双方互动背后的宏观制度背景,政府对医患关系状态具有很大话语权,负有很大责任。我国的医疗卫生事业发展处于世界的中下等水平,与发达国家存在较大差距。政府投入少、个人支出高、医务人员数少,这些都是导致我国医患关系紧张的根本原因。因此,要改善医患关系,政府的责任是促进医疗体制改革,加大对于医疗卫生事业的经费投入,减少个人支出在医疗卫生总费用中的比例,控制医疗费用的增长速度,并且通过改善待遇等方法增加医务人员数量,从而从根本上解决医患关系紧张的问题。

第四,医患关系具有多层面的复杂结构。医患关系分为医患关系的技术方面和医患关系的非技术方面两个有区别又有联系的部分。医患关系的技术方面,主要指在医疗措施的决定和执行过程中,医生和患者的相互关系。Szasz 和 Hollebder 通过观察手术和慢性病患者发现,患者对于专家意见的遵从程度和权威会因为不同疾病的特征和严重程度而改变,前者倾向更遵从医生,后者则患者的主动性更强。因此他们根据症状的严重程度,将医患角色关系分为3种类型:主动-被动型医患关系,医生是完全主动的,患者是完全被动的;引导-合作型医患关系,医生是主动者,患者也有一定的主动性;相互参与型医患关系,医生和患者都具有大体同等的主动性和权力,两者共同参与医疗方案的决定和实施。

第五,医患关系是多维的社会关系,其内容不仅涉及医疗技术方面,还涉及双方的政治、经济、思想、道德、法律、心理等非技术方面。具体而言,其表现形式主要涉及以下3个方面:一是伦理关系。在医学活动过程中医患双方各自依据一定的道德原则和规范所维系的相互关系。在这种关系中,人际之间的行为准则决定了在医疗实施过程中医生和患者各自所必须履行的义务和享有的权利。二是经济关系。医务人员的医疗服务是维护社会生产力的特殊劳动,是社会总劳动的一部分,它所消耗的活劳动和物化劳动通过就医人员交付的医疗费用得到补偿,构成了医患之间的经济关系。三是法律关系。医方和患方的活动都受法律保护。当医患双方关系中出现一些道德规范所无法调节的纠纷时,法律作为一种具有强制力的规范措施就会加入进来对医患关系进行调整。

社会的发展和医学的发展一直影响着医患关系的演进。医患关系经历了3种演进模式:古代亲和模式、近现代依从模式和当代复杂模式。古代医患亲和模式的特点是,医乃仁术的医学观、不为良相,便为良医的社会认同背景和诊疗过程医患个体化交流形式。近现代依从模式的特点是医学技术理性占据医患对话的主要空间,患方依从医家、医生的权威成为医患交流的主导。当代医患关系复杂模式的特点是,医患关系状态总体状态良好,与医院趋利性导致医患信任度严重滑落、医患有效沟通不足、医患冲突解决模式非理性化凸显等现象并存。无论医患关系如何演进,无论社会管理体制如何变更,无论医学技术如何进步,人类文明与社会公众对医方道德责任水准高度的期盼,始终没有回落。医学人如果对此缺乏认识,建构和谐医患关系的对话,就失去了基础和前提。

(三)医患关系状态评估

医患关系紧张是全球性的人际关系障碍。由于生命和疾病的复杂性和医学的局限性,使得医患关系矛盾、医患纠纷成为全球性的普遍现象。发达国家也没有完全解决这些问题。美国是世界上医疗技术最为发达的国家之一,但每年仍有4.4万~9.8万人死于医疗事故。日本厚生省对全国82家医院调查显示,在近2年内共发生医疗事故15000起。但是,无论是美国还是日本,医患关系都没有成为突出的社会问题。其他国家也同样如此。

对中国的医患关系状态的评估需要科学方法和理性态度。我国医患关系与其他国家的区别不在于有无,不在于多寡,而在于医患纠纷的处置方式。缺乏有效的医疗风险分担机制和医患纠纷处置机制是我国医患关系状况令人堪忧的主要原因之一。

从医患纠纷发生的相对数而言,我国当前的医患关系状况是良好的。近年来,我国医疗卫生改革的成效和广大医务人员的辛勤工作逐渐得到了人民群众的认同,医患关系呈现总体良好状态。第四次全国卫生状况调查显示,绝大多数患者对医生(94.6%)和护士(93.5%)表示满意。据中国卫生年鉴(2013)统计,我国各级医疗机构诊疗人次和入院人数已成为全球最大的患者人群,诊疗人次2011年已达62.71亿人次在如此巨大的工作量的背景下,我国医患纠纷特别是恶性医患纠纷的相对数不高。

以国内不同地区不同级别医疗机构为背景看我国医患关系的现状,呈现出复杂的差异分布。分别与这些不同地区不同级别的医疗机构所承担的医疗任务、所在地区的经济水平、不同地区卫生改革实施的力度以及具体的医院管理、处置医患纠纷的能力相关联。据研究,95%以上的医患纠纷特别是恶性纠纷发生在三级综合性医院、三级专科医院和县级医院中。

以世界各国医患纠纷状况为背景看我国医患关系的现状显得尖锐和剧烈。我国卫生部数据显示,平均每年每个医疗机构发生医疗纠纷的数量为40起左右。2011年我国平均每名医生遭遇医疗纠纷2起,多于日本医生的年平均数,而少于美国医生的年平均数。我国的医疗纠纷数量居中间水平,但我国的医患矛盾却比世界其他国家显得更加尖锐和剧烈,我国医患关系受制于医疗体制弊端、医疗风险转移渠道壅塞、医患纠纷处置机制缺陷等因素,使得我国医患关系状况与其他国家相比,呈现复杂状态。

从医患纠纷发生的绝对数而言,20世纪中期以来,我国医患关系陷落至新中国成立以来的冰河时期,医患纠纷特别是恶性医患纠纷案件绝对数增长明显。医患关系成为影响和谐社会建设的重大民生问题。

二、影响医患关系的主要因素

导致现阶段医患关系紧张、医患纠纷相对频发的外部因素是多种复杂因素的集合体，包括国家/政府因素、医方因素和患方因素。其中国家/政府因素是关键。

(一) 国家/政府因素

我国卫生投入和医疗需求的总体状况有 3 个方面的情况需要看到：

第一，人均医疗卫生支出不高。我国有 13 亿人口，占世界总人口的 22%，而卫生总费用仅占世界卫生总费用的 2%。其中 80% 投入在城市，20% 在农村。

第二，卫生总费用占 GDP 的比重刚刚超过世界平均水平。从卫生总费用占 GDP 的比重来看，1980 年为 3.28%，1990 年为 3.87%，1995 年为 3.88%。90 年代后半期，这个比重开始上升，1999 年第一次达到了世界卫生组织规定的最低标准（5%），2002 年以后到目前均超过世界平均水平（5.3%），达到 5.42% 以上。

第三，我国由政府负担的医疗卫生费用比重与经济水平比我国发达或某些相近的国家相比偏低。在欧美发达国家，医疗卫生费用平均约占 GDP 的 10%，其中的 80%～90% 由政府负担。即使是美国那样市场经济高度发达、医疗卫生服务高度市场化的国家，政府卫生支出也占到整个社会医疗卫生支出的 45.6%（2003 年）。与我国经济发展水平相近国家相比，泰国政府卫生投入占全部卫生费用的 56.3%（2000 年），墨西哥占 33%（2002 年），都大大高于我国的水平。某些发展中国家如古巴、朝鲜、苏丹、缅甸等实行全民免费医疗。在 2010 年的卫生总费用构成 19921.36 亿元中，有 36% 是来自于社会卫生支出，共计 7156.55 亿元；有 35%，即 7076.17 亿元是来自个人卫生支出；政府支出是占比最少的一部分，只有 29%，即 5688.64 亿元。在发达国家中，居民个人的卫生支出仅占 27%。我国很大一部分的卫生经费还是由社会和个人承担，因此政府加大卫生经费投入有着较大的增长空间。

医疗费用问题是一个全球性的问题。美国医疗费用的狂涨，迫使联邦政府不得不寻找各种方法来降低政府的投入。美国各种医疗费用的支出已经从 20 年前的 1726 亿美元增加到 2006 年的 9000 亿美元。其中政府的医疗计划承担的部分为 1/3。包括美国在内的在发达国家，绝大部分的医疗费用由保险公司和国家政府来承担，不需个人支付高额的医疗费。就人均卫生费而言，1978 年是人均 11.5 元/年，而在 2010 年，则增长到了人均 1487 元/年。尤为值得关注的是，在 2005 年至 2010 年这 5 年间，人均卫生总费用从 662.3 元增至 1487 元，增幅达 124% 之多，远远超过了居民收入增长的幅度。我国的城镇职工基本医疗保险制度与新型合作医疗制度取得了重大进展，但目前大部分患者以较高自费比例的方式来获得医疗保健服务的状况没有得到根本改变。据研究，医疗服务付费方式与患者对医疗服务的预期效果期望较高之间有着直接关联。相当一部分医患纠纷都是由于医疗费用与患者的期望疗效不相符合所引起的。高额医疗费用与治疗效果不满意相碰撞的火花，往往导致医患纠纷的"火灾"。

医疗服务是一个高风险的行业，先进的医疗技术的应用，并没有降低这种风险。临床诊疗很多情况下是一个复杂的认识过程，由认识偏差导致的医疗差错可能降低但无法消灭。因此，为医疗行为提供风险分担机制尤为必要。美国的医患纠纷发生后，患者及其家属不会直接找医院、医生个人，一般不会出现围攻医院、殴打医务人员的事件，而是请律师同法院和保险公司交涉，因为医患双方有共同投保的医疗责任保险。医疗差错的赔偿金、律师费，由保险公司支付。同时，因为医疗事故导致保险公司赔付额增高，当事医生将面对下一个缴费周期所缴纳的保费额度上扬，或者是保险公司不再给其承保，以致这位医生失业。显然，这样的分担关系也构成了对医生医疗质量的一种有力监督。

相当一部分公众不满意医患纠纷处置方式的公信度。公众对于目前医学专家鉴定环节由医学会出面组织的处置方式一直心存疑虑，认为这是"既当裁判员，又当运动员"，是"老子给儿子把脉，爷爷给孙子看病"。同时，专家指出，我国解决医患纠纷的相关法律、法规不配套。2002 年 9 月 1 日施行的《医疗事故处理条例》与之前《医疗事故处理办法》相比，有一定进步，但是，对医疗纠纷处理的相关法律规定在实践中暴露出许多问题，例如过于原则，不便于操作，甚至"医疗事故"、"医疗差错"这样的基本概念，医疗部门和司法部门在理解上都存在明显分歧。

医疗纠纷的处置是一个备受关注的社会问题。在不同的国家中，相关部门管理责任的明确和担当、处置方式和力度不同，医患纠纷处置的效果和后续影响具有很大差别。对医疗机构正常工作秩序和医务人员人身安全造成严重危害的"医闹"问题,相关部门加大治理力度,不姑息"医闹"在医疗机构实施犯罪活动,必将有利于医患纠纷的处置,带来良好的社会效果。

(二)医方因素

在影响医患关系的因素中,医方因素占据主导地位,包括医院管理理念和措施、医务人员人文素质等的相关内容。

药品和医疗器械制造商和营销商是在商言商,每日都在用浓郁的商业气息侵袭医院,通过医院从患者身上谋取合法的和非法的利润。医院在经济利益的诱惑下,趋利的商业本性替代了医疗卫生的公益性质,这是导致医患关系紧张不可忽视的重要因素。药品和医用器材生产流通秩序混乱,价格虚高;一些违规操作,虚报成本造成政府定价虚高;生产销售等流通环节多,层层加价,一些不法药商通过给医生回扣、提成等,增加药品和医用器材的销售量。现行医院的药品收入加成机制,诱导医院买卖贵重药品,医生开大处方、过度检查和治疗。目前,从医疗行业整体来看,医疗设备越来越精,医疗技术越来越高,但是,医学人文精神失落,医学人文关怀的温度下降,严重危害医患关系。

与此同时,相当一部分医生对当前的执业环境表示不满意。一项调查显示,只有27%的医生对当前的执业环境基本满意。在中高级职称医生中,近七成医生对当前执业环境评价不高,48.6%的医生没有职业自豪感和成就感,很多医生不想让自己的孩子从医。压力大、工作负担重带来的医务人员工作倦怠是一个不容忽视的。长期以来医务人员队伍建设缺乏人文素质培养,行风建设措施未落实,造成一些医护人员在服务过程中态度生硬,医患之间潜在的危机随着沟通不良升级,演变成医疗纠纷,医患关系不断恶化。

医学职业态度的水平是制约医患关系的重要因素,是医学人文关怀的载体,是医学职业精神的表现形式。第四次国家卫生服务调查表明,患者对医院不满意的前3项依次为排队等候时间过长、环境差、服务态度差;患者对医生不满意的前3项依次为服务态度不好、诊疗时间过短、不必要的检查和大处方;患者对护士不满意的前3项依次为服务态度不好、护理技术差、不敬业。由此可见,卫生行业的职业态度与人民群众对诊疗服务态度的需求之间存在着较大的差距。这也提示了提供良好的诊疗服务态度对于改善医患关系具有重要的价值

和意义,医院管理的理论研究和实践运行在诊疗服务方面有着很大的升腾空间。

医务人员的医学人文素质是决定医学职业态度状态的根本原因,医务人员的沟通能力是影响医学职业态度的技术支撑,医院管理水平是制约医学职业态度的关键因素。医学人文素质教育不够、医患沟通能力不足,医院管理与监控不力,是医学职业态度不良、患者满意度不高、医患关系不和谐的重要影响因子。

医疗服务安全和质量是一个世界性的问题。1955年,澳大利亚的全国调查显示,至少有16.6%的患者有过医疗伤害的遭遇。1999年美国医学科学院发表的关于医疗服务安全和质量的报告指出:美国每年大约有10万人死于"医疗差错"。这个数字超过了美国乳腺癌、艾滋病和交通事故死亡人数的总和。欧洲医疗质量委员会认为,欧洲每10个人中就有1个人在寄售医疗诊治中遭受可避免的伤害和痛苦。这种情况在发展中国家更为严重。不完善的基础设施、不可靠的药品来源、不合理的环境管理,以及医务人员不合格的工作能力都可以降低医疗服务的安全性和质量。世界卫生组织所提供的数据显示,在发展中国家大约77%的设备存在不同程度的问题。[1] 中国的患者很重视医学职业态度,但是,患者对医疗服务的安全和质量有着更高的期待。国家第四次卫生服务调查显示,75.3%的患者更偏好"医术高明、治疗效果好的医生"。患者认为:"医生当然还是看好病更重要。"目前,我国医患纠纷80%是由于沟通问题引发的,20%是由医疗安全和质量问题引发的。不能轻视引发医患纠纷的这20%的医疗安全和质量问题。由于医患纠纷的绝对数量较大,其20%是一个不容忽视的份额和数量;更为重要的是,这个20%很有可能是暴露出来的,引起严重后果的医疗安全隐患的"冰山一角"。

我国医患纠纷中绝大多数是由于医患沟通障碍直接引发的。我国医院管理中缺乏医患关系、医患沟通管理的理念和措施;医学教育中医患沟通的教育教学刚刚起步;医务人员医患沟通的能力和方法有较大差距。医患沟通出现障碍不仅仅是医方的问题。对医学、医院、医务人员形象"污名化"与不良媒体的恶意炒作直接相关,严重影响社会公众与医方的正常沟通。患者是医患沟通中重要的一方。我国公众意识中缺乏"患者教育"的理念,患者

---

〔1〕 卫生部统计信息中心. 中国医患关系调查研究. 北京:中国协和医科大学出版社,2010:216.

的权利和医务的理念灌输和行为落实往往导致医患沟通"短路"。

医院管理水平作为影响医患关系重要的内部因素,主要内容包括:第一,医患关系管理的理念和措施滞后,建构和谐医患关系没有系统地落实在相关工作环节上。例如医患沟通的管理并没有一个可操作可评估的标准和目标,往往停留在一般工作要求层面上。医务人员依循感觉和经验理解和实施医患沟通,无法在自觉程度上制度化地实现和谐医患关系的目标。第二,医学人文素质管理缺乏应有的力度。尽管没有人否认医学人文素质的意义,但将之作为切实可行的管理并取得鲜见的成效。医学人文素质教育、医学人文精神医学人文关怀等方面的管理陷落在形式上可有可无、考核评估中毫无权重的地位,技术水平和工作量依旧是考核和评估中的绝对指标。第三,门诊流程管理与患者的需求有差距。候诊时间过长是患者对医疗服务不满的原因之一。优化就诊流程,缩短候诊时间就成为影响医患关系和医院管理者关注的问题。第四,医患纠纷处置能力。

(三) 患方因素

患者医学知识相对缺乏。科学意义上的医学是一年轻的学科,疾病防治过程的复杂性使得医疗领域中充满着未知数和变数,患者的个体差异和上医务人员的医疗技术的差异放大了医学认识活动的难度,国内外一致承认医疗确诊率也只有70%左右,各种急重症抢救成功率在70%～80%左右,相当一部分疾病原因不明、诊断困难,甚至有较高的误诊率、治疗无望。在很多情况下,疾病的治疗过程和结果存在成功与失败两种可能,相当一部分患者及其家属对此缺乏基本的知识,对误诊误治无法完全避免的医学现象坚决不予认同,对医务人员缺乏尊重和信任,对医疗效果期望过高,从一开始就埋下了医患纠纷的伏笔。

患者的维权意识明显增强。据连续4年在北京、上海、天津、重庆、武汉、广州等地对近6000名居民的调查表明,在遇到权益受损时,有94%的受调查人表示会主动采取各种行动以维护自己的合法权益。网络时代的患者与以往的患者有着显著的区别,他们更方便地了解到与疾病相关的讯息,要求更多地了解自己的治疗方案、用药及预后;出现了医患纠纷,采用多种途径进行维权,包括要求"第三方"介入,利用网民的力量给医院甚至政府施加压力等等。

忽视患者道德与法律责任的追究。媒体、社会公众和患方群体对医患关系的认识有一个基本前提,那就是患者是弱势群体,如果遭遇医患纠纷,应当追究道德和法律责任的对象是医方。患者是弱势群体的假设更多地来自于患方就诊时的主观感受。患者和其他消费者在接受服务时明显的心理感受差异是,面对医学的复杂、医术的高深和医生的权威,为自身生命安危忧心忡忡的患方接受购物服务的那种坦然甚至是挑剔的心态轻,忐忑不安、祈福期盼的心态重。因此患者成了应该保护和支持的对象,即使是在医疗纠纷中,医生或医院都成了被谴责的对象,而患者、患方的道德责任却被淹没在泛滥的同情中,对其法律责任,即使当患方出现了在医疗场所伤人毁物过激行为和犯罪行为,处于对患者的同情,也很难实施依法追究。当患方失去了道德责任的负担与法律责任压力,不能平等地承担社会道德责任,遵循法律法规,那么,医患关系失去了平衡而处于动荡之中。

三、建构和谐医患关系的对策

医患关系问题是一个复杂问题。其中既有政治的、经济的、社会的、文化的因素,又有医院、医护人员的因素,还有患者自身的因素。讨论构建和谐医患关系的对策可有以下3个方面的进路。

(一) 观念认同——医患双方地位平等、目标一致

医患双方在法律和人格的意义上是平等的,并无强弱群体之分。医患双方的权利和尊严都应受到尊重。患者不再被视为医疗活动中被动的工作对象,而是掌握自我命运的自主、自律的独立个体。医生从事医学工作,承担着重大的责任和巨大的压力,医学的风险性、复杂性和未知因素众多是其他职业难以相比的,医生的尊严和人格必须有社会的保障。

医患冲突和医疗纠纷与医学同在,并非当前所特有。现代对医患矛盾的处理往往是在法律的平台之上和在公众舆论的监督之下,医患矛盾因而成为关注热点。理智地讲,以诉诸法律和舆论介入的形式解决医患矛盾,是患者自我保护意识的一种觉醒。但是,患者审视诊疗过程防备心理有余,信任态度不足,媒体关注"弱势群体"人为炒作有余、理智分析不足的现状,只能加剧医患双方的戒备和对峙。当医患矛盾的解决必须以惊堂木的厉声替代生命关爱的天籁之音的时候,我们离医学人文精神远矣。

尽最大可能对患者的疾病进行有效的诊疗,在

这个问题上,绝大多数的医生和患者、患者家属基本态度是相同的,医患双方的根本目标是一致的。建构和谐的医患关系需要政府、医务人员和患者三方共建、理解和信任。对于医务人员而言,要赢得患者尊重和认同,需要用人文的眼界体察患者,关怀患者。

体验患者角色。实践中有一个方法使医生深切理解他的患者:当医生自己生病的时候,他们便立刻意识到他们自己亲身所体验到的疾病与理论上对疾病的解释存在着的差距。一位医学专家说,在成为患者之前,我行医已有 50 年。"直到那时我才弄清楚医生和患者所想象的,并非同一件事。站在床边和躺在床上的看法是完全不同的。"

洞悉患者的处境。患者的处境是疾病给患者造成的困难。对于某个特定的患者而言,他的处境取决于各种困难的集合体——这个集合体必然也是他的独特人生境遇的一种体现。某种意义上说,了解这种个体化的处境比了解患者某种病理或生理上差异难得多。

走进患者的语境。患者的语境依赖于处境。某个信息对一个人可能具有极其重要的意义,对另一个人可能不引起任何兴趣。对科学家来说意义重大的科学进展对其他人而言不过是一条消息。也就是说,共同的语境与具体处境有着密切关系。不能走进患者的语境,医患之间就没有对话的基础。

重视患者体验。现代医学的危机表明,患者方面的主观体验常常被当成不可靠的"软性数据"而在本质上遭到轻视,医生们有意无意地对实验室检查、X 线报告之类的硬性的指标情有独钟。重视患者的体验是人文的和人性的视角,它能够为了解患者的特殊情形提供可贵的见解;而忽视患者对疾病体验的描述就是忽视疾病本身。

审视治疗目标。对于慢性患者活或目前无法治愈的患者的治疗目标,应以提高患者生活质量为中心:帮助患者恢复个体整体性,帮助患者恢复自信心和建立对新环境的适应能力。治疗有的时候并不意味着治愈某种疾病,而意味着照料患者,或者意味着病患和死亡痛苦的减轻等。

对于医患关系,患者的觉悟体现在:医学的每一个成功都是患者的福音,病魔的每一次得手都是医学的憾事。患者用戒心筑起壁垒,使医生心怀疑虑,被隔断的会是医生向顽症的冲击;舆论用关注构成压力,使医生瞻前顾后,失去将是患者的生命和健康。

介入医患关系的人文基点应该是:医生眼里的患者是一个完整的人,是有尊严、自由、情感和需要的人,而不是被分割的机体组织、送检物、病原体、数据和物品。患者不仅需要客观检查和技术操作,更需要倾诉内心感受和获得精神抚慰。医生当以患者为本,以生命为本,呵护生命,远离利欲,尊重患者权利,尊重患者人格。患者眼里的医生是一个友善的朋友,是有责任心、同情心、可以信赖的人,而不是无法接近或别有意图的人。医生的工作不仅需要专业知识和技术条件的支撑,更需要患者认同和鼓舞的目光。患者当配合医生,理解医生,放弃成见,善意度人;要支持医生,信任医生,尊重医学规律,尊重医生人格。

医患双方是天成的共同体,从戒备、对峙走向理解、合作,走向和谐通融、主客合一,是医患关系由觉醒达至觉悟境界的必由之路。

(二)体制革命——公立医院去商业化与市场化

当前卫生工作中存在的基本矛盾是群众越来越高的卫生健康需求与医疗服务供应严重不足之间的矛盾,集中的表现就是群众看病难、看病贵。医患关系紧张、医患纠纷、甚至医患冲突,是这一矛盾的表现形态。因此,确立公立医院的公益性质是建构和谐医患关系的思想先导。政府承担公共卫生和维护群众健康权益的责任是构建和谐医患关系的物质基础。加大卫生经费投入,加快卫生事业发展,努力解决好群众"看病难、看病贵"问题,是构建和谐医患关系的根本措施。公立医院靠向患者收费维持医院的发展的机制必须得到改变。

据中国社会科学院发布的《经济社会和谐发展指标体系综合评价》报告表明,我国 2005 年教育、卫生、社会保障三项合计仅占 GDP 的 10% 左右,而美国为 16%,法国为 30%,巴西、波兰、伊朗、俄罗斯等国为 20%。低投入使政府在医疗卫生事业发展中难以很好地发挥主导作用。据有关资料显示,在医院经费中,政府投入所占比例不到 10%,其余均由医院自筹。这种政策导向客观上迫使医院追求效益,因为只有这样才能保证医院的生存和正常运转,才能留住并不断引进人才。医院自筹资金从医疗服务和药费两方面来,其中药费大约占经费来源的一半左右。按照国家有关规定,医院药品可以定价为出厂价格的 115%,由此造成医药费高,看病贵。医院对经济效益的追求,不仅使医药费上涨幅度过快,也使自身公益性质逐渐降低。据统计,1990~2005 年 15 年间,全国公立综合医院的门诊费用平均上涨了大约 12 倍,住院费大约上涨了 10

倍,超过城乡居民平均收入上涨幅度。据中国社会科学院《2006年中国社会心态报告》调查数据表明,"医疗支出大,难以承受"成为城乡居民生活中第二大压力源,城乡居民对医院收费标准普遍不满,因医疗费用而放弃就医的现象时有发生。医疗体制改革之后,相应的医疗保障体制没有跟上,即使是后来实施的保障制度,但其覆盖面有限,也没有能够发挥社会统筹的作用。据《2006年中国居民生活质量调查报告》数据表明,基本医疗保险在城市、小城镇、农村地区的覆盖率分别为 48.8%、24.3%和6.5%,社会统筹性大病医疗保险的覆盖率分别为 39.8%,7.2%和3.3%。医疗保障没有覆盖全体社会成员,医疗公平就无法真正落实和体现。

(三)管理革命——铸造医学人文素质,改善诊疗服务态度

加强医院内部管理是构建和谐医患关系的保障。建立和谐的医患关系医护人员是关键和主导。具备医学人文素质和医学人文关怀能力是医务人员执业资格的必备条件。具有良好的医患沟通能力是医务人员能力结构中最重要的内容。良好的医学职业态度是改善医患关系可操作性最强的途径。

建构合理科学的医患纠纷处置机制是结构和谐医患关系的重要条件。合理,主要是能为广大公众所认同,所接受;科学,主要是符合医学发展的规律。慎重采用"第三方"干预的机制,积极主动建设符合医学规律的医患纠纷专家处置系统,开展异地医疗专家处置模式的研究,提高医患纠纷处置的公信度。加强与媒体的沟通,正确引导舆论是构建和谐医患关系的平台。医疗卫生工作是社会关注的民生问题,是新闻宣传的热点问题。用科学的态度和方法进行信息管理,有效的防范和控制医院危机。英国危机公关专家里杰斯特(M. Regester. Michael)曾提出著名的危机沟通"三T原则":第一,以我为主提供情况(tell your own tale);第二,提供全部情况(tell it all);第三,尽快提供情况(tell it fast)。及时向媒体提

供准确、全面的信息,让媒体及时了解真实的情况,发挥正确的舆论引导作用。正确对待和处置媒体揭露医疗卫生工作中存在的问题,不护短、不遮丑,举一反三,积极主动地采取改进措施。

加强医学职业态度态度的管理和监控对改善医患具有显著的积极作用。目前,医疗机构一般都是在泛泛而言的水平上提出要具有一个良好的医学职业态度态度,但对医学职业态度的内涵、表征和管理缺乏深入的研究。态度作为一种心理现象,既是指人们的内在体验,又包括人们的行为倾向。医务人员的语言、神态和行为都反映着某种医学职业态度。美国学者研究表明,最经常被投诉的医生并非是医疗技术水平最差的,而是医学职业态度最差的。我国有关调查显示,在频频发生的医患纠纷中,因技术原因引起的所占比例不到20%,80%源于医务人员职业态度。良好的医学职业态度具有10大表征:足够的耐心、持续的专注、得体的语言、合适的神态、稳定的情绪、认真的倾听、规范的告知、充分的解释、关爱的微笑、深深的共情。通过医学职业态度的表现形式,我们可以洞悉的是医学人文精神和医德医风的本质。

良好的医患沟通是建构和谐医患关系的重要途径,加强医患关系管理促进医患合作是医学进步的必要条件之一。通过有效的医患沟通改善医学职业态度和医疗服务过程,更好地诊断、治疗和护理患者;防范、缓解医患矛盾,提高患者满意度,铸造医学、医院、医务人员的人文形象,实现共建医患和谐社会的根本目标。

(刘 虹)

思 考 题

1. 患者的需求是什么?
2. 患者的权利和义务有哪些?
3. 患者的行为有何特征?
4. 医患关系紧张的制约因素是什么?
5. 构建和谐医患关系的对策。

延伸阅读书目

1. 王锦帆,尹梅. 医患沟通. 北京:人民卫生出版社,2013.
2. 刘虹. 医学与生命. 南京:东南大学出版社,2011.
3. 威廉·科克汉姆. 医学社会学. 杨辉,张拓红,等译. 北京:华夏出版社,2000.
4. 王一方. 医学人文十五讲. 北京:北京大学出版社,2006.
5. 侯雪梅. 患者的权利. 北京:知识产权出版社,2005.

第十一章　传统医学与补充替代医学

随着源于欧洲的近现代医学获得越来越多的成功之后，不同地区、不同文化的医学理论相互独立、流派林立的现象，转换成西医为主流、正统，历史流传下来的医学，以及各种民间医学则成为非主流、偏门的现状。比如，在西医传入中国并获得主导地位之前，中医、藏医、蒙医、壮医等之间并无明显的高下、主次之分，各自在不同地区与文化圈发挥作用；但自西医通过其认识的准确性和控制的有效性，以现代科学的分支之一，获得了医学领域的话语权之后，各类传统医学之间的地位并未发生变化，可是在面对现代西医时，迅速失去其传统地位与文化优势，在知识领域被归类为非科学，其在医学领域以补充或替代的方式存在。同样的变化也发生在近现代医学的发源与兴盛地——欧洲及北美洲地区。希波克拉底倡导的医学职业精神和某些医学思想虽仍流传，但其具体的医学理论与方法已经边缘化。

不过在现实生活中还存在一个有趣的现象，即在涉及健康与疾病问题时，人们除了向现代医学求助之外，或多或少地会寻求传统医学、民间医学，甚至是求助于神灵帮助。这一现象，即使在医学科技处于领先水平的美国也不例外。

著名的例子是史蒂夫·乔布斯（Steve Paul Jobs）（1955～2011），其传记作者沃尔特·艾萨克森（Walter Isaacson）（1952～）接受 CBS《六十分钟》节目专访时透露，乔布斯曾在 9 个月里无视家人反对拒绝接受癌症手术，选择替代疗法治病。"他试过饮食疗法，还去见过巫师，他尝试很多延长寿命的方法，但就是没有接受手术。"当乔布斯再次寻求手术治疗时，癌细胞已经扩散到器官周边组织。乔布斯曾对自己的错误决定深表后悔[1]。

发生在中国的例子是抗疟药物青蒿素的发现。作为 20 世纪中国医学界向世界贡献的唯一一类新药，青蒿素的发现源于中国传统医学的经验记载。屠呦呦正是受葛洪（284～364）所著《肘后备急方》"青蒿一握，以水二升渍，绞取汁，尽服之。"的记载启发，采取乙醇冷浸的方法提取有效抗疟疾化学成分[2]。

对此类现象，2000 年 3 月，克林顿政府任命成立白宫补充替代医学政策委员会（WHCCAMP），负责解决与 CAM 有关的问题。CAM 是 Complementary and Alternative Medicine 的首字母缩写。中文的表述有 3 种，即替代医学、补充医学、补充替代医学。该委员会于 2002 年 3 月向提交了最终报告[3]。

所以如何看待与评价科学医学之外的医学活动及其理论与技术，是医学哲学无法绕开的核心问题之一。

第一节　医学形态的多样性

在当代人的印象中，医学有固定的形象。白大褂、听诊器、温度计、X 线机和验大小便等化学物理检查、青霉素等化学药物、注射器和手术刀等器械，是医生一词形象表述的经典内容。但是，前述的种种形象，其出现在现实生活中的时间并不长，不过是现代医学发展的产物，历史最多也只有数百年。但是医生职业并不是现代生活的产物。从其他动物的自我救助活动可以推论，人类在出现疾病时的自我救助活动，其历史应该与人类的历史一样长。自有文字记载以来，关于疾病与健康的问题，始终是人类文化的重点之一。总结医学发展的历史，可以发现人类医学知识经历的医学形态呈现如下历程。

---

〔1〕　乔布斯拒绝手术致癌扩散［EB/OL］. 2013.11.21, http://news.163.com/11/1022/03/7GUJ9ED600014AED.html.
〔2〕　屠呦呦. 青蒿及青蒿素类药物. 北京：化学工业出版社，2009：1.
〔3〕　左言富. 美国白宫补充替代医学政策委员会最终报告评介. 南京中医药大学学报，2005，21（3）：195-198.

一、巫术医学

1. **巫术医学的表现**　在当代，人们会觉得巫术离自己很远。但实际上其思想及其影响下的行为，在日常生活中并不罕见，只是熟视无睹而已。如在中国佩玉辟邪的习俗，以及各类禁忌术、祈求术、预测术、驱邪术，都是巫术的表现。在汉语言中，"医"字的繁体是"毉"，表明在人类文明早期，医学与巫术难以明确区分。中国最重要的殷朝文献是殷墟出土的甲骨文，其中的医学记载就是巫师关于疾病的占卜记录。在中医最重要的经典文献《黄帝内经》中，有记载的医生，其名中带巫的有巫彭、巫咸、巫阳等。巫师的英文表达之一就是 medicine man。巫术的英文为 sorcery，原意是指能够经由祭祀或象征的仪式去改变他人命运的人。很明显，疾病与健康的控制活动属于改变命运的内容。

2. **巫术医学的基本内容**　关于医学的起源，史学界有一种共识，即医巫同源。"与外伤相比，某些疾病病因隐秘，原始人不知道疾病的原因与治疗方法，认为是魔鬼侵入人体带来的不幸。原始人认为只有与氏族和神灵有联系的巫医才能驱除病魔。就这样，巫医应运而生，并备受尊崇。[1]"人类的第一个文化，尤指用语言文字表达人类的思想、情感，通过口头或书面的方式，实现文明的传承的符号系统就是巫术。巫术是人类文明的起点，是其后的科学、宗教、艺术、法律、风俗习惯等文化的共同起源，只是随着人类文明的发展后来才逐渐分开，发展成为风俗习惯、宗教迷信、科学技术等当代多样性文化。在最早期的医学活动中，人类祖先对医学活动对象的最基本的看法属于巫术的范畴，疾病的预防与治疗是在巫术观念的指导下进行的。对于巫术，在现代科学，包括现代医学来看，明显是错误的、荒谬的，但在人类社会早期，却是人类走出自然世界，跨出的与动物分野的最重要一步。这种观点在现代并没有完全消失，在某些人群、某些地区、某些文化、或特定时期，还发挥着重要的影响力与作用。巫医的基本思想包括 4 个方面。

一是身心二分。在人类社会的早期，人类控制和改造自然的力量十分低下，知识和迷信总是交织在一起。这个时期，人们最不理解的是人类出现的心理活动。人类心理的最高统领是自我意识，即对个体和环境的自我觉察与自我控制。自我意识的最重要表现与能力是能够将自己作为思维活动的对象。此时的我，既在审视自己，又被自己所审视。在现代心理学领域，审视者称为主我，被审视者称为客我。另一个令人类着迷的心理现象则是梦境，在梦中，我似乎能够脱离肉体而周游世界。对这类现象的最早期解释，就是认为人有某种可以脱离肉体、甚至是肉体消亡之后仍然能够单独存在的神灵，或称鬼、魂魄、元婴等。这一思想称为身心二分的观念。这一巫术思想体系的第一个观念。灵魂能够独立存在的想象，还满足人类对永恒的梦想。肉体必然消亡的残酷现实及其带来的苦痛，用灵魂的永存观念，能够有效地得到抚慰。虽然现在人类已经知道心理现象，包括主我，是大脑整体生理功能的表现。大脑的生理功能停止，心理活动终结。人类科学进步对人类最残酷的打击就是终结了灵魂永存，但古人并知道这一点。

二是万物拟人。在巫术文化中，人身心二分的观念还被推广、投射到人之外的世界万物，认为各种现实存在，包括动物、植物、山川河海、日月星辰等，都和人类一样，也有某种独立存在的神灵。如狐狸精、树精、山神、海怪、瘟神等。这一观念可以概括为万物有灵，即世界上的每一种事物背后，都存在着看不见的神灵。神灵的世界与我们生活的现实世界存在着一个生死的界限。我们只有在死亡之后，或者是特定情况下如巫术仪式中，才能去到这个世界。但神灵世界则通过某种方式，如托梦、降祸、致病等，影响人类的现实生活。简言之，这是自然世界与超自然世界的二元结构观念，是将人类身心二分观念投射到自然万物的结果。

三是万物相通，即世界上的万事万物之间存在着特殊渠道的密切联系。人们的直观经验是现实世界中的万事万物不同，如人与其他动物不同，动物与植物不同；但另一直觉则是万事万物又有着某种关联性，如通过摄入某些植物，能够明显地影响人的心理与行为。在巫术的世界中，事物之间的这种关联性并不是通过具体的实物之间的相互作用实现的，而是通过万事万物背后的神灵之间的联系实现的。实物之间相互区别，但神灵之间则另当别论，它们之间存在着人类感官看不见的密切联系。从疾病起源看，巫术认为生病个体因对神灵不敬等因素，导致神灵怪罪所致。如瘟神能够导致人间传染病的流行。

四是巫术通灵，即人间的巫师可以通过特定的方法与神灵沟通，表达和实现人类的愿望与乞求。

---

〔1〕伯恩特·卡尔格-德克尔. 医药文化史. 姚燕, 译. 北京: 生活·新知·读书三联书店, 2004: 2

巫术包括两个方面，即人及其采用的方法。巫是指巫师，术是指巫师采用的手段。在实施巫术的过程中，巫师是关键性人物。巫师通过特定的仪式和言辞，与超自然的神灵沟通，表达人类的愿望和要求。巫师是人间与神灵世界交通谈判的使者，巫术被认为是人类通向神灵世界的唯一与有效途径。

巫术指导下建立的医学模式对疾病的基本看法包括2个核心要素：一是关于疾病的起因，认为是那些邪恶的神灵侵入人体的结果，或者是善良神灵对人类不尊敬行为实行惩处的结果。二是关于疾病的治疗，认为应该采取巫术的方式，让巫师请求善良的神灵的原谅，或驱使邪恶神灵离开身体，或请求善良的神灵帮助人战胜、驱赶邪恶的神灵。

3. 对巫术医学模式的评价　对巫术医学的评价，不能脱离具体的历史时代。但基于人类当代的知识和技术水平，对巫术应该取理性的态度。以现代科学技术的水平看，巫术医学关于疾病的归因及其指导下的治疗肯定是错误的，除心理安慰与暗示之外，对疾病的治疗方法是无效的，有时还带给当事人灾难性后果。如当流行病发生时，送瘟神仪式并不能阻止疾病传播，隔离、消灭传染源、有效治疗传染病患者才是战胜传染性疾病的正途。

但是，巫术医学不仅是人类的第一种医学形式，还是人类与动物相区别的根本性标志。在巫术医学出现之前，人类与其他动物一样，因患病个体影响威胁群体的生活，将被群体放弃甚至抛弃。今天对疾病与疾病患者的歧视是其微妙现实的表现。

在科学技术发达的今天，仍然采取巫术医学观念对待健康现象是落后的表现。但在缺乏有效诊断和治疗手段的特殊情况下，巫术医学指导下的特殊仪式活动，使得患者在心理层面有神灵相助的感觉，不仅有助于减轻患者心灵的痛苦，还可能通过心理作用产生神奇的效果。巫术治疗仪式过程的另一效果，是可以使患者的家属摆脱无能为力的消极痛苦感受，缓解患者家属的焦虑。当面对亲人生病遭受痛苦，自己什么都不做的感受很不好。请巫师到场，亲人则在心理层面有了尽力尽心的自我安慰。

从历史角度看，巫术时代的巫师往往是族群的精英，是文化的传承者、解释者与实施者，或为首领，或为首领的高参，参与部落重大事项的决策与实施，当然得承担部落成员疾病与生死的责任。

巫术实施不能确保有成效，但是一定有成功的

案例。在巫医的观念中，这是其理论正确性的证据。但是从今天的知识技术水平角度看，其所谓的成功与巫师的巫术无关，而是与另三个因素相关。一是巫术活动带给巫术施予者的心理作用。如果被施巫师的对象相信巫术，活动过程中及其后的主观心理感受将有积极的变化，是暗示心理效应或称安慰剂效应的显现。二是碰巧。人有自愈能力，部分疾病具有自限性。巫术的实施与这类情形偶遇，将形成巫术有效的假象。三是巫师运用相关医学经验。巫师在施行巫术时，有可能同时给予受施者其他的干预措施。这类措施中有时是人类控制某些疾病的有效经验。如南美洲某些地区的巫师会将蛙毒涂抹在施术者刻意制造的皮肤破损处。

由于巫术实施的方法并不可靠，所以巫师致病一定是失败多，成功少。但微妙之处在于选择性关注。出现奇迹的、效果好的成功治疗的案例广为流传，进入历史文献被记载下来，而"败走麦城"的案例则很快被人们忘得一干二净。但历史上有理性的人，会以理性质疑巫师的治疗效果。在中国，扁鹊提出六不治之一就是"信巫不信医"。

巫术的一个积极面是假设现实事物发展变化的规律有迹可循，并可以由人类的特定行为所影响与控制。在巫术医学中，人体疾病的原因虽然神秘，但巫师却有办法去认识并实现某种控制。虽然今天来看，这种认识与控制感是自我欺骗，但认为世界能够被人类自身的行为所驾驭的思想，与宗教对疾病的解释有明显区别，与今天科学技术的思想具有一致性。

二、宗教医学

1. 宗教医学的表现　"人类生活早期，疾病被认为魔鬼肆虐的结果。其后，疾病被认为是公正的神灵对人们罪行的惩罚。因此，借助于超能力的神职医生替代了巫医。"[1]在现实生活中，有些夫妻因不能生孩子而去拜送子观音，而不是去看生殖科大夫。可见，不是所有人在所有时候患病都去医院看医生，患者或家属有时会采取所谓的信仰疗法，即通过向神祈祷的方式，祈求神显灵以帮助解决疾病痛苦及死亡威胁。宗教与医学的另一个密切联系是宗教组织及其活动，或多或少地对信徒的现实疾病痛苦表达关注。如西藏地区的传统藏医学理论与实践体系掌握在僧侣手中，要获得相关的医学解释与治疗，患者或家属需求助于喇嘛，形成独特

〔1〕 伯恩特·卡尔格-德克尔. 医药文化史. 姚燕，等译. 北京：生活·新知·读书三联书店，2004：4.

的寺庙医学。在欧洲,在宗教占统治地位阶段,患者尤其是病重与濒死患者,往往在教会创立的照顾机构获得临终关怀。从起源看,这正是现代医学临终关怀的早期形式。

2. 宗教医学的基本内容 从字面看,宗教与医学似乎应该不存在联系。宗教关注超自然的彼岸世界,选择出世、遁世的人生哲学;医学则关注现实生活,取入世人生态度。从内容看,宗教医学概念所表达的意思是,在宗教活动中,在某些特定的情形中确实存在着关注人类健康与疾病的行为与理论。这种表面不应存在但确实关联的关系基于两个理由。

第一,如何理解与解释人及其所生活的世界。任何一种医学理论体系,其基本任务有二:一是对人类及其生活进行解释,让人们理解世界是什么样子,以及为什么是这个样子,其中的重点当然是健康问题,包括人体的结构与功能,健康的影响因素、外部表现及变化规律等。二是提供控制人类现实生活问题的方法体系,其中的重点当然是疾病的治疗与预防。换一个角度看,宗教理论也同样需要完成类似的任务,即人生的本质及对人生的控制。健康问题只是宗教需要面对与解释的一个现实现象之一。可见人类对自身及所生活的这个世界的理解、解释、控制,既是人类所有知识的起点,又是其终点,即不同的知识体系有同一块天花板。

在宗教理论中,对人类健康和疾病的解释,与巫术医学对健康和疾病现象的解释具有高度类似的特征,即将疾病及其转归的影响力量归结为超自然,人类健康受神秘世界的影响和控制。在不同的宗教中,对疾病发生原因的解释有所不同,如疾病是神灵的惩罚、恶魔的入侵、命中注定、前世报应,但相同点则是都是超自然力量的显示,是超自然世界控制的结果。

第二,如何控制人及其所生活的世界。在健康状态控制方面,宗教与巫术有明显区别。巫术假定巫师有沟通神灵世界的能力,其方法就是巫术仪式。前面已分析了巫术活动在对疾病时时常遭遇尴尬,即遭遇失败的可能性远高于成功的概率。在巫术之后出现的宗教在对待控制疾病的态度方面有根本性转变。宗教虽然认为疾病受超自然控制,但认为人类并不能通过与神灵的沟通获得此世的回应,神的回应将在死亡之后或者来生世界中显现。所以,宗教并不提倡采取积极控制神灵世界的态度与方法,认为巫术积极沟通控制的态度与方法无效。宗教所提倡的是对疾病的忍耐与接受的态度,向神灵祈祷也是追求控制,但神迹是罕见的、不确定的。

宗教对待疾病的被动接受态度,与其对疾病原因的解释直接相关。宗教理论对信众的最核心吸引力,在于其在理论上通过为人死亡之后提供一个去处,如天堂、极乐世界等,解决了人类对死亡的恐惧,满足人类追求永恒的愿望。在现实生活中,疾病与死亡总是存在着直接的关联性。从这个角度看,宗教理论能够解除人类患病后的焦虑、恐惧等负性情绪体验,能够在一定程度上确保患者与家属心安神定、心平气和地面对疾病痛苦。

但是,生活中的真实苦难仅靠调整心态并不能完全消除,消除苦难总是人们非常现实的追求。所以宗教理论除了关心人的疾病痛苦,并以拯救的承诺消除所有的疾苦之外,也总结积累借用人类的多种有效的经验与方法帮助人们解除心身痛苦。与世俗医学相比,宗教医学除了借助经验医学的方法之外,总是强调借助于神灵的力量的必要性。宗教总是认为通过向神灵祈求,得到神灵的恩赐,寄希望于神灵帮助减轻肉体和心灵的痛苦。由于神灵神妙莫测特点,俗人不能直接与神灵沟通,不得不借助于宗教职业人士,在宗教场所进行祈祷,以增强此生与来生的确定性。

3. 对宗教医学的评价 从内容、观念、方法上看,宗教与巫术、牧师与巫师有所区别:在巫术中,巫师通过献祭等仪式作为交换条件,直接要求神灵在此时此刻显灵;宗教则不乞求此生此世得到什么,更多的是寄希望于来世。这是宗教文化比巫术文化规避即时失败尴尬的高明之处,直接与现世的期望,大多数情况下会落空。宗教将幸福、无痛苦的生活寄托在来世,希望以此生此世的苦难经历,换取下辈子的幸福安宁。但从另一个层面看,宗教对永恒的追求,其副产品自然延伸到对生命的珍视。所以医学寄生在宗教之中,有其天然的逻辑。

随着人类对自身健康问题有效认识与控制程度的加深,宗教逐渐退出对健康的解释与干预领域。但是宗教并未随着科学的发展而消失,其原因是复杂的,主要与人类需要和医学科学的现实差距相关。人类有诸多愿望,也有满足愿望的能力,但愿望是无限的,能力是有限的,医学领域并无例外。当医学无能为力的时候,宗教带给人的虚幻的满足,是人类此时此刻唯一能够给予自己的安慰剂。

三、朴素医学

1. **朴素医学的表现** 在医学的巫术与宗教阶段,逐渐积累的医学经验始终在疾病治疗与预防方面发挥作用。但是只有在摆脱神的束缚、进入用自然的原因解释自然现象的朴素医学阶段之后,人类才真正将认识与控制疾病的突破方向放在自身的努力方面,进入追求真知的时代。实际上,关于健康经验的积累及建立相应的理论系统,应该是人类求生存本能的最基本活动之一,因而也应是历史上最早的人类理性活动之一。朴素医学的出现只是这一活动成为系统的标志而已。在中西方医学历史上,在既有的文字记录中,都留下了大量关于医学经验的记录与相关理论。如被载入史册的希波克拉底、盖伦、张仲景、孙思邈等,都是朴素医学的大家。其中记载的医学经验,甚至在今天被证实真实有效,在现代科技的助力之下发挥其新的力量,青蒿素的发现即是证据。

2. **朴素医学的基本内容** 古人在与疾病作斗争的过程中,逐渐发现并积累了一些有效的治疗和预防疾病的经验方法,通过长辈、族长、巫师等智者,一代代积累传承,为人类的生存繁衍贡献着力量。医学经验积累到一定阶段,为了将经验统一成为一个系统,也为了更好地理解、解释、传授和进一步发展经验医学知识体系,还为了与人类的其他文化相统一,在医学经验和其他活动经验的基础上,人类创立出自然哲学思想,将医学经验知识,以及人类其他方面的知识统一起来。

从内容上看,朴素医学是医学经验和人类古代哲学思想相结合的产物。在医学发展史上,朴素医学与巫术与宗教等神灵医学相对立。其不同之处,主要不在于是否利用既有的医学经验,而在于对医学经验进行整合解释的理论的差异。

在自然哲学体系中,神灵失去了位置,一切现象都被认为是自然的,有其发生的自然原因与过程。自然哲学的基本特征包括:一是人类生活的世界由这个世界本身所决定与影响的思想。与此不同,巫术、宗教则认为这个世界由另一个神秘的超自然世界控制。另一种表述是朴素的唯物论,即将世界归结为某种具体的物质形态及其影响与变化,如水、气等。自然现象是物质世界自身运动变化的结果。二是事物分类的思想。在自然哲学观念中,万事万物被大致地分为几类。事物因为某种相似性,被归为同类,因为差异性,归为不同的类。古希腊以四为纲、中国则以五为纲。三是各类事物之间存在着密切的联系,但因为整体认识水平的影响,古人对事物之间具体的联系方式并不清楚,而是以猜测的、假想的联系代替实际的关系。如中国古代的五行思想就认为世界的所有事物可以分为金、木、水、火、土五类,五类之间存在着相生相克相侮的复杂关系。古希腊医学的四元素说认为,四元素干、冷、湿、热特性的组合,导致不同事物性质差异的思想。这是与中国的五行思想平行的世界分类哲学思想体系。

自然哲学的医学观念的核心内容是:人体的生理病理现象不是孤立的事件,而是自然中存在的致病因素与身体素质、饮食营养、个性性格、生活方式、自然环境、社会环境等因素综合作用的结果。因此,在疾病的诊断、治疗和预防过程中,综合地考虑多种因素的影响与复杂关系是必须的和重要的。古代的医生,按照理想的标准,应该是一位精通多种知识体系的智者。

特别需要澄清一个观念,即朴素医学不仅在世界各个不同的文化体系中有其独特性,而且即使在同一文化体系中,也存在着不同的表现形式。这种差异至少表现在3个层面:一是纯粹的经验。如南美印第安人通过吃金鸡纳树皮治疗疟疾。其常见的名称是秘方、偏方。可用经验医学这一概念将其概括在内。根据人类知识发展的历程可知,人类自古传承的经验,其有效性有待科学验证,即使是被验证有效的经验,其原理也有待于进一步发掘。二是纯粹的哲学思辨结论。如将世界万物五分还是四分,纯粹是不同的哲学假定而已。三是经验与哲学的结合。如黄连的味道苦,经验证明对痢疾等发热的病症有效,于是苦味特征与发热疾病的关联性被抽象上升为普遍规律,其他苦味的植物因这一规律被赋予对抗发热性疾病的性能。任何一个朴素医学体系中,上述三类医学都或多或少地以不同比例混合的方式存在着。

3. **对朴素医学的评价** 由于整体科学技术水平的限制,尤其是缺乏严密的科学研究方法与技术手段,经验医学体系对人体和疾病的认识层次不深,许多理论概念只是主观臆测的产物,虽然包含和传承了大量的医学经验,但整个理论体系经不起实践的检验。著名的朴素医学体系、至今仍然在正式医学体制内发挥作用的是有古老历史传统的中医。在世界其他文化体系中,传统朴素医学,往往流传在民间,成为所谓的替代医学。就是中医,在历史上,在中华文化圈内,长期是体制内的医学体系。但目前,仅在中国的大陆地区有体制内的身份。在中国香港、中国澳门、中国台湾地区,在日本、朝鲜、越南等国家,在正式的医学体制之内没有一席之地。[1]

以现代医学发展水平衡量朴素医学,很容易发现传统医学体系的漏洞,也很容易嘲笑古代圣贤的错误,但是这些古老的医学知识体系,不仅传承了部分有效的医学经验,在人类的历史上做出过贡献,而且也是新的医学知识体系发展的基础,是后人进步的阶梯。从人类医学进步的历史看,朴素医学是人类医学发展历史的必经阶段。

在朴素医学模式中,人的心和身及两者的密切关系被关注,人与环境的相互关系被关注。这是现代系统医学关注人的整体性的萌芽。但是由于对世界和人体的细节认识不清楚,心身医学未能够建立起来,有关现象湮没在对疾病现象笼统的记载之中。由于对心灵的关注,自然医学在诊疗活动中显得特别有人情味。

四、科学医学

科学医学是一个相对概念,对应于朴素医学、经验医学、哲学医学等概念。科学医学从产生到今天,经历了生物医学、系统医学两个发展阶段。在生物医学阶段,人类对人体结构和功能、影响健康的生物因素有了深入准确的知识;发展出系列可靠技术,一定上控制了一直威胁人类生存的疾病,如传染病。系统医学是在生物医学的基础上,充分考虑生命活动的整体性与个性的科学医学新阶段。

1. 人是机器的机械医学 科学医学早期的基本哲学指导思想,可以简单地概括为人是机器的机械医学思想。这一思想与当时的整个科学技术发展水平相一致。医学摆脱朴素医学形式,正式成为近代科学的一个门类,与近代西方自然科学和工程技术的崛起存在着密不可分的关系。欧洲经历了中世纪千余年的严格神学统治之后,随着资本主义生产方式的兴起,在思想领域发生了著名的文艺复兴运动。文艺复兴运动的方向是恢复到古希腊、古罗马时代关注自然和人自身的文化传统,摆脱封建神学关注来生来世的消极生活态度。这场运动的结果,在科学领域,确立了实验方法的地位,促进了现代意义上的科学技术的萌芽。在力学、天文学等自然科学进步的推动下,由力学发展概括出来的机械唯物主义自然观成为近现代医学发展的指导思想。

机械唯物主义自然观的基本观念:一是世界是一部机器,即客观世界的结构、运行过程、运动机制、运行规律,都可以用人造的机器进行类比。二是线形因果关系,即构成世界机器的各个部分之间是以线形因果关系的方式相互作用。原因和结果呈正比关系,作用的力量大,结果就明显。三是还原论,即认识机器世界的方法是分析解剖的方法。还原论认为,要认识整个世界,只需要认识构成世界的各个部分就足够了。从方法上讲,与还原论一致的是分析解剖的方法。四是决定论,即由部分通过线形因果关系构成的世界,其过去和未来都可以完全计算出来,世界从一开始就已经被决定,事物运动变化发展的轨迹是既定的,既不可能有新东西的产生,也不可能有旧事物的消亡。

机械唯物主义自然观对近现代医学发展产生着重大影响,拉美特利(法国 Julien Offroy De La Mettrie,1709~1751)所著《人是机器》是这种思想影响的典型代表。在 300 年左右的时间内,近现代医学取得了巨大的成果:一是将人体等医学研究对象视为机器,广泛采取分析解剖的方法认识医学研究对象,应用物理学、化学、生物学的研究成果,深入研究人体的生理病理现象,创立出生物医学体系。人类对自身的认识从整体深入到系统、器官、组织、细胞、细胞器和分子水平。二是采用因果分析的方法,追寻疾病发生发展的原因。对外部致病原的认识深入到细菌、病毒层次,并创造出有针对性的治疗与预防方法,致力于战胜传染病;对内部致病原的认识深入到组织、细胞、生物大分子和遗传基因的水平。三是发现和制造出许多有效的疾病治疗和预防方法,使人类在与疾病、尤其是与传染性疾病作斗争的态势中第一次取得明显的优势和主动权。如 20 世纪初期,主要的死亡原因是传染病,死亡率为 580/10 万;但到 20 世纪后期,在大多数国家,传染病的死亡率降到 30/10 万以下。天花等烈性传染病被完全消灭。高血压、糖尿病等内源性疾病也能够得到有效的控制。基于精细解剖知识的外科手术取得长足的进步,治愈了许多局限性疾病。

随着医学的进一步发展,生物医学思想的不足之处逐渐地暴露出来。分析解剖的方法,只能认识到人体具有机械特性的那部分规律性,而不能准确把握人体整体性的内容与规律。如单一病因观念难以解释以下现象:不同的人在面对同样的致病因素时,发病与不发病、病情轻与病情重存在显著差

---

[1] 郎栋. 从被质疑,被边缘化到被否定——近代中医衰落的历史轨迹. 医学与哲学,2011,27(9A):55-58.

异。将人视为机器，采用分析解剖的认识方法，其结果是对心和身的细节认识不可谓不精致，但由于人不仅是一部机器，而是具有机械所不具有的复杂性，部分之间、健康与致病因素之间的复杂关系在机械医学观中缺少应有的位置。

采用机械观念指导对人类健康和疾病的认识，对其中确实具有的机械特性的认识与控制，取得了丰硕的成果，而且系统医学仍然继续享受着这些成就。但是，在近现代医学发展到相当程度之后，当这一观念指导下能够控制的健康与疾病问题逐渐得到有效解决之后，其不能有效认识与控制的人类健康与疾病的复杂性一面，开始成为医学必须面对的主要问题，这时，基于机械医学的系统医学有了新的发展动力。另一方面，人类的整体知识进步也为系统医学提供了指导思想和技术工具。

2. 人是系统的系统医学　系统医学，又称为生物-心理-社会医学模式。新观念的提出不是简单地对机械医学观的否定，恰恰相反，只有在机械医学观指导下的医学研究活动取得大量研究成果基础上，新的医学哲学思想才有发展完善的空间。

1948 年，世界卫生组织提出健康新概念，即"健康是一种在身体上、精神上和社会上的完美状态，而不仅仅是没有疾病和衰弱状态"。世界卫生组织关于健康的新定义，就已经从生物、心理和社会 3 个方面考察健康现象。美国罗彻斯特大学医学院精神病学教授恩格尔（美 G·L·Engel）1977 年在《科学》上发表《需要新的医学模式：对生物医学的挑战》一文，提出："为了理解疾病的决定因素，以及达到合理的治疗和卫生保健模式，医学模式必须考虑到患者、患者生活在其中的环境，以及由社会设计来对付疾病的破坏作用的补充系统，即医生的作用和卫生保健制度。"在批判机械医学观局限性的基础上，正式从理论上提出的生物心理社会医学模式，实现了医学哲学思想的转换。

与传统的机械医学观不同，系统医学的哲学前提是系统论、整体论。因此认识生物心理社会医学模式之前，有必要认识系统论哲学思想。与机械论不同，系统论对世界的基本看法如下：一是世界是一个系统，即构成世界的各个部分之间存在着复杂的关系。在系统论的语言中，部分固然重要，关系同样重要，部分之间的结构是导致事物多样性、复杂性的根本原因。二是非线形因果关系，即构成系统的各个部分之间的相互作用存在着特殊的非线形机制。在非线形机制中，作用力与结果不是正比例关系。小作用力可能引起大结果，大作用力可能

不产生结果。三是结构分析的研究方法，即认识系统，不仅要认识其组成部分，更要认识各部分之间的关系和结构。四是非决定论思想，即系统的运动，既受其过去状态的影响，也受未来偶然因素的影响，其运动发展方向具有不可预测性的特点。

与生物医学模式相比，生物心理-社会-医学模式对人、健康、疾病现象、疾病的治疗，有其独特的看法：一是人是一个多层次、多结构系统，同时又处于自然和社会大环境中。人的正常功能的发挥，即健康状态，不仅取决于其组成部分的正常，还取决于各个部分之间结构关系的正常，取决于自然和社会环境因素。这种思想为解释人的心理现象和个体差异寻找到新的思路。二是人的健康与疾病状态，不由单一因素决定。致病因素、遗传、营养、身心状态、家庭与社会、自然环境等都对健康状态产生着影响。那种过分致力于追寻单一致病原因的机械观念与方法，被综合观念与方法取代。三是在医学研究过程中，既要继续关注人体的局部与机械特性，又要关注整体结构以及由其决定的功能。四是疾病的治疗与预防应该采取多元化的方法。既然疾病的发生原因是复杂多样的，那么预防与治疗的手段就应该是多方面的。

系统医学的提出与完善，既是现代医学科学技术发展的结果，也是脱胎于现代科学技术的系统哲学观念指导医学研究的结果。从生物、心理、社会三个角度，建立更系统的医学科学知识和技术体系，已经成为现代医学发展的基本方向与要求。

第二节　多种医学形态的共时性

在不同时代与文化中，多种医学形态并存，且人们求助于多种形态医学以保护健康或对抗疾病并非罕见现象。从乔布斯的例子可以发现，即使是在科学医学取得惊人成就的今天，即使是在某些领域显示其非凡理性的人，当遭遇健康危险时，采取的行为并非总是理性的。实际上，非理性地处理健康问题是人类自古至今一以贯之的顽疾。要理解这一现象，应该考虑以下两个方面。

一、人类健康及相伴需要的多样性

不同医学形态的同时存在，并且可能对同一个人产生影响与作用，其直接原因之一就是人类健康及相伴随需要的多样性。这种多样性可以从一段广泛流传的、关于医生职责的名言中得到证实。在美国纽约东北部的撒拉纳克湖畔，一位叫特鲁多

(Edward Livingston Trudeau)(1848～1915))的美国医生在其墓志铭上留下了这段话:"To cure sometimes;to relieve often;to comfort always."中文的意思是:"有时去治愈,常常去帮助,总是去安慰。"这段话勾勒出了为医的三个等级、三种境界。但如果从医生的服务对象,即患者及其家人的需要角度看,恰好反映了人类对健康的多重需求。特鲁多在20世纪初促进了肺结核医院运动,是Trudeau疗养院的创建者。其主张反映其特定的时代和工作背景。当抗结核药物没有被发明出现之前,结核病患者能够被满足的、医生和社会能够提供的,主要就是帮助与安慰。

在现实生活中,应该有具备这三重境界的医生。可是,从社会分工和职业职责看,医生的主要责任是"治愈";医生可以也应该"帮助",但其主要承担着应该是家人、朋友、社会工作者和全社会;医生可以也应该"安慰",但其主要承担者应该是家人、朋友、社会工作者,其中永恒"安慰"的提供者则应该是神职人员及其背后的宗教神学理论。从个体角度看,关于健康与疾病,人们会有哪些方面的要求呢?

(一) 机体的调适

社会成员对医疗行业的期待,首先是机体的控制与调适方面。具体而言,可细分为以下4个方面。

1. 解除躯体疾病痛苦 人会生病,如感冒、骨折,此时不仅有肉体痛苦,影响生活质量和社会功能,严重情况还有直接生命危险。此时医生面临的最直接与核心的要求就是治愈疾病。医学进步的历史,在很大程度上就是指医生治愈疾病能力进步的历史。比如抗生素的发现,改变人与细菌对抗的态势,使得人类在控制感染性疾病方面取得胜利。解剖、麻醉、输血、消毒灭菌等技术,使外科手术变得精准、安全、有效。激素类药物的发现与应用,使得部分代谢性疾病得到有效控制。

2. 解除精神疾病痛苦 人类除了机体疾病及其所致障碍之外,还有另一类疾病痛苦,即原发性精神疾病。目前已经逐渐发现精神疾病的物质基础,但精神疾病的主要表现是其对正常心理功能的干扰与影响,从而影响人生活,其危害与躯体疾病一样。

3. 提高预防疾病能力 随着医学知识和技术的进步,人类逐渐掌握了疾病预防的手段与方法。如通过预防接种,人类已经消灭了天花。通过隔离与消毒方法,有效控制传染性疾病的传播范围。因此,人们求助于医生,希望获得免于患病的能力或减少患病的几率。

4. 增强人体结构与功能 医学还满足部分社会成员的另一个需要,即通过医学手段,增强人体的机构与功能。如变得更漂亮、更强壮、更长寿、更聪明。这是人类自古就有的追求,但在当代,手段变得的有效与可靠。

(二) 精神的抚慰

人们就医时,除了前述的期盼之外,同时还希望从医生那里获得精神的抚慰。适度的精神抚慰恰好是人类医学的最重要特征,即所谓的人性化。人类有丰富的精神生活,其在健康领域的表现同样丰富多彩。其最重要的方面是因疾病本身引起的多重心理反应,属于疾病的次生症状。其具体内容每个人有所差异,但其共同点如下:

1. 解除疾病引发的精神痛苦 当人们生病时,实际上承受着双重痛苦。第一重是机体的不适及其对生活的影响。第二重是疾病引发的精神的紧张、焦虑、沮丧、疑惑、责怪、不知所措、对治疗效果与费用的担忧等复杂心理活动。

从发生角度看,因疾病继发的心理反应有其生存意义。机体不适引起的心理的不适,提醒人们健康出了问题,应该采取行动解除疾病状态。反过来看,某些缺少早期生理与心理不适症状的疾病,因发现往往处于中晚期,常导致威胁健康与生命等严重后果。由于在很多时候消除疾病状态并不容易,还由于个体心理的差异,本来是起开关作用的心理反应,有时候成为困扰患者的新问题。

这是患者希望治疗疾病的同时,能够得到的、来自医务人员的精神抚慰,以消除疾病带来的诸多精神苦楚。这一点对长期的慢性病患者尤为重要。医务人员也知道如果患者心平气和、接纳现实、豁达地对待疾病、对未来抱有希望,也知道应该给予患者多关怀、亲和,建立更紧密的医患人际关系,将有利于患者的依从性和疾病的治疗与控制。但是,这已经从单纯的处理疾病转变为人际交往,需要医务人员付出额外的精力与时间。对所有人而言,精力和时间都存在特定的额度。此时医生与患者之间在利用彼此的时间和精力时,有可能出现明显的差异。患者因为身体健康的重要性,希望从医生那里获得更多的关心、支持、鼓励,医生则希望将有限的精力和时间用于对自己更重要的家庭和其他社会关系方面。另一个难题是医务人员每天必须处理患者的数量。数量的多少与其心理安慰的投入成反比。

从内容看,患者的精神需求包括3方面。一是知晓与理解,即获得关于自己所患疾病的性质、特征、部位、程度,尤其是原因与后果等。这属于认知部分。二是恢复心平气和状态,即解除对疾病的过度情绪体验,从恐惧、焦虑、沮丧等五味杂陈的消极状态中走出来。作为群体性动物,消除疾病引发的不安情绪,既需要自我调整与控制,也需要通过他人的安慰与帮助。良好的人际沟通是消除不良情绪的最有效手段之一。三是应如何做有利于疾病的控制与治疗,即获得下一步行动的路径与方法,获得对健康的控制感觉。这属于意志与行动部分。

2. 解除关于死亡的恐惧 在理智层面,人都知道必有一死,可在情感层面,每个人都拒绝死亡的发生。死亡应该是人最大的恐惧与痛苦,疾病则是引发死亡忧虑的直接诱因之一。一般情况下,人们认为死亡离自己很远,不会成为思考的中心问题;但在遭遇严重疾病状态时,自我可能会灭亡的问题成为一个不得不面对的现实。所以当重病患者走向医生时,治愈疾病,免除死亡威胁,自然就成为患者及其家属的期待之一。在现代医学活动中,也确实有很多将患者从死亡线上挽救回来的实例。但是,现代医学还无法从根本上解决人类必定死亡的现实,因而也无法解除患者是死亡恐惧。

二、不同形态医学的价值

不同医学形态的同时存在,并且可能对同一个人产生影响与作用,其直接原因之一就是不同的医学形态提供了满足人类多样性需要的不同方面。

(一)科学医学与人类需要之间的差距

自文艺复兴以来,在医学领域,科学技术进步改变了人类与疾病战斗的态势。某些疾病已经被消灭,如天花;某些疾病被较好地控制,如鼠疫;某些疾病对健康的威胁减少,如糖尿病、高血压的药物控制等。但是相对于人类的健康需求而言,医学科学技术还有着巨大的发展空间。

1. 医学知识技术的有限性 虽然人类的医学知识技术已经取得巨大进步,但是并不能完全满足人类的健康需求。具体体现在以下几个层面。一是仍然存在着相当多的未知领域。现代医学科学远未提供关于人类健康的全部知识。比如处于运行状态的大脑的内部精细结构与功能,某些疾病的发病原因。二是虽然已经拥有了相关的知识,但缺乏相应的技术手段。如人类已经知道艾滋病由艾滋病毒引起,可目前没有发明有效控制艾滋病毒致病的技术手段。三是既有知识和技术手段在世界范围内存在着梯度分布现象。不是世界上的每一个有需要的人都能够快速、方便地获得所需要的最新知识与技术。四是理解与使用所需要的医学知识和技术,需要具有相应的知识与技术背景,存在着知识技术鸿沟现象。缺乏系统训练的外行,很难在短时间内达到专业理解水准,更别说恰当地应用相应的技术。而且,随着现代医学科学技术分工的逐步细化,即使在医学科学共同体内部,不同学科、专业、科室之间,同样存在着知识技术鸿沟现象。隔行如隔山,已经不只是存在于不同行业之间,而是现实地存在于医学行业内部。

概括而言,从现代医学具备的实际能力看,医生控制疾病的能力分3个等级:有时候医生确实能够治愈某些疾病,比如肺结核、骨折等,但并不太多。有时候能够给予治疗,即能够控制疾病的发展与严重程度,让患者带着疾病生活,如糖尿病。有时候面对患者却无计可施、无能为力。如癌症晚期患者。非严格统计意义上的说法是:三分之一的疾病可以治愈、三分之一的疾病可以控制,三分之一的疾病无能为力。这是现代医学对疾病控制能力与程度的现实状态。

医学知识技术的有限性,其直接影响的问题有两方面:一是不能满足人们理解的需要。知晓、理解自身是人的基本需要,处于疾病状态时,这一需要尤其强烈。对患者而言,对疾病有诸多疑惑,解惑者当然是医生。可是有时候医生因为人类整体知识的限制或个人知识的不足,无法完成这一任务。二是不能满足人们控制的需要。当疾病影响个体的日常生活和社会功能时,控制疾病、恢复健康成为简单而直接的需求。可是不是每一个控制要求都能够获得满足。对患者而言,虽然在理智层面能够接受疾病不能完全被了解、治愈、控制的现实,但在情感层面还是希望能够完全了解、治愈、控制。

2. 职业分工的局限性 随着医学的进步,医学逐渐成为一种需要经过长期训练的职业活动,且逐步细化为医师、药师、护士、技师、管理、后勤等复杂的职业构成。医学作为一种职业,是医务人员参与社会分工,提供专业技能和知识服务,承担一定的义务和责任,获取相应的报酬,作为谋生手段的工作。

首先必须指出,在医务人员之中确实存在着道德水平与人生境界异于常人的楷模。这类楷模对医学和患者有着非一般的热情,是一个完美医务人员,其工作表现得到了广泛的社会认同。按照正态分布理论,也有少数医务人员达不到基本的职业要求。但从现实情况看,大多数医务人员,与其他行业的工作者一样,以完成本职工作为己任。如果以楷模或者以患者的全部希望为标准,关于大部分医务人员工作的评价肯定不完美,但却符合其职业的基本要求。举例而言,医生对很多疾病的原因解释不清,对很多疾病症状缺少控制手段或毫无办法。从高标准角度讲,在情感方面,医务人员应该对患者有完全的共情,充分满足患者与家属的精神需求。但出于自我保护的心理需要,医务人员一定会将自己的情感反应与患者的痛苦体验隔离开来,否则职业活动将严重影响其工作的稳定性及日常生活,其后果就是所谓的职业倦怠。试想,如果一位医生每天都为所诊治的患者产生强烈的情绪共鸣,直接影响是其情绪经常性处于消极端,间接影响是其职业生涯中断。

关于这一现象,目前的所用的术语有职业冷漠、职业冷静等不同词汇。职业冷静是指事态处于医务人员控制能力范围内时,他们冷静理智地解决问题。职业冷漠则指当事态处于医务人员控制能力之外时,其采取的视而不见的表现。按照弗洛伊德的自我防御理论,职业冷漠属于是人类面临无能为力境地时的自然心理反应。必须承认的现实是,这是医学活动的常态,具有普遍性与世界性,在不同文化与制度下,只有程度差异而已。但因其表现不符合社会对医务人员的期待,所以广受诟病。对医学界而言,对医务人员进行职业培训,提升应对这类情况的职业素养,是解决问题的有效办法。

(二)替代或补充医学的价值

当基于科学的医学知识技术与需要之间存在差距,以及医学职业存在局限性时,人们自然会寻求通过其他的途径来实现理解与控制的感觉,以及其他与健康相关的心理需要。

1. 宗教医学的现实价值 宗教医学认为人的疾病与此生此世无关,由神秘世界所决定,人们应该全盘接受疾病现实,否定人类认识与控制的可能性,唯一能做的事情是向神祈祷。这一终极的理解与生活态度,虽然放弃了人类自身的主动性,也避免了努力中伴随的挫折,收获了精神收益。宗教医学的存在,在某个层面是人类在自然世界面前渺小与无力的现实折射。

宗教医学的另一重价值则在宗教本身。宗教的种类很多,但其主要的共同点是解除人类对死亡的恐惧。宗教为人类死亡之后提供了一个去处,可能是美好的来世,或者是回归自然万物的根本——道。虽然从理性角度看,宗教缓解死亡恐惧的方式是虚幻的,但却满足了人类对永恒追求的心理需求。

宗教对医学的另一贡献是为医学伦理规范提供神圣与神秘的道德起点。基督教的生命神圣论、佛教的众生平等论,是当今生命伦理的重要理论基石。与此相关,宗教宣扬的因果报应、行善积德等观念所蕴含的劝世功能,是推动医学活动普及与发展的道德力量。

2. 巫术医学的现实价值 巫术医学认为,人生活中有意无意的行为冒犯了神灵,是疾病发生的原因,并认为通过半神半人的巫师的巫术行为,实现与彼岸神灵沟通交换,能解除疾病痛苦。巫术认为世界是可以认识并加以控制的,并提供了完整的、简单的、容易理解的疾病发生理论与控制方法。[1]与宗教面临疾病的被动态度不同,巫术倡导人的能力与主动性。

巫术活动提供给当事人的第三个心理效应比较微妙。当现代医学或理性的方法对疾病无计可施时,巫术的实施缓解患者与家属无能为力、消极等待的焦虑心情。巫术医学的存在,在某个层面是人类企图完整有效认识与控制愿望的象征表达方式。

3. 经验医学的现实价值 经验医学,如中医,在特定的地区,获得较大的社会认同,甚至成为与科学医学并驾齐驱医学类型,其原因有三:

一是文化同质。现代医学属于高度发达的专业知识技术领域,与一般公众的知识之间存在巨大的阶梯,导致理解的困难。可是经验医学,或称传统医学,其构建理论的基本概念与框架、思维方式,与公众的生活知识几乎一致。非医学人士能够直接、直观地理解与接受。与宗教医学、巫术医学一样,大众获得合乎自己理解能力的关于疾病的解释需要,为传统医学的存在提供了空间。从这个意义上看,经验医学属于大众医学。每一位社会成员都是自己和他人的医生,能够提出自己的见解,甚至提出独特的处理方案。在中国广受欢迎的药膳、食疗,是其重要的表现形式。在生活中,与他人交流分享自己关于疾病特殊的见解与处理经验,是传统社会温情的核心组成部分。

二是经验流传。科学医学走上人类医学历史

〔1〕 伯兰特·罗素.西方的智慧.崔权醴,译.北京:文化艺术出版社,1998:72.

舞台的时间很短,经验医学则不同,与人类医学历史一样长。因此,经验医学之中蕴藏着大量经长期积累的医学经验,如黄连与黄连素。部分真实有效的经验成为经验医学整体存在的一个辩护理由。

三是医患关系双重性价值,即医患之间既是共同对付疾病的合作关系,又是邻里乡亲关系。这一特征是兴盛于农业社会时代的经验医学的社会烙印。邻里乡亲关系是天然的强化彼此信任的纽带。这一点在基层的社区医院还有所保留外,随着社会规模的扩大、专业能力的发达,邻里乡亲关系在当今的医患关系中荡然无存。其后果是医患之间自然的信任度的降低,不得不通过严整细密的法律以规范医患关系。

三、对待传统医学与替代医学的态度

"在医学的概念中,应当没有两种医学——主流医学和替代医学之分。只有得到充分检验的医学和未被充分检验的医学,有效的医学和可能有效也可能无效的医学。一旦某一治疗得到严格的检验,就不应再考虑最初它是否为替代医学。[1]"

上述的观念,在理论上成立。但因复杂的原因,在现实生活中却不完全成立。各种未经严格检验的、可能有效也可能无效的、以医学名目出现的知识和技术体系,一直在生活中存在并发挥或大或小的影响。应该如何理性对待替代医学现象呢?

(一) 宽容

在医学科学相对发达的今天,对未得到严格证实的知识体系,当其涉及对人体健康与疾病的干预时,会遭遇到科学界的批评与指责。可是客观的社会现实情况是,批评与反对并不能完全消除传统或替代医学现象,而且在特定的情形下,某些已经被证明有严重危害性的伪医学还直接导致灾难性后果。这一社会现实适用于黑格尔的著名论断"存在即合理"。

所谓合理,不是指其有严格的事实证据,而是因以下理由成为现实社会存在。一是能够满足患者、家属、公众的特定心理需要。这类心理需要是现代医学的有限性与专业性所不能满足的方面。二是在传统或替代医学中确实有可靠的经验或方法。如推拿按摩方法使用得法,确实能够缓解甚至治愈躯体不适。

从传统或替代医学社会存在的现状看,不能简单地理解为只存在于现代医疗卫生体系之外,实际上,以中医为例,包括北美地区的针灸,可以较大规模的存在于现代医疗卫生体制之内。体制内的存在,表明社会对传统或替代医学的宽容态度。

(二) 限制

从社会管理角度看,应该对传统或替代医学加以限制,实行规范管理,将其控制在适用与可控制范围内,避免造成社会危害。人有一个基本的行为模式,即当其采取某种行为时,一定认为这种行为及其基础是正确的、有效的。所以传统或替代医学的信奉者与实施者,都以肯定的态度确认其方法手段的科学性。但是这种自信及其指导下的行为,往往导致在当今科学技术水平下不该发生的悲剧。

导致悲剧结果的原因主要包括两类情形:一是关于疾病与健康影响因素的归因错误。如将疾病归因于超自然因素、过于笼统的哲学解释如体虚或伤风。错误的归因自然不能导出正确的处置措施。二是错误治疗甚至是有害的治疗。这是基于错误归因的必然结果。这在人类医学历史中常见。如古代西方的放血疗法。[2] 放血疗法基于古希腊的人体体液哲学理论。如用大剂量芒硝治疗各类患者的胡万林,所实施的是有害的伪医学活动。[3]

限制的具体措施主要是法律制度限制。具体指通过制定相关的法律法规,确定传统或替代医学从业人员的培训与考核标准、从业内容与范围、从业地点与时间、监督与管理、行业自律等。

(三) 取代

西方医学之父希波克拉底(古希腊 Hippocrates of Cos Ⅱ,约460～377年B.C.)有一句关于医学职业的名言:"医生的法宝有三样:语言、药物和手术刀"。三样法宝中,语言体现了医学的部分人文的特性,药物和手术刀则体现了医学的科学特性。在巫术医学、宗教医学和经验医学等传统或替代医学中,正是因为其科学特性的薄弱,致使行医者会通过语言相对表达人文关怀,凸显出人文特性。科学医学则显出反转趋势,出现所谓的被称为医学技术化倾向的现象,更关注疾病而不忽视生病的人,引致广泛批评。

如果要求所有医务人员在行医过程中有全面

〔1〕《新英格兰医学杂志》评论.转引自《广州日报》,2012.3.3,B8版[EB/OL].2013.12.20,http://gzdaily.dayoo.com/html/2012-03/03/content_1630067.htm.

〔2〕罗伊·波特.剑桥插图医学史.张大庆,译.济南:山东画报出版社,2007:72.

〔3〕严金海.中国二十年伪科学现象透视.广州:华南理工大学出版社,2001:177.

完美的表现,显然违背职业分工的现代社会特性。但是,在医学活动中体现出对人性的关怀,尽量满足人在生老病死过程中的种种心理需求,除强化医务人员人文素养与能力、并通过制度设计加以实施之外,在现代科学医学体系之内,还可以通过强化两种能够实现上述功能的职业,以取代传统或替代医学的人文关怀效果。

一是心理咨询。可以通过在医院甚至科室设立专门的心理咨询岗位,专门针对患者与家属的心理困惑甚至是心理疾病开展咨询。其工作方式有多类:如目前我国部分大医院设立的心理科室及其专门人员,针对专门的心理求助者;另一方式是强化职业医生和护士的心理咨询知识与技能,并促使他们在职业活动中加以应用,以实现希波克拉底对医生的全面要求;还有的方式是心理科提供为所有住院患者的心理需求服务。

二是医务社会工作。社会工作是一种专业活动,通过协助个人、群体、社区等,尤其是社会中的弱势人群,强化或恢复其生存能力,创造有助于达成其目标的社会条件,引导其发挥部分或全部社会功能,实现社会的和谐。社会工作的帮助对象主要是贫困者、老弱者、身心残障者、遭遇其他不幸事件而陷入困境者。通过开展社区服务,完善社会功能,提高社会福利水平和社会生活素质,实现个人和社会的和谐一致,避免部分成员因个人和家庭的生活逆境或压力等问题引发社会问题,促进社会的稳定与发展。

以遭遇疾病困境的患者及其家属为服务对象的社会工作属于医务社会工作。疾病,尤其是重大疾病,包括因疾病导致家庭成员去世,往往是患者与家属仅凭个人努力无法对抗的人生困境。如果发生在医院,医疗机构和医务人员,也是爱莫能助。此时,医务社会工作应用社会学和心理学的专业方法,有组织地提供系统帮助,提供必要的条件,使受助者发挥潜能,在社会的协助下解决问题。理想的状态是医疗机构有一个社会工作部门,统筹解决住院患者及家属的社会帮助需求。

（四）研究

传统或替代医学保留了部分宝贵的医学经验是不争的事实。但是,人类科学知识与技术发展过程显示,经验具有条件性与可错性,应该采取科学的方法确定经验的有效性。青蒿素的发现过程反

映出经验的不可靠性。[1]

青蒿素是中国20世纪60、70年代的重大科研项目523项目的成果。当屠呦呦应邀加入该研究之后,其工作过程与结果充分反映了经验的可错性。

屠呦呦的第一步工作的是收集中国医学文献中关于疟疾治疗的经验并编辑成册,名为《抗疟单验方集》,共收集的640余种经验记载。但最后被确认有效的经验只有青蒿、常山等少数中草药,绝大多数经验记载经验证并不可信。

关于青蒿治疗疟疾研究过程,在多个层面上显现了经验的可错性。屠呦呦的研究已经证明青蒿对疟疾有效,可是文献中关于青蒿的使用方法记载至少包括两类:多数记载的煎熬法和葛洪记载的水渍绞汁服法。煎熬法又分为两类:一是单一用青蒿,一是与其他药物配伍。屠呦呦的研究表明,青蒿治疗疟疾没必要与其他药物配伍煎熬。可见,多数文献中记载的方法不可靠,只有葛洪的记载可靠。当从葛洪的记载获得启示后,屠呦呦的研究团队认为煎熬的方法破坏了青蒿中的有效成分,于是用乙醇冷浸方法提取分离得到的青蒿素单体。但后来屠呦呦等发现,该单体经加水煮沸半小时,其抗疟药效稳定不变。其原因可能是生药中某些物质共存时,温度升高才会破坏青蒿素的抗疟作用。可见煎熬法本身不会影响青蒿素对疟原虫的抑制杀灭效果,这证明屠呦呦最初的假设并不正确。

如果将视野扩展,可以进一步得出经验不可靠的结论。在523项目组中,广州中医药大学的李国桥教授用另一实验证明了经验的可错性。在中医典籍中,根据脏腑经络等理论,理论上可推导出用针灸的方法治疗疟疾,并有具体的穴位和施针方法记载。李国桥出身中医世家,中医科班毕业。加入523项目后的1968年底,李国桥在云南梁河县亲自"以身试法"。他从疟疾患者身上采血注入自己的体内,主动感染恶性疟疾。当症状出现后,李国桥先不服用氯喹,而是让同事用针灸方法治疗。坚持4天后,疾病不是减轻而是加重。李国桥这才开始服用氯喹,11天后痊愈。类似的多次试验证明了针灸治疗疟疾不可行,否定了一个有文献记载、从中医理论推论应该有效的治疗疟疾方法,结束了针灸治疗疟疾的研究。

这是一个发展传统医学经验的经典案例。其

[1] 严金海,等.从青蒿素的发现看中药的发展方向.医学与哲学,2013,34(4A):4-7.

过程与结果给传统与替代医学的发展提供了有益的启示和必经的路径。

(严金海)

思 考 题

1. 描述并分析留给你印象最深的一次补充医学行为。

2. 人类医学知识变化的历程对人类的意义是什么？

3. 患者的期望与医生的能力之间应如何协调？

4. 应如何认识和评价替代或补充医学的价值？

5. 提出你发展中医的基本思路。

延伸阅读书目

1. 邱鸿钟. 医学哲学探微. 广州：广东人民出版社，2006.

2. 郑木明. 医学人文读本. 北京：人民出版社，2006.

3. 严金海. 医学科学的常规发展与革命. 山东医科大学学报社会科学版，1997(3).

第十二章　循证医学的哲学

短程皮质类固醇治疗先兆早产孕妇的第 1 篇随机对照试验（RCT）发表于 1972 年。此后 10 余年，有 7 篇有关该疗法的 RCT 相继发表，但结果不一致，没有可靠的证据说明该疗法到底有效或无效。1987 年，Lain Charlmus 根据这 7 篇 RCT 的结果进行了系统评价研究，结果如图 12-1。

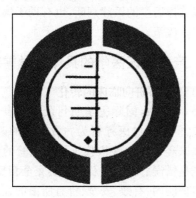

图 12-1　系统评价研究结果

图 12-1 中完整圆圈包裹的就是这个研究的 meta 分析图。将圆形一分为二的竖线是等效线。7 个短横线代表 7 个 RCT 结果。5 条横线与竖线相交，表示试验组和对照组疗效差异无统计学意义；另有两条横线落在竖线左边，显示试验组疗效优于对照组，治疗能降低早产儿死亡率。处于该圆形最下方的菱形代表所纳入的全部试验合并分析后的结果。菱形落在竖线的左边，显示试验组疗效优于对照组，治疗能降低早产儿死亡率。

该系统评价的结果表明：短程使用皮质类固醇可有效降低新生儿死于早产并发症的危险，并于 1990 年发表在英国妇产科杂志（British Journal of Obstetrics and gy-naecology）。1994 年，美国国立卫生研究院（National Institutes of Health，NIH）制订了官方政策，鼓励使用此法。该治疗方法的推广使用，有效降低了死于早产并发症的危险，使新生儿早产死亡率下降 30%～50%。美国的实践显示，美国每个婴儿可节省 3000 余美元，全国每年可节省 15.7 亿美元。该案例成为循证临床实践的成功范例之一。

该研究结果的 meta 分析图成为为循证医学提供最重要证据的国际非营利协作组织 Cochrane 协作网（http://www.cochrane.org）注册 Logo 图案。外层的两个粗体同心半环是 Cochrane Collaboration 两单词首字母 C 的变形，形成一个开放式圆形，寓意 Cochrane 协作网是一个开放的全球性学术组织。

第一节　循证医学的发生与发展

20 世纪 70 年代末至 80 年代中叶，医学领域兴起的循证实践运动（evidence-based practice movement）推动了循证医学（Evidence-based Medicine，EBM）概念在 90 年代的确立。

2001 年，纽约时报将循证医学评价为当年影响世界的 80 个伟大思想之一，是一场发生在病房里的革命。

2002 年，既是内科医生也是华盛顿邮报专栏记者的 David Brown 撰文预言：正如 19 世纪无菌术的发现和 20 世纪抗生素的发明产生的深刻影响一样，循证医学将最终改变 21 世纪的医学。

2006 年，《英国医学杂志》（BMJ）邀请读者投票评选自 1840 年创刊以来的医学突破，共收到来自世界各地的投票 11 341 张。2007 年 1 月 BMJ 公布了结果，循证医学位列第八。

本节将简要介绍循证医学发生、发展概况。

一、循证医学产生的社会背景

（一）医学的社会责任——应对疾病谱变化和全球疾病负担新趋势

20 世纪医学所取得的突破性进展挽救的生命比以往任何时代都要多得多。严重威胁人类生命的传染病病原体得到确认，对症治疗手段有效控制了个体疾病恶化和群体传播，预防医学的发展使疫苗得以开发，恶性传染病被预防并可能被根除，最著名的是 1979 年全球消灭了天花。

但医学又不得不面临变化中的人类健康问题。自 20 世纪 50 年代以后,由于卫生和科技发展、营养改善及和平的发展环境,单因素致病的传染病和营养不良逐渐向多因素致病的心脑血管疾病、自身免疫性疾病等转化。2010 全球疾病负担系列研究结果提示:尽管全球人口寿命普遍延长,但疾病负担越来越重,因残疾丧失的健康寿命年增加,高血压、吸烟尤其二手烟和饮酒是全球疾病负担的三大主要危险因素,非传染性疾病相关死亡占总死亡的 2/3,缺血性心脏病和脑卒中是全球前两位死因[1]。

目前定义危害健康的因素主要包括遗传、生物、心理、生活方式、医疗系统、环境、社会等。复杂因素交互作用下新的疾病谱,让临床医生面临着前所未有的挑战。医学科研和临床实践都亟需建立新的疗效判定指标和经高质量临床研究证实有效的医学干预措施,以实现在疾病负担新的趋势下,服务于人类健康、治疗和缓解疾病痛苦的社会责任。

(二) 资源的社会分配——资源的有限性与人类对健康的追求的无限性之间的矛盾日益突出

人们越健康越长寿就越渴求医学。公平获得有效的健康保障和医疗服务被视为公民的基本人权。医学发展的水平、卫生服务的公平性和可及性也已成为评价一个政府效能的重要指标。技术水平的提高不仅使医学更好地服务社会,也创造出更多的医学依赖,再加上市场化的消极影响,使医疗费用在全球大幅攀升。慢性病控制得越好,人们活得越长,需要治疗的时间就越久,罹患其他慢性病的机会就越大,因此未来需要投入的资源也就越多。资源的有限性和人类健康需求的无限性之间的矛盾日益突出。

1979 年,英国著名流行病学家、内科医师 Archie Cochrane 指出:"由于资源终将有限,应该使用已被恰当证明有明显效果的医疗保健措施。"他进一步提出:"应根据特定病种/疗法,将所有相关的 RCT 联合起来综合分析,并随新临床试验结果的出现不断更新,以便得出更为可靠的结论"。这是循证医学观念的起源,也是为应对医学资源与健康需求之间的矛盾而提出的理念。

(三) 社会对医学的需求——医疗模式的转变

1946 年世界卫生组织(WHO)成立之初就提出健康的定义为"健康乃是一种生理上、心理上和社会上的完好状态,而不是没有疾病和虚弱现象。",指出健康权是基本人权,应该人人公平享有,并不断倡导医疗模式要以完整的人为关注重心,强调人是由躯体、精神和心理等构成的整体。20 世纪下半叶,医疗模式从"以疾病为中心"的传统生物医学模式逐渐向"以患者为中心"的生理-心理-社会医学模式转变。

新医学模式首先带来了医学目的的重新定位。一方面,医学的目的不再仅仅局限于救死扶伤、治病救人的传统目的,还延伸到预防疾病和损伤,促进与维护健康;恢复功能,减缓痛苦,延年益寿;提高生活质量,实现卫生服务的公平性。另一方面,新医学模式下病患被赋予了参与医疗决策的权利,客观上对科学证据形成强烈需求。科学的医学证据既可以支撑医生的医疗判断,也有助于病患理解和参与医疗决策。

二、产生循证医学的具体医学需求

(一) 医学科研向临床的转化

过去 30 年中,国际医学期刊杂志发表了大量临床研究,但医生的医疗行为并没有大的改变,主要依靠临床经验。这些依赖于传统经验的诊疗措施有可能是错误、无效、甚至与事实完全相反,真正经过科研证明的、有效、安全、价有所值的证据传播到临床上则需要十几年甚至数十年,这个过程的代价是无数患者的生命。因此,临床研究证据与医疗行为之间需要建立一座桥梁,以跨越研究证据和临床实践之间的鸿沟。

另一方面,医学科研中针对同一问题常常同时或者先后有许多类似研究。由于研究设计的差异、纳入样本量的限制、各种干扰因素的影响及研究进行过程中的不确定性等原因,许多研究结果可能不一致甚至相反。这增加了医学科研成果用于指导临床实践的难度。

正如引言部分"短程皮质类固醇治疗先兆早产孕妇"的例子所示,如果没有对若干个临床研究的 mata 分析和系统评价,单一研究的证据效力非常有限。医学科研成果用于指导临床实践的迫切要求呼唤一种新的模式整合科研证据并指导临床实践,真正服务于临床病患。

(二) 临床医生的困境

循证医学的创始人 David Sackett 指出:"多数医生从离开培训教育体系那天起,其知识就开始停

---

〔1〕 2010 全球疾病负担报告. lancet. 2012,380:2071-2224.

滞不前,技能也开始过时。"在医疗实践活动中,临床医生通过教科书获取知识,但教科书上的知识随着时代的进步逐渐老化;通过临床实践积累经验,但个人经验的证据性往往不足。如果医生不能及时更新知识,可能造成对患者的无效干预或过度医疗,降低医疗质量甚至严重损害患者利益。

当代知识和信息的大爆炸,客观上为医生获取和评价新的知识制造了障碍。繁忙的临床医生没有时间和精力在海量信息中去筛取极有限的有效知识并评估其效能。循证医学建立起来的问题驱动的研究与实践模式逐渐替代传统知识更新学习模式。临床医生通过应用最新证据来回答基于临床实践提出的问题,既更新了专业知识、有助于了解研究领域的最新进展,又改善了临床治疗质量。更重要的是,临床医生还有机会基于当前可得最佳证据发现新面临的问题,进一步探究挖掘证据,完善现有证据或创造新的更好的证据,大大增强了临床医生的科研意识,提高了科研水平,促进了科研创新,完成临床问题向医学科研的另一次循环。

三、循证医学发展的技术支撑

(一)随机对照试验(RCT)

1948 年,英国 Austin B. Hill 爵士设计进行了世界第一个临床随机对照试验,以确定链霉素治疗结核病的效果,结果证实链霉素的疗效非常好。此后,RCT 逐渐被确立为评价临床疗效的最有效方法。1972 年,英国流行病学家 Archie Cochrane(1909~1988)指出整个医学界忽视了临床研究成果的总结和应用,呼吁医学界应系统地总结和传播 RCT 证据,将其用于指导临床实践,提高医疗卫生服务的质量和效率。英国和美国相继开展了系统的收集和整理工作。

尽管都是 RCT,但不同研究者针对同一个问题得出的结果可能大相径庭。面对各不相同的结果,临床医师应该相信谁?类似的问题越积越多,新的生产、评价和使用证据的模式和方法学也应运而生。

(二)医学统计学和临床流行病学

1976 年,英国教育心理学家 G. Glass 首次提出 mata 分析并将其定义为:对具有相同目的且相互独立的多个研究结果进行系统的综合评价和定量分析的一种研究方法。即 mata 分析不仅需要搜集目前尽可能多的研究结果,并进行全面、系统的质量评价,还需要对符合选择条件(纳入标准)的研究进行定量合并。1982 年,英国 Chahners 提出了累

积性 mata 分析概念,从而为完成针对某一干预措施所有高质量 RCT 的系统评价提供了方法学支持,为循证医学的产生提供了高质量证据之一。

流行病学研究方法的迅速发展与日益成熟,不仅为预防医学提供了开展人群研究的技术,也成为循证医学的方法学基础。针对特定问题,系统、全面地收集已有的相关和可靠的临床研究结果,采用临床流行病学严格评价文献的原则和方法,筛选出符合质量标准的文献并进行科学的定性或定量合成,最终得出综合可靠的结论,成为循证医学的重要高质量证据来源:系统评价(systematic review,SR)。

(三)计算机与网络技术

计算机已经改变了当代人类的生活和工作方式。医生通过计算机贮存患者的资料,通过计算机获得丰富的专业信息。

随着现代医学科学技术的飞速发展,全球每年在 4 万多种生物医学杂志上发表约 200 万篇医学论文,Medline 每年新增 40 万条文献。如何从浩瀚的医学文献海洋中,较全面的获取解决特定问题的文献,进行统计学分析和评价,从中获取解决医学问题的最科学、最可靠及最佳的证据,促使对医学知识库的研究成为人工智能研究中最活跃的一个分支,推动了循证医学的迅速兴起和发展。

1993 年底在英国 Cochrane 中心基础上建立的 Cochrane 协作网,由首届主席 David Sackett 教授领导,在统一的顶层设计下有组织地生产 Cochrane 系统评价,建立临床研究数据库的工作,标志循证医学证据获取开始走上了人工智能化道路。随着信息高速公路和循证医学的迅速发展,数字化的信息资源已经成为寻找医学证据的主要来源。

(四)循证医学在当代的发展

国际临床流行病学网(International Clinical Epidemiology Network,INCLEN)、Cochrane 协作网(Cochrane Collaboration,CC)、卫生技术评估组织(Health Technology Assessment,HTA)和循证医学中心(Centre for Evidence-Based Medical,CEBM)等国际组织不断结合临床和医疗保健问题发挥各自优势,共同深入研究临床试验的方法和评价体系,生产和传播高质量临床证据,促进了循证医学向深度和广度的发展。

循证医学理念经过近 20 年的迅速拓展,实现了 3 步跨越:①1992 年前后发展起来的经典循证医学,主要关注积极的诊断、治疗、预防和预后等临床医学领域问题;②1997 年前后公共卫生领域的循

证卫生保健逐渐成熟，关注公共卫生领域的问题；③2004 年前后，循证理念在非医学范围内流行，可以称为循证科学，主要关注决策的科学性与成本效益，重视第三方对决策质量和效果的循证权威评价。

2005 年循证医学创始人之一 Gorden Guyatt 教授对临床医学发展的展望正在变成现实：将循证原则包括 SR 和 mata 分析用于全世界的卫生决策；采用循证医学方法教育医学领导人，为指定指南和提供导向的人提供循证指导；继续撰写为临床医师提供循证指导的优秀、易读、实用的医学教材；深刻理解行为改变策略，加强循证实践；研究临床决策与患者价值观一致的最佳方法等[1]。

第二节　循证医学的哲学基础

循证医学的兴起被誉为医学界一场重要的现代化运动。但对循证医学的质疑也从未停止过。科学阵营中的同道们质问："循证医学？有过其他种类的医学吗？"，临床医生们也不解地质疑："我们一直在实践的就是循证医学。"

一、循证医学的定义

循证医学在其 20 多年的产生和发展过程中面临诸多的质疑和争论，其定义也伴随这个过程不断完善和丰富。

1992 年，Gordon Guyatt 博士为首的循证医学工作组在 JAMA 杂志上发表了标志循证医学正式诞生的宣言文章"循证医学：医学实践教学的新模式"。1996 年，被誉为"循证医学之父"的 Sackett 教授提出了一个广为接受的定义："医生严谨、清晰、明智地运用当前最佳证据来为患者进行医疗决策。"此后，伴随循证医学的发展和不断的争议中，2000 年 Sackett 教授在 *Evidence-based medicine： how to practice and teach EBM* 一文中进一步完善了该定义：循证医学就是将最好的研究证据与临床技能及患者的价值观三者整合起来（进行治疗决策）[2]。

如图 12-2 所示，循证医学的完整概念将证据、医生的临床经验和患者价值三者结合在一起，并强调三者结合后的综合考量才能够做出一个最佳的临床医疗决策。

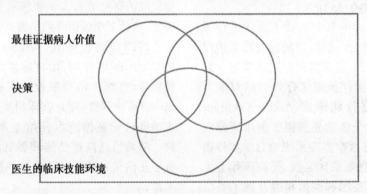

最佳证据病人价值

决策

医生的临床技能环境

图 12-2　循证医学定义中各要素关系

基于循证医学的定义，Davidoff 及其同事界定了循证医学的 5 个相关核心概念：

（1）临床决策应该以可利用的最佳证据为基础。

（2）应由临床问题来决定获得的证据类型。

（3）确认证据须使用流行病学和医学统计学的方法。

（4）只有在被用到病患管理或作出医疗卫生决策中去时，源自确认和评估的证据结论才是有用的。

（5）后效评估应该持续进行。

二、循证医学与传统经验医学的差异性

循证医学的倡导者们认识到医学发展到当代，两个矛盾日益突出：第一，知识是一个伴随着许多错误和极小突破性缓慢发展的长期过程。因此医

〔1〕　Gordon Guyatt，Deborah Cook，Brain Hayes. 循证医学进展—下一个十年将同样精彩，中国循证医学杂志，2005，5（12）：583-584.

〔2〕　Daivid L Sachett，S E Straus，W Scott Richardson，et al，Evidence-based Medicine：How to practice and teach EBM. 2nd ed. London：Churchill livingstone，2000.

学文献中仅极少部分包含着新知识，它们证据充分且非常重要，值得临床医生依据和应用。第二，临床医生的时间和对科研方法的理解都极有限。所以，面对浩如烟海的医学文献，如何正确、快速识别证据、生产证据以服务临床、造福人类健康的迫切需要，成为催生循证医学方法学理念的驱动力。

（一）循证医学与传统医学在知识体系特征上的差异

循证医学的一个基本假设是：能够充分理解临床证据并将其用于临床实践的医生，会比仅仅依靠了解疾病机制和个人临床经验的医生更好地为患者服务。基于此假设，循证医学提出了希望弥补传统医学知识体系不足的新范式，建立了与传统医学不同的医学证据采集、认定、运用模式。这可同时解释科学家和医生们的疑惑。

表 12-1[1]对比了传统经验医学证据与循证医学证据的差异：

表 12-1　传统医学与循证医学的知识体系构成对比

医学模式	知识体系的特征			
传统医学	临床经验积累的专家推荐意见或集体学术权威	研究疾病机制和干预	基础科学的简化主义诱惑	医生的经验素质
循证医学	系统观察之卫生研究所获证据	评估各种关系和干预效果的概率	接受和处理不确定性	医生的经验素质

对比上述知识体系的差异，可以看到：

1. 尤其在多因素致病的复杂临床情况下，专家推荐意见的错误多于卫生研究的系统观察。

2. 医学的不确定性本质需要得到医生、患者和社会充分的认识和理解才能更好地做出临床决策和制定卫生政策。评估各种关系和医学干预效果之间的概率是循证医学对医学不确定性的接受和处理，其结果更加具有实践指导意义。

3. 医生的经验素质是医学实践的基本要素。在循证医学新的思维范式和方法学指导下，医生经验素质得到深化。医生会明确地定义临床问题，有的放矢地寻求最佳证据，也有机会发现临床问题并开展深入研究。

（二）循证医学证据和传统医学证据的差异

基于知识体系的差异，循证医学建立了与传统医学不同的医学证据采集、认定、运用模式。毫无疑问，传统医学也一直在运用证据去解决人类健康问题，但循证医学发展出了另一个证据体系并希望可以引导未来医学的方向。所以，"Evidence"可以是广义的，包括了各种时期、各种形式的证据；而"Evidence-based Medicine"中的"Evidence"则特指循证医学理念下的证据体系和运用模式。

表 12-2[2]对比了传统经验医学证据与循证医学证据的差异：

表 12-2　传统医学证据与循证医学证据对比表

	经验医学	循证医学
证据来源	动物实验	临床研究
	实验室研究	
	零散的临床研究	
	过时的教科书	
收集证据	不系统全面	系统全面
评价证据	不重视	重视
判效指标	实验室指标的改变仪器或影像学结果（中间指标）	患者最终结局（终点指标）
治疗依据	基础研究/动物实验的推论	可得到的最佳研究证据
	个人临床经验	
医疗模式	疾病/医生为中心	患者为中心

不可否认，传统医学一直在运用主要基于继承和经验的证据，循证医学只是针对证据的科学性、实用性和质量保障与转化发展出了更完善的证据体系并希望不断接受时间和实践检验。循证医学没有也不可能完全否定传统医学证据模式及其效

〔1〕 R Brain Haynes. 循证医学倡导者希望卫生服务提供者和消费者关注什么样的证据. 中国循证医学杂志,2004;6.

〔2〕 李幼平. 循证医学. 北京:高等教育出版社,2003.

用中合理的部分,而是对传统经验医学的全新补充,将更好地服务于人类健康。

(三) 循证医学的认识论批评与回应

循证医学的创始人之一 Sachett 教授在 *Evidence-based medicine:What it is and what it isn't* (1996)一文中提到:"循证医学的哲学源头可以回溯到 19 世纪中期的巴黎学派或更早一些。"但此后很长一段时期再无对循证医学哲学根源的讨论。循证医学的奠基人之一 R. Brain. Haynes 在《循证医学倡导者希望卫生服务提供者和消费者关注什么样的证据?》(2004)一文中坦承,循证医学的创始者们并未刻意追求其科学哲学观。他们和大多数科学家都忽视了科学哲学观,并很少甚至没有考虑为其学说建构哲学的基础。

但循证医学倡导者们并没有一直无视循证医学哲学基础问题。2009 年 4 月,Benjamin Djulbegovic,Gordon H. Guyatt 和 Richard E. Ashcroft 共同发表了题为 *Epistemologic inquiries in Evidence-Based Medicine* 一文,首次较为全面地回应了若干年来关于循证医学的哲学争论,也较系统地阐释了循证医学的认识论基础。

1. 从认识论出发对循证医学的批评[1] 循证医学面临的争议从其诞生起从未停止过。从认识论角度对其展开的批评主要集中在 2 个方面:

(1)循证医学使用了一个狭窄的证据概念,且对证据、理论和实践间的关系定义不充分。

(2)循证医学是(至少现在是)建立在对获取医学知识的传统方式完全不信任的基础上对医学知识的激进重组,大部分是为了那些在大样本随机对照试验的事业中有特殊投入人士的利益。

作为对循证医学的一般性质疑,归纳起来有以下 5 点:①科学方法的还原论;②忽视科学活动的社会重要性的后现代思想;③需要承认患者的价值观及其主观体验,如同承认医生通过长时间医疗实践积累起来的隐形知识一样;④循证医学的框架对成功地解决问题和做出决策均仍不完整;⑤缺乏有效证据证明循证医学提升了患者的临床结局指标。

2. 循证医学的回应 循证医学的倡导者们认为,因为循证医学确立了有关理论、证据和知识之间一个明确具体的相互关系,故循证医学的理论基础应被理解为一个认识论系统。审视循证医学的认识论争议对科学哲学家和临床医生都非常有益。

(1)证据和知识之间的关系:定义"证据"和"知识"这两个概念本身非常困难且无法达成共识,能够获得一致认可的是:真实信念(true belief)是知识的一个必要条件,虽然"真实信念"的构成条件本身又充满争议。如,证据是否需要合理、有因果关系的解释,或仅通过可信赖的程序或方法去获取就足够了。

但证据和知识之间有一个关键的不同。尽管"真"的信念是定义知识的先决条件,但建立在证据基础上的信念却不必然是"真"的。也就可以解释,一个被接受为"真"的科学知识是暂时的,会不断被科学进步校正。循证医学接受证据分类的概念,意味着特定问题可以被既定的证据在不同程度上被证明,同时证据也有可能会形成误导。循证医学一再强调的怀疑论和不确定性,是对下面这个哲学观点的认同:科学知识绝不是完整的且最终是充满错误的(Scientific knowledge is never complete and ultimately fallible)。

因此,循证医学自认为其证据方式运用中对应了相应的哲学支撑:①理性的科学家尊重证据。②证据是真理的指引。③对有争议的观点,证据是中立的仲裁者。

(2)观察到的、可观察的和不可观察的事实间的关系:1992 年,JAMA 杂志上发表的循证医学宣言式文章挑战了传统医学中以生理学为基础的因果关系归纳推理。

"循证医学不再认为直觉、非系统化的临床经验和病理生理学原理是足够充分的临床决策的理由,而是强调检视临床研究中所获得的证据……循证医学要求医生用新的技能……和应用有关证据的证实规则去评估临床文献。"[2]

循证医学的研究者们创建的证据规则,通过信任度和可靠性的梯度设计帮助使用者组织其经验性的发现。在这个观点下,推断出的证据可信度等级与证据的质量直接相关联。预先的假设是,高质量证据与"真实"之间的链接。证据扮演了一个可信赖的指针去指示某些存在或不存在。

循证医学的这个认识过程某种程度上是对逻辑实证主义(Logical-positivism)的再度解读。科学

〔1〕 Benjamin Djulbegovic,Gordon H. Guyatt,Richard E. Ashcroft. Epistemologic inquiries in Evidence-Based Medicine. Journal of the Moffitt Cancer Center,2009,16(2):158-168.

〔2〕 Evidence-Based Medicine Working Group. Evidence-based medicine:a new approach to teaching the practice of medicine. JAMA,1992,268(17):2420-2425.

和认识论之间循环往复的紧张关系可以被描述为：一方面，我们必须将自己限定在经验内，另一方面，我们又必须超越经验。循证医学和逻辑实证主义都主张，理论的作用不是去精确描述客观世界，而是去准确预言经验观察的结果。不过，在循证医学的倡导者们看来，逻辑实证主义有过度严苛之嫌。通过对搜集整理相关研究进行 mata 分析，然后找出潜在的无法直接进行观察的真相，使循证医学的认识过程得以推进。

（3）正确地进行观察：近几十年的研究令人信服地承认：医学研究的结果被偏倚所充斥，许多临床研究发现最终被证明为错误。所以，建立和推进一个具有普遍性的系列科研规则以确保在经验基础上做出准确的推断成为循证医学主要关注的目标。循证医学强调建立在明确、具有操作性的概念和流程之上的精准方法是对另一个认识论理论的呼应：操作主义（Operationalism）。

操作主义要求所有科学术语都必须被定义为可测量的实体结构。循证医学因此形成了数量庞大的标准化报告和清单去解释或管理医学科研。不过，循证医学也不是在其所有方面都与操作主义完全契合。两者在科学知识概念化方面的主张一致，在评估科学声明的有效性方面不同。循证医学在操作主义的启发下，向临床医生和其他人提供了在面对实践性的不确定性时如何诊断和治疗疾病的评估规范。但由于临床医学还不得不包括很多无法测量的因素（如患者的偏好）和定性研究，完全照搬操作主义对医学实践来说仍不切实际。

所以，循证医学的操作主义不是关于医学理论中科学主张的基本认识论，但应该围绕实践性规则去鉴定科学主张和推进医学实践。

（4）循证医学是对医学证据提出的全新理论吗？循证医学的倡导者们不认为自己建立了关于证据产生及其运用的科学推理独特观点，而是采纳了很多的科学推理规则。主要的有 3 种：

1）归纳法优越论（Inductivism）：最早被广泛运用的经验理论是科学证据的因果归纳观点，最常见的形式是归纳概括，是指从有限数量的观察结果中推理出更广泛、更具可能性的概括。归纳推理是科学和医学中占据主导地位的推理模式。不过，它的问题在于基于归纳推理得出的科学证据，无论产生于多少个曾经正确观察的个体，也无法在逻辑上确保下一个观察结果与从前的相似性。

2）证伪主义（Falsificationism）：证伪主义是对归纳法出现的问题和逻辑实证主义失败的回应。证伪主义确立了自己的查证原则。证伪主义强调，尽管科学方法是指导我们理解世界的最佳手段，但科学知识绝不完整且最终充满错误。只有能够经受得起检验的理论才是好的理论。这个观点拒绝归纳法优越论，且坚持演绎推理在科学推理中实现了具体化。

当代临床研究广泛采用了假设验证和证伪主义。实际上，所有临床试验都以频率论为基础，依赖拒绝无效假设而推进。一项基本的规则是：拒绝无效假设自动地等同于接受另一个假说。传统上的假说验证方式是以临界值 P 与 0.05 之间的关系来得出二元推论：是或不是，有或无效用。循证医学认为这种推理是误导，主张另一种评价步骤：尝试去确定最可能发生的效用，及该效用似真的存在范围（以 95% 可信区间为代表）。因而其研究结论分为两类三种：确定（Yes or No）与不确定（Uncertainty）。

3）整体论（Holism）：科学性的验证应全面考虑个体完整的"信念网络（web of beliefs）"，这个关于科学证据的观点被称为整体论，或 Abduction，inference to best explanation。在该理论的框架内，假说需要通过对观察现象的跨学科解释和预测的一致性才能被证实。因此，一个新的科学证据需要被整合，且与我们已知的所有知识和信念进行对照分析。

循证医学确信：医学实践应该以完整的证据为基础。Cochrane 协作网的产生就是最佳例证。这个国际性的非营利组织致力于开发、制作、保持和传播系统评价。正如前面所提到的，如果我们承认无论归纳推理还是演绎推理对科学实践都不充分的话，就应该采纳整体论，将其作为科学实践的理想的认识论方法。

（5）对具体质疑的回应：循证医学认为一般性的 5 个质疑点中，其中①科学方法的还原，④对成功地解决问题和做出决策，循证医学的框架仍不完整，和⑤缺乏有效证据证明循证医学提升了患者的临床结局指标，这三点具有一些合理性。循证医学在其发展过程中希望可以通过进一步完善其认识论体系和方法学，更好地建立有效解决相关问题的理论框架。

三、循证医学的伦理学基础证据、争论与回应

（一）循证医学的伦理学基础

无论循证医学被视为一个"范式"———一种看

世界的方式，还是常常被理解为一种方法学，它都是立足于医学领域的基本理论。医学的目的性成为循证医学固有的伦理学属性。

首先，结果论是循证医学伦理学的伦理学基础。循证医学的倡导者们认为循证医学为确定医疗措施（包括无用或有害的方法）提供了最好的评估方法，指导患者和临床医生有可能做出更为正确的决定。这就是结果论或者效用主义的体现。医学自古以来的主要伦理学支点都与结果论息息相关。但当代的医学结果论又不同于其他时代。传统上医学强调的是生命神圣伦，强调的价值内容是单一且明确的——生命；当代生命观点多元化，诸如生命质量观、生命价值观、生命统一观等，不一而足，其评价后果的因素日趋个体化，多元化。通过医生和患者共同理解循证医学证据，结合临床医生的经验和患者个体偏好，才有可能做出一个"最佳的临床决策"。不过，正如对循证医学认识论的一般质疑中"缺乏有效证据证明循证医学提升了患者的临床结局指标"，这个效用本身还没有得到充分的证实。

其次，传统医学的美德论也是循证医学的伦理学基础之一。自古以来的医学实践都强调医生在医学实践中的谨慎、勇气、诚信和谦逊等德行。对充满不确定性的临床实践，在为患者利益服务的首要价值指引下，循证医学的认识论和方法学体现了医学工作者为了实现上述医学美德，在医学实践中做到既能最好的服务于患者利益，又不断精于医术勇于创新。

（二）循证医学的伦理争议与回应

证据是循证医学的核心，循证医学面临的伦理争议也大多集中于对证据的质疑。

1. 循证医学证据的基本特征

（1）循证医学的证据资格规则：证据资格或称证据能力是指材料被允许作其作为证据的资格。某种程度上可以理解为证据需要相关材料在采集程序上的形式合法性。因此该特征也成为材料可以称为证据的先决条件。

经典循证医学或称狭义循证医学所指的临床证据或可表述为："来自高质量临床研究、与临床相关、可用于临床决策研究的证据……[1]"。近10余年来循证医学倡导者们提出了广义的循证观，证据来源有所扩展，主要包括：一、高质量转化研究证据，如循证指南与政策；二、二次研究证据，

指尽可能全面搜集某一问题的全部原始研究证据，进行严格评价、整合、分析总结后得出的综合结论，如系统评价和mata分析；三、高质量临床原始研究证据。

（2）循证医学证据的相关性：关联性的要求是对调查获得的繁杂的材料的第一次粗筛，是首要的纳入标准。美国《联邦证据规则》第401条提供的定义是："'相关证据'是指使任何事实的存在具有任何趋向性的证据，即对于诉讼裁判结果来说，若有此证据将比缺乏此证据是更有可能或更无可能。"

特定的医学问题，诸如疾病、药物、诊断技术、治疗手段、疗效等，都可以成为确认循证医学证据相关性的关键词。随着循证医学应用范围逐渐从临床领域向卫生决策领域的延伸，其研究的问题也逐渐向更广泛的健康问题、卫生政策问题方面扩展。确定循证医学证据的相关性在中通过确认医学问题的程序得以解决。

（3）循证医学证据的可信性：可信性或者也称可靠性回答的主要问题是：我们在何种程度上能够相信（believe）这个证据所说的东西？可信性的判定复杂，可能既由于调查材料本身的复杂性、混杂性、欺骗性；也可能源自主观观察的灵敏度差异；还可能依赖于特定社会文化伦理环境对特定事实、行为的看法带来的影响。当需要形成一个证据链时，可信性的判定将是关键环节。

原始研究证据的可信性，来自于证明随机对照试验治疗方案价值的依赖。随机对照试验的基本方法是将研究对象随机分配到干预组和对照组，对分别给予不同的干预，在这种严格条件下对比效果的差异。当研究对象数量足够时，这种方法可以抵消混杂因素对各组效果的影响。

二次研究的可信性：系统评价是一种文献搜集、综合、描述性评价的方法，mata分析则是通过收集多个定量研究资料，用统计学方法进行分析和概括，提供量化的平均效果来回答研究的问题。其优点是通过增大样本含量来增加结论的可信度，解决研究结果的不一致性。

一般情况下，循证医学的各个医学研究之间可靠性强度为：

多个RCT的系统评价和mata分析＞单个RCT＞前瞻性队列研究和病例对照研究＞病例回顾和临床经验＞个人主观意见＞动物实验和离体实验室研究。

〔1〕 R Brain Haynes. 循证医学倡导者希望卫生服务提供者和消费者关注什么样的证据？中国循证医学杂志，2004：6.

(4)循证医学证据的证明力：证明力或称推论力、证明强度，是指倾向于证明或反驳被证事实的存在及其强度。证明力的判断复杂且充满争议。其过程既有客观因素，又包含主观判断。例如，在法学证据的证明过程中，法官自由心证的过程就是证据证明力的主观认定过程。

循证医学证据的证明力是循证医学证据最突出的特征之一。证据由有经验的方法学家对其真实性、有效性进行分级，同时由有经验的医师评价其临床相关性。证据分级的标准源于流行病学及其分支的临床流行病学的科学原则，主要包括：①尽量减少偏倚的研究；②研究对象更接近临床患者群体的研究；③以临床终点指标测量为依据的研究。

从 20 世纪 90 年代开始，不同的机构就致力于建立具有权威效力的证据分级标准。从老五级标准、新五级标准到新九级标准，关注的重点都是研究设计质量。直到 WHO 建立 GRADE 标准，关注的重点向转化质量倾斜，从证据的分级出发，整合了分类、分级和转化标准，成为当今最广泛使用的证据指南。

2. 对循证医学证据的伦理争议和回应

(1)证据获取的局限性导致对循证医学的公平性质疑：首先，循证医学证据与参与研究的受试者群体密切相关。当前医学科研集中于主流社会的成年人，对少数民族、老人、儿童、孕产妇、残疾人等人群的研究相对较少。这无疑造成循证医学证据的人群人种偏倚，导致被质疑其证据对特殊人群的适用性。

其次，某些医学实践，如补充或替代医学，不能直接套用源于西方医学的循证标准，缺乏适合自己特点的严格的证据获取方法和判定标准的情况下，被视为不科学或不够科学，造成对其认可的不公平。

(2)从随机对照试验本身的各种问题来质疑循证医学证据资格和可信性：尽管是随机对照试验，尽管数据经过统计学分析以消除混杂因素，但仍受到很多质疑：

第一，基于人群研究获得的群体证据本身仍然具有群体的特异性；

第二，当群体证据运用到个体患者时，证据本身具有局限性，甚至可能无法直接使用于特定病患；

第三，循证医学所要求的设计合理、实施规范的大样本随机对照试验可以获得最准确"证据"，但却最缺乏。那么在没有充分循证医学证据支持的大部分医学手段将往何处去？

从另一种意义上讲，越被严格定义的"证据"，其适用面可能就越狭窄。

为了回答这个问题，循证医学的创始人之一 David Sachett 教授在他的 *Evidence Medicine：what it its and waht it isn't* 中强调道："循证医学不局限于随机试验和 mata 分析。它也致力于寻求最佳的外部据来回答我们的临床问题。"循证医学的证据来源也正是在这样的质疑中推进着新方法的出现和持续改进。

(3)对证据指南的质疑提出有关群体证据个体运用的推论力问题：经明确分级后的临床证据指南被反对者戏称为"食谱医学"。一本指南在手，仿佛任何人都具有可按图索骥的诊疗能力。这当然只是一个笑话。问题的核心是追问来自群体的平均数据下形成的证据有多大可能适用于个体患者。

经典循证医学的概念一开始就明确定义其为："最佳研究证据与临床专业技能、患者价值观三者整合进行治疗实践。"[1]这个三位一体的定义使循证医学从概念上完成了从群体证据向个人特质的衔接和跨越。广义循证观进一步强调结合当前可得最佳证据与本土化转化条件的差异，即"3＋1"模式决策。但怎样让这样的理念变成所有临床医生循证治疗中的自觉行动，却一直是最大的挑战。

(4)对循证医学证据推理的逻辑模式和程序的质疑：当一个人生病到医院就诊，医生根据循证医学证据指南、个人临床经验并结合患者意愿，做出"最佳"医学判断和决策。此时证据与"最佳"医学决策之间的逻辑关系面临诸多质疑。

类比法律的程序，对循证医学证据运用模式的质疑会更加清晰：当一个犯罪发生，侦查搜集证据，公诉机关解释证据，提交法庭；法官判定证据的证明力和逻辑关系，得出犯罪与否的判决，从法律上认定是否犯罪，由谁承担法律责任，达成公正、公义的社会伦理功能。法律界借助具有权威的中立第三方——法官，证据证明的犯罪与否被认为是公义实现的必要步骤——但并不一定与客观真相完全吻合。被害人、公诉人、被告人以及社会公众都服

〔1〕 Daivid L Sachett，S E Straus，W Scott Richardson，et al，Evidence-based Medicine：How to practice and teach EBM. 2nd ed. London：Churchill livingstone，2000.

从于这个逻辑模式和制度设计。

循证医学的困境在于：

首先，通过循证医学执着追求以获得的系统全面的证据在最终达成的"最佳"医疗判断中的权重有多大？如果一个患者的意愿就是放弃治疗，有多少机会去达成"最佳"医疗判断？

其次，"最佳"医学判断的"最佳"由谁来决定？患者还是医生，亦或某个独立第三方？如果是医患任何一方，因为其均处于医疗行为的利害关系中，似乎都不能做出客观的评价，并且不是总能相互说服。但医学实践的模式需要由病患个人体验来评价医疗健康服务的结果。某种治疗方式医学的终局指标可以是客观公正的，例如肿瘤患者 N 年生存率，但是特定个体对治疗的评价是否是"最佳"，仍很大程度上取决于纷繁复杂的诸多个体因素——必须包含患者的知情选择、自主循证或知证决策。

再次，假如循证医学的证据因其系统全面的确达到了目前最"真"的效果，但是否必然达成其与医疗判断之间"最佳"的伦理评价，何以完成从认识论的"真"到价值评判的"善"呢？

最后，循证医学的推理模式不仅需要被医生接受，还需要被患者、被社会公众接受。或许只有这样，"最佳"医疗判断所追求的医学的"善"才可以实现。

结　语

中国循证医学的奠基人之一、中国循证医学中心主任李幼平教授用下面的语言来评价循证医学："因为需要而产生，因为使用而发展，因为真实而不完善，因为不完善才有继续发展的空间。"

在中国人的哲学中，"止于至善"是道德的至高境地和追求。循证医学或许正是人类对健康利益永无止境追求，又对自身能力有较为客观的认识后的理性实践吧。

（李　琰）

思　考　题

1. 对于临床医学和科研的不确定性，循证医学提出的解决方案是什么？

2. 是否可以设计出方案来评估循证医学是否真正提升了患者的临床结局指标？为什么？

3. 从证据的"真"如何过渡到临床结果的"善"，试提出你认为适合路径。

延伸阅读书目

1. 李幼平. 循证医学. 北京：高等教育出版社，2009.

2. Benjamin Djulbegovic, Gordon H. Guyatt, Richard E. Ashcroft. Epistemologic inquiries in Evidence-Based Medicine. Journal of the Moffitt Cancer Center, 2009, 16(2):158-168.

3. 赵树仲. 循证医学的方法学启示和伦理学价值. 中国医学伦理学，2009(12).

4. 杨文登，叶浩生. 论循证医学的医疗伦理模式及其缺陷. 伦理学研究，2010(1).

第十三章 卫生政治哲学

人的健康与生命表面上看是个体问题,本质上则是社会政治问题,只是在不同的时代与政治的关系维度不尽相同。据史料记载,在古老善战的斯巴达城邦,强壮的体魄是一个公民必须具备的,决定婴儿是否被抚养的是部落的长老,那些病弱、残疾的要被丢弃到山谷中去。在当代,健康是一种权利,保护人民健康和消除疾病是社会的政治责任之一。当国家权力负担起生命的责任,在一定意义上说,社会政治就成为一种新的权力形式,即法国思想家福柯所命名的与人口有关的"生命政治"。事实上,任何国家所设定的公民健康目标还都是一种理想状态,并没有一个国家达到了它所能达到的最佳健康水平,人们的健康权利远没有充分实现。公共卫生事业一直受到两个因素的影响:医学科学的现状和流行的政治哲学。政治哲学就是要思考国家应采取何种原则和标准为社会提供和分配卫生资源,并使其效用最大化。

第一节 机会、风险与预防

社会医疗卫生资源的有限性决定了人们并不能在任何情况下都能如健康和生命需求所愿,都会面临机会的垂青和对机会的把握。但是社会医疗资源的配置和分配,是社会政治权力支配下健康利益的分配过程。当代人类面临着各种各样的健康风险,其中也包括社会政治不公导致的健康利益得不到保障,这就使得健康上预防变得确定性降低。保障人类健康的根本还是需要创造一个以公正、公平为政治主导的社会环境,从而降低人类的健康风险,提升预防的有效性。

一、机会

在日常生活中,机会指恰好的时候。从政治的角度讲,世界的所有资源都是具有权利的资源。权力对任何资源的分配,都涉及个人权利与利益。因此,机会即由特定资源的分配状况所决定的个体或组织自我生存、自我发展的空间。

(一)机会的内涵与相关因素

《正义的理念》的作者将这种实际机会的组合所赋予的自由命名为"可行能力"。一个国家的公民在健康方面的"可行能力"的大小,与下列因素密切相关:第一,政治的民主化进程。按照罗尔斯的正义理论,人们获取正义知识的3个阶段:一是社会理论的一般原则及其后果,在这个阶段,人们的知识程度只能够让他们选择适用于一切社会的正义原则;二是对社会的一般性事实的知识,此阶段的人们对特定社会的经济和政治制度有进一步的了解;三是有关这个社会的特殊个人的知识。在这个阶段,人们才关注自己的利益和权利,开始追求自己的理想和权利。可见,政治自由不能代表一切,民主化也不能够决定一切选择自由。但是,政治自由是一个极其重要的标志,它把政治选择权交给了民众,因而可以促进其他领域里自由选择的发展。在社会的民主进程中,健康才有可能被视作维持个体基本尊严的必要因素,每个人的健康和幸福才会逐渐成为社会的中心关切。所以,公共健康问题归根结底是一个政治问题。第二,科学尤其是医学科学的进步。现代医学归根结底是科学技术化的医学,它的每一点进步几乎都可归源于自然科学。为了使人类"免于头脑中和身体内大量疾病的侵袭,甚至可以避免衰老",医学不断突破其原来的界限,这意味着人们越来越多的需要可以在医疗服务中得到满足。第三,社会经济发展水平。任何一个社会,疾病的发病率都主要取决于经济因素。作为社会经济发展水平的重要体现,食物、衣服、住房、职业、社会关系等因素始终在人们的健康与疾病中扮演着相当重要的角色。在最好的卫生条件下的稳定职业、工作、休息和娱乐之间的恰当平衡,以及让人能够过上体面生活的工资水平,这些都是公共健康的基本因素和重要因素。而贫困意味着人们生活、工作在恶劣的卫生条件中,无从受益于医学科学的进步。第四,教育水平。学校教育是促进身体健康的一个原因。研究表明,收入水平相同时,受过较多教育的人更清楚地知道如何有效利用医疗服务,如何选择适当的饮食和其他有关健康的行为,等等。国家不可能从外部把健康带给人们,也不可能把健康强加给他们。无知是疾病的主要原因。唯有教育,才使保健成为一种普遍的、迫切的个人需要。所以,与经济一样,教育是所有公共卫生工程的基础。

(二) 公共卫生领域机会分配的原则

机会的获得与机会的如何分配相关。机会究竟如何分配,是受到社会政治权力支配的行为,秉持什么样的原则对待机会分配问题,一定程度上反映社会政治目的和动机。公共卫生领域的机会分配,至少应当遵循两个原则:一是公正原则。亚当·斯密(Adam Smith)在1776年曾这样定义必需品:我知道不仅维持生活所必需的商品是必需品,而且那些根据一国的习俗,一旦失去,能使备受尊敬的人变得哪怕有一点点鄙俗的东西,也是必需的。要看一个社会是否公正,就是看它如何分配包括卫生资源在内的我们所看重的公共物品。一个公正的社会以正当的方式分配这些物品,它给予每个人以应得的东西。二是个人责任原则。不仅由医生、药品或者营养品为个体健康提供保证,一个致力于资源平等、使人们能够自己决定什么样的生活对他们最好的共同体,应当落实恰当的个人责任原则。医学关于得当行为的标准在现代城市社会非常普及,个人通过锻炼、饮食控制和避免使用药物而承担的健康责任减少了治疗性医疗介入造成的税款流失。因此,健康应该成为由国家、医疗行业部门和健康公民联合担负的责任。为了提供一个可以公平地要求每个公民为自己的生活负责的环境,政府应该进行必要的干预。比如,对烟草和酒精等有损于健康的商品流通、使用进行管制。

二、风险

风险指在与将来可能性关系中被评价的危险程度,与虽然还没有发生但存在威胁的破坏作用有关。

(一) 风险的内涵

英国当代思想家吉登斯(Anthony Giddens)研究表明,绝大多数传统文化中没有真正的风险概念。风险是人类活动和疏忽的反映,是生产力高度发展的表现,与可能性和不确定性密不可分。在前现代,人们使用运气、命运或者上帝的意志解释生活中发生的一切。在16到17世纪,西方探险家们在航海时第一次创造了"风险"这个概念,用来指代航行到未知的领域。所以,风险这个词最早有空间

方面的含义,后来转向了时间方面,指代人们所预期的不确定的情况。

对风险的界定是人类的自我保护,当风险被认作风险之际,人们的体验与屈从于命运的感受相区别。人们会寻找各种办法以应对未来的不确定性,最大限度地避免、减弱、改造和疏导风险的威胁或影响。所以,在经济、法律的层面上,与现代风险概念相伴而生的是保险。保险就是提供安全保障,是人们所能承受的准备冒的风险的底线。在购买保险时,个体就他生活中可能发生的坏运气的后果进行了选择,那些不期而至的坏运气或曰遭遇的命运被转换为可以选择的事情。由于保险归根结底是一种损失的补偿,保险方实质上只是在重新分配风险。

根据风险与人类能力的关联程度,风险可分为两类:外部风险和被制造出来的风险。外部风险(external risk)就是来自外部的、因为传统或自然的不变性和固定性所带来的风险。被制造出来的风险(manufactured risk)指的是由我们不断发展的知识对这个世界的影响所产生的风险,是指我们在没有多少历史经验的情况下所产生的风险。

(二) 现代人的健康与生存风险

现代社会是一个高度风险的社会,这已日渐成为现代人的整体认同和真实感受。近代以来,随着人类对社会生活和自然的干预范围和深度不断扩大,决策和行为成为风险的主要来源,人为风险超过自然风险成为风险结构的主导内容。学者们将那些无处不在的风险命名为现代性的风险或文明的风险,标明此类风险乃现代人系统地处理现代化自身所引致的危险和不安全感的方式,不仅具有普遍性,而且无法在局部性层次上得到缓解。现代性风险直接且永久地危及人类的健康与生存,其严酷性不容回避。可以说,现代性风险归根结底是健康风险、生存风险。

1. 工业化导致环境污染　在现代性风险中产生的或潜在的破坏作用与工业生产体系间存在因果关系,包括完全逃脱人类感知能力的放射性、空气、水和食物中的毒素和污染物,以及相伴随的对植物、动物和人的影响。它们引致系统的、常常是不可逆的伤害,而且这些伤害一般是不可见的。环境污染的基础是工业的过度生产,对全球性植物、动物和人类构成威胁。全世界每年要向大气层、江河和土壤中投放9.8亿吨废物,其中包括大量有害物质,这些物质常常是诱发人和动物各种严重疾病的因素。全球变暖最大的灾难也许是导致人类的

疾病：霍乱、汉坦病毒肺综合征/汉坦病毒肾综合征、出血热、鼠疫、登革热等。

2. 食品安全危害 食品安全危害（food safety hazards）是指潜在损坏或危及食品安全和质量的因子或因素，包括生物、化学以及物理性的危害，对人体健康和生命安全造成危险。一旦食品含有这些危害因素或者受到这些危害因素的污染，就会成为具有潜在危害的食品。食品安全危害有4种类型：一是生物性危害。常见的生物性危害包括细菌、病毒、寄生虫以及霉菌。二是化学性危害。常见的化学性危害有重金属、自然毒素、农用化学药物、洗涤剂及其他化学性危害。现代农业技术的运作几乎完全依赖于矿物燃料和石化产品这类日渐枯竭的、不可再生的有害物质的大量投入，引起土壤和食物系统毒性增加。三是物理性危害。物理性危害包括碎骨头、碎石头、铁屑、木屑、头发、蟑螂等昆虫的残体、碎玻璃以及其他可见的异物。物理性危害不仅对食品造成污染，而且时常也损坏消费者的健康。四是转基因食品的危害。转基因技术的应用能够缓解贫困，但未来会为目前的决策付出什么样的代价，尤其是是否对消费者的健康和预期寿命造成长远损害，人们并不知晓。

3. 职业性有害因素 职业性有害因素（occupational hazards）是指与职业生命有关的、并对职业人群健康产生直接或潜在不良影响的环境危害因素。包括生产工艺过程、劳动过程和生产环境等方面的有害因素。生产环境因素主要包括：化学因素、物理因素和生物因素三个方面。在生产中接触到的原料、中间产品、成品和生产过程中的废气、废水、废渣等可对健康产生危害的活性因素就是化学因素；物理因素是主要的生产环境的构成要素；生物因素主要是指生产原料和作业环境中存在的致病微生物或寄生虫等因素。

4. 不健康的生活方式 我们中的大多数人都可以比现在更健康，常见的影响和损害健康的偏离行为有：吸烟、酗酒、吸毒、不洁性行为、嗜赌、饮食不当、运动缺乏。等等。

5. 高科技风险 高科技发展本身具有很大的不确定性，甚至超过人类的预见能力、评价和判断能力。以核技术为例，少量核弹头的爆炸都可能对环境造成不可逆转的破坏，这种破坏还会威胁到所有高级动物物种的生存。1986年乌克兰切尔诺贝利核电站发生爆炸，生活在切尔诺贝利周边的所有人，无论年龄大小、阶级高低，也不管性别男女、地位尊卑，都遭到了危险浓度的核辐射。与此同时，事故的后果远远超过了切尔诺贝利本身，在整个欧洲，乃至更远的地方，爆炸发生很久以后，都还能测到偏高的辐射量。

三、预防

预防即事先防备，也可称之为谨慎避免。采取一定措施规避可能产生损害的风险，这既是人类理性的重要体现，也是必须遵循的道德命令。

（一）预防健康与生存风险的政治意涵

人类在运用科学技术消除了一些困难的同时，又引起了新的困难，甚至承受起极为严峻的健康与生存风险。显而易见，风险是内生的，伴随着人类的决策与行为，其产生是一个社会建构过程，是各种社会制度，尤其是工业制度、法律制度、技术和应用科学等正常运行的共同结果，绝非简单的技术问题。准确地说，风险问题归根结底是社会或政治问题。但是，即使这些风险让人们忧心忡忡，也很少有人愿意从科技文明这一成就退回去。当然，即使人们愿意，退回到前现代也绝无可能，现实需要的是人类的智慧，如何保证更加富裕的社会能够为其社会成员提供更安全的生存空间和更高的生活、生存质量。道理非常简单，如果人类所做的一切将其自身推至绝境，这样的经济发展还有何意义？社会组织的功效何在？健康威胁的普遍化和无所不在的和永久的对生存的威胁，这些正在以其严酷性贯穿和考问着经济和政治体系，问题的解决植根于更深层的人类社会改革中，它包括对经济目标、社会结构和民众意识的根本变革。1998年荣膺诺贝尔经济学奖得主的Amartya Sen（美国哈佛大学Lamont学院教授以及经济和哲学教授）认为：对任何国家以及对全世界而言，发展的主要目标是消除导致人们生活困苦的"不自由状态"。人类困苦的核心是不能健康长寿。这远不是一个医学问题，背后有着深刻的社会根源。事实上，风险概念本身即在政治上具有反思性，反思发展观已成为政治动员的主要力量。如同生产力和生产关系的对立统一推动了许多世纪人类社会发展一样，环境保护（实则人类的自我保护）和经济发展的对立统一正在上升为导引未来人类社会发展的新矛盾，以致避免风险逐渐成为我们这个时代的中心政治议题，形成一种造成传统政治范畴过时的话语体系。公共决策的一项重要内容是，需要考虑到它们对卫生结果的影响。

（二）预防健康与生存风险的局限性

预防性原则正越来越受到世界范围的关注，变成讨论关于风险、健康与环境等国际辩论的基础。预防作为环境、安全与健康立法的原则,在国际组织和法律文件和一些国家的法律中得到确认。事实上,预防性原则在实践中也暴露出其自身的局限性。

首先,我们不可能预防全部的风险。一方面,有些行为的风险本身在科学上尚无定论。比如,转基因食品是否会导致严重的生态危害和人类健康的重大风险。另一方面,用美国学者桑坦斯的话来说,预防性原则是瘫痪性的,风险存在于社会生活的所有方面,不可能预防全部的风险。比如,如果我们惧于核电站带来的各种健康和安全风险以及灾难的可能性而依赖于火电站,这类电站还有包括与全球变暖相关的风险。其次,我们在预防特定风险的同时还会制造出新的风险,以致处于两难选择。比如,转基因食品能够解决世界上相当一部分人的饥饿问题,一个国家是应该冒转基因食品的风险还是应该冒大量人口被饿死的风险?还有,为了减少对飞禽和人类健康的威胁对滴滴涕进行管制,就会使贫穷国家的人们失去最有效的对付疟疾的工具,从而大大损害公众健康。所以,没有一个国家在所有方面都是预防性的。

第二节 全球观与地方性——卫生的不公平与全球责任

当今世界是一个全球化的世界,它的成员比以往任何时候都更加相互依赖。全球化实乃人类生活环境的转变,它以一种非常深刻的方式重构着人们的生活,成为当代一切观察、思考以及行为选择的背景。故此,在公共卫生领域中,诸多问题发生的原因与解决的希望唯有到这个高度依存的世界中去寻找。

一、卫生的不公平

卫生不公平是指存在于国与国之间或者一个国家内部不同群体之间的在健康水平方面巨大但可矫正的系统化差异。具体说来,不同群体在健康状况或卫生资源分配方面的差异,与他们各自的成长、生活、工作和老年环境以及现有的医疗制度密切相关。如果这种差异通过采取合理的行动干预可以减少和避免,那么,存在这些差异就有失公正,我们可称之为卫生的不公平现象。

1978年,国际社会发表了旨在重视初级卫生保健的《阿拉木图宣言》,呼吁在全球范围内,实现人人享有健康的目标,解决卫生服务不平等的社会问题。但30多年过去,尽管全球在发展卫生事业、提高人类健康水平方面取得了进步,但离实现人人享有健康的目标还相距甚远。有不少国家与其他国家的差距逐步加大,健康结果和卫生保健机会的不公平程度远远超过了1978年时的水平。即使在同一个国家,不同的社会地位也在很大程度上导致人与人之间在健康状况和生活机会方面的过大差距。这是全世界的普遍现象,但绝非必然现象,而是事关社会公正问题,在一国之内和国与国之间本不应存在如此大的悬殊。

(一) 卫生不公平的主要表现

1. **儿童的死亡率** 在这个世界上,每天有2.1万名儿童在不足5岁时死亡,这些儿童死于肺炎、疟疾、腹泻等疾病,其中对农村和贫困家庭儿童的影响最大,20%最贫穷家庭的儿童死亡率是20%最富裕家庭的两倍。

2. **孕产妇死亡率** 孕产妇死亡率是卫生不公平的一项关键指标。无论是一国之内还是国与国之间,孕产妇死亡率都是反映贫富差异的一项关键指标。发展中国家的孕产妇年死亡人数占全世界的99%,其中阿富汗的孕产妇死亡风险为1/11,而爱尔兰仅为1/17 800。《2010年世界卫生报告》显示,由专业卫生人员接生比例最低的一些国家只有10%,而在医学孕产妇死亡率最低的国家,这一比例接近100%。在同一国家内,这一差别同样存在。富裕女性获得服务的覆盖率与此相近,不论他们居住在什么地方,而贫穷女性则没有这个机会。人群中最富裕的20%女性由专业卫生人员接生的比例比贫穷女性高20倍。

3. **期望寿命** 不同国家的期望寿命相差36岁。在低收入国家,平均期望寿命为57岁,而在高收入国家则为80岁。出生在马拉维的儿童,其期望寿命约为47岁,日本的期望寿命可达83岁。

4. **非传染性疾病发生率** 大约80%的非传染性疾病发生在低收入和中等收入国家。在资源稀缺的情况下,非传染性疾病的卫生保健支出巨大,每年约有1亿人因此致贫。

5. **结核病发病率** 结核病是一种"穷病",约95%的结核病死亡发生在发展中国家,已经影响到年富力强的年轻人,并且得了结核病更加难以改善自身和家庭经济状况。

6. **各国内部的卫生不公平现象** 在美国,1991～2000年期间,如果不存在白人与黑人死亡率差距,本可挽救886 202人的生命(相比之下,同期美国医疗进步挽救了 176 633 条生命)。澳大利亚土著男子的预期寿命比其他澳大利亚男性少 17 岁。印度尼西亚穷人孕产妇死亡率比富人高 3~4 倍。英国最富裕社区与最贫困社区成人死亡率差距为 2.5 倍以上。

7. 城市中的健康差距 在伦敦,托特纳姆绿色区(哈林盖区)的男性期望寿命为 71 岁,而在女皇之门(肯辛顿和切尔西)则为 88 岁。根据伦敦卫生观察站的调查,如果从威斯敏斯特向东出发,每过一个地铁站就代表着期望寿命减少近一岁。

(二)卫生公平与否的社会决定因素

无论从哪个角度看,一国之内以及国与国之间的卫生不公平现象都不是自然现象,而是日常生活环境与政治、经济、教育等结构性因素交杂在一起造成的不良后果。健康问题的社会决定因素具体包括:

1. 日常生活环境 由于社会组织方式上的不公平现象,社会内部以及不同社会之间人们享受美好生活和良好健康自由的程度不一。

2. 卫生环境 健康以及丰富多彩的生活机会与人们的住区息息相关,人们的日常生活环境对卫生公平产生巨大影响。享受高质量的住所和获得洁净水和环境卫生设施是基本人权,是健康生活的基本需要。目前的城市化模式对环境构成严峻挑战,在气候方面尤其如此,低收入国家和脆弱的亚人群受影响尤甚。侧重城市增长的政策和投资模式导致世界各地乡村社区,其中包括土著人民基础设施和设备投资日益不足,众多农民陷入贫困,生活环境恶劣,这在一定程度上加剧了农民背井离乡问题,许多农民涌向陌生的城市。城市化带来了新的公共卫生问题,尤其是城市穷人的公共卫生问题,出现了非传染病、在事故和暴力事件中受伤以及生态环境灾害造成死亡人数和影响不断增加的趋势。2007 年,全世界城市居民有史以来首次超过人口半数。将近 10 亿人住在贫民窟中。全世界某些地区和群体继续受到传染病和营养不足问题困扰。

3. 就业和工作环境 就业和工作环境对卫生公平产生重大影响。在良好的就业和工作环境中,人们能够获得经济保障、社会地位、个人发展、社会关系并树立自尊,不受生理以及心理、社会危害。有证据显示,与长期工作人员相比,临时工的死亡率高得多。就业条件不佳,如非固定期限的临时合同,无合同工以及非全职工等对精神卫生造成不良影响。自视工作不稳定的工人的身心健康受到严重不良影响。不利的工作环境会使个人面临一系列身体健康危害,较低级职业的工作环境往往也较恶劣。经过许多年的组织行动和监管,高收入国家工作环境终于获得改善,而许多中等收入和低收入国家仍非常缺乏良好的工作环境。50% 的冠心病与工作场所的压力有关。有持续证据显示,工作压力大、发言权小以及努力与报酬不成比例是造成身心疾患的危害因素。

4. 物质生活水平 低生活水准是卫生不公平的一项重要影响因素,通过对幼儿期成长以及其他影响,影响了人生轨迹。有证据显示,一般而言,穷人的健康不如已脱贫的初步温饱阶层,而初步温饱阶层的健康又不如平均收入阶层,依此类推。收入与健康之间的社会差距普遍存在,不仅发展中国家,包括最富裕国家在内的所有国家,都存在这一现象。在不同国家,差距可能有大有小,但都普遍存在这一现象。

在慷慨的全民社会保障制度下,人们的健康状况较好。老人人口的死亡率较低,社会弱势群体的死亡率也较低。在实行全民社会保障制度的国家中,社会保障预算较高,且较为持久;相对于不注重穷人福利的国家而言,这些国家中贫困和收入不均程度通常较低。据国际劳工组织(ILO)称,世界上只有 1/5 的人享有全面的社会保险,可以覆盖因病失去收入的情况。而世界上一半以上的人群没有任何一种正式的社会保障。撒哈拉以南的非洲和南亚只有 1/10~1/5 的人群被社会保障覆盖,而在中等收入国家,社会保障的覆盖率为 20%~60%。

5. 医疗保健 获得和享有卫生保健对良好健康和卫生公平至关重要。卫生保健制度本身就是健康问题的一项社会决定因素。没有卫生保健,就会丧失大幅度增强健康的机会。如果实行不健全的或不公平的卫生保健制度,就会丧失根据社会公正权向每个人提供卫生保健的机会。几乎所有高收入国家的卫生保健制度都建立在全民享受原则的基础上,将卫生融资与卫生服务供应结合在一起。许多国家的卫生保健制度极度欠缺,在向穷人和富人提供卫生保健上以及穷人和富人获得和使用卫生保健上存在巨大不公正现象。

有三个相互关联的问题限制了各国实现全民覆盖。第一是卫生服务的可获得性。任何一个国家,无论多么富裕,都没有能力确保人人能够立即获得可以改善健康状况或者延长生命的每一项技术和干预措施。从另一角度讲,在最贫穷的国家,几乎不能提供什么卫生服务。实现全民覆盖的第二个障碍是过度依赖人们在获取卫生服务时的自付费用。这些费用包括药费、咨询费用及诊疗费用。即使人们具有某种形式的医疗保险，他们可能还需要以共付、共险或起付线形式进行支付。人们一定要在接受卫生服务时以自费形式支付费用，这阻碍了数百万人在需要卫生服务时对服务的利用。而对于那些不得不进行治疗的人群，这一点最终会导致他们遭受经济困难，甚至贫穷。迅速实现全民覆盖的第三个障碍是卫生资源使用效率低下和不公平。据保守估计，被浪费的卫生资源有 20%～40%，减少这种浪费将极大改善卫生系统提供优良服务的能力，改善人类健康状况。提高卫生系统效率通常还可以使卫生部门更容易从财政部门获得额外的资金支持。

(三) 社会结构和进程

不公平的日常生活环境源于更深刻的社会结构和进程。不公平是个系统性问题，造成这一问题的原因是容忍或实际助长不公正分配和享有权利、财富以及其他必要社会资源的社会规范、政策和做法。

1. 社会结构性不平等问题　在阶级、教育、性别、年龄、族裔和地理等交杂在一起的各个社会类别上，都可找到社会不公的明显痕迹。社会不公不仅彰显着差异，而且体现了等级，并反映了不同的人和不同的社会在财富、权力和声誉等方面深刻的不平等。处境困难的人往往因健康不佳而无缘实现其自由参与经济、社会、政治和文化关系的内在价值。包容性、代表权和控制权缺一不可，这三个因素对社会发展、健康和福利都很重要。限制参与的结果是，导致一些人丧失能力，造成了在教育和就业领域以及在利用生物医学和技术进展机会上的不平等现象。

2. 政策和规范　经济增长提高了许多国家的收入，但国民财富增加本身并不一定会增进国民健康。如果不能公平分配收益，国民经济增长甚至会加剧不公平程度。政府和经济各领域，例如金融、教育、住房、就业、交通和卫生等，都可能会影响健康和卫生公平。如果城市规划不当，住房昂贵，公共交通费用过高，就无助于促进实现人人良好健康的目标。政策连贯性也很重要，政府各部门应该在增进健康和卫生公平上相辅相成，而不相互矛盾。例如，在贸易政策中以牺牲水果和蔬菜生产为代价，积极鼓励无限制地生产、交易和消费高脂肪和高糖食品，是与侧重少吃高脂肪、高糖食品，多吃水果和蔬菜的卫生政策背道而驰的。

二、实现卫生公平的全球责任

社会公正是生死攸关的问题，它左右着人们的生活方式、罹患疾病的可能性以及过早死亡的风险。人类已经和正在为卫生不公平付出代价，如果不采取健康问题社会决定因素领域的全球行动，我们还将为此继续蒙受损失。

(一) 消除卫生不公平的社会价值

首先，卫生不公平造成大量资金损失。据欧洲议会估计，在欧盟，与卫生不公平相关的损失约占国民生产总值的 1.4%，这一数字几乎与欧盟的国防开支相当（占国民生产总值的 1.6%）。其次，卫生与可持续发展之间存在着重要联系，持续存在的不平等情况使发展变缓。全世界有 8 亿以上人口生活在贫民窟境况下，占全世界城市人口的三分之一。向这类难以覆盖到的人口提供的卫生服务不佳，降低了实现与卫生相关的千年发展目标的可能性。第三，卫生不公平影响社会和谐稳定。用世卫组织总干事陈冯富珍的话来说，卫生严重失衡的世界既不稳定，也不安全。从现在到 2015 年，如果在 49 个低收入国家缩小富裕与贫穷人群之间卫生覆盖率的差距，将能挽救 70 多万女性的生命；缩小 5 岁以下富裕儿童与贫穷儿童卫生服务覆盖率的差距，特别是开展常规免疫接种，将挽救 1600 多万儿童的生命。所以，消除那些本可避免的卫生不公平现象既是当务之急又是一项不可推卸的道德义务。正如世界生物伦理宣言项目的报告员 Giovanni Berlinguer 所言：世界越公平，全世界人民越健康。卫生服务和医疗干预措施只是影响人们健康的因素之一。不尽力采取一切必要行动减少不公平无异于犯罪。

(二) 实现卫生公平的全球责任

社会不公是人类的一大杀手，必须将增进健康和实现卫生公平作为全球发展目标。各国政府在全面、一致的全球责任框架内分担卫生责任、进行多边发展行动乃势所必然。

第一，确定基本卫生服务和产品。如果不确定人人有权期望获得的基本卫生服务和产品，就无法确定国家对本国居民的义务以及高收入国家对低收入和中等收入国家的责任。

第二，各国政府对本国居民的承担健康全民覆盖的责任。实现全民健康覆盖，即所有人获得自身所需的卫生服务，且无遭受经济损失或陷入贫困的风险。尽管各国卫生资源及经济实力不同，但其国民均应享受最基本的卫生服务。在发展中国家,首先要确立一个基本的卫生服务计划并保证其能够在全国范围内实施,减少可避免的死亡;其次,减少或消除社会、文化因素带来的障碍,不应该因性别、宗教、种族和地理分布等因素而影响基本卫生服务的可及性和质量;第三,发展中国家应该吸纳更多的卫生研究经费,因为这不仅可以增加一个国家的卫生研究资源,更可以通过开展研究找到解决问题的方法;第四,发展中国家应该加强与其他国家和地区间的研究合作,建立广泛而坚固的卫生网络。

第三,各国政府对全世界穷人的健康负起责任。全球化无疑带来了好处,但这些好处的分配极不平衡。世界各国人民健康和人生机会的迥异反映着国与国之间权力和财富的不平衡。富裕国家向贫穷国家实施援助可以发挥重要作用,这是在共同努力推动社会发展过程中合理分配资源的一种机制。有证据显示,援助可以而且确实促进了经济增长,并可协助较直接地增进健康。此外,除了增加援助,发达国家也应更广泛和更大幅度地减免落后国家的债务。

第三节　公共卫生政策——产品安全立法问题

顾名思义,产品即生产出来的物品,人们通过对物质结构的重组而制成。现代工业社会具备前所未有且持续提高的生产能力,使工业产品深入到人类生活的各个方面,与传统产业一道共同终结了世界上大部分地区物质匮乏的历史。毋庸置疑,人们生活水平的提高意味着生活的社会化程度、对产品依赖性的持续增强。从公共卫生的角度来说,产品应该具备安全性,尤其是食品、食用农产品以及药品、化妆品等产品,由于与人的身体健康、生命安全高度相关,其质量必须是安全的,使用、消费产品不会付出健康甚至生命的代价。事实上,产品安全尤其食品安全已经成为世界各国公共卫生领域的重大关切。

一、产品安全问题的政治内涵

产品安全归根结底是对消费者、使用者提供的担保,它指产品本身不对人们的身体健康造成急性、亚急性和慢性危害。生命权是最基本、最重要的人权,无论在发达国家还是发展中国家,产品安全都是企业和政府对社会最基本的责任和必须做出的承诺。所以,产品安全首先是个政治概念,是

一个国家政府公信力的重要保证。美国学者内斯特尔博士一语中的:食品安全高于所有的政治。

政府的主要功能以及公共政策的主导作用在于有效地解决社会所面临的诸多问题。从公共政策学的角度讲,社会问题指实际条件与应有条件之间的偏差,或者是实际状态与社会期望状态之间的差距。这种偏差或差距往往会导致社会的紧张状态,超越个人稳定的环境和范畴,牵涉到较为广泛的社会关系。当社会上的一些人对社会生活中的某方面表示焦虑和不满,或提出一定的主张,或采取一定的行动时,那就表明已经发生了问题。通常在人们表示不满之间,社会问题已经存在,需要公共政策去约束和指引,确保社会朝着政治系统所确定、承诺的方向发展。社会问题具体可分为过失性社会问题和结构性社会问题,作为过失性社会问题,产品安全问题是指特定产品确切地存在对人们健康的威胁或已经造成危害,并引起公众对政府的强烈期待。在当代世界各国,由于与人们身体健康密切相关的产品生产融入了太多的工业化和科技的元素,产品安全问题成为国家公共政策的客体之一,是国家公共卫生政策的重要目标。

按照近代西方社会契约论的通行解释,人类之所以建立国家和社会,其基本目的至少有两个:其一是安宁或者安全;其二是幸福或者福利。产品体系虽然仅是社会的一个方面,但它的广泛性非同寻常:人人都要生活。产品不但影响生计,而且影响着生活。一个不能提供公共安全的国家,往往会培养出既不相信政府又相互怀疑且难以相互交往的公民。因而,政府作为国民的代表,应该重视关系到大多人利益的产品安全问题,与之相关的公共政策即政府价值取向和角色认同的重要体现。产品安全尤其是食品安全是重大的基本民生问题,产品安全问题关涉一国主权范围内大多数人的切身利益,会显著降低人们生活的安全感与幸福感,削弱公众对政府的信任,甚至影响到社会稳定和国家安全。一方面,产品安全问题的客观存在是公共卫生政策的前提。另一方面,产品安全问题引起政府关注或得到政府确认,它也就从一般社会问题转化为政策问题,这是产品安全方面公共卫生政策的起点。

在经济全球化的今天,产品安全问题往往是跨国界的问题,而且经常从经济领域演变为国家间的政治问题。以食品为例,每年有 4.6 亿吨食物在100 多个国家流动,任何一个国家的食物出现问题都可能影响到其他国家消费者的健康,甚至发展成

为国际性食品安全事件。不难理解,食品安全何以成为目前国际市场上四大技术性贸易壁垒的最重要部分之一。所以,特定民族国家的政府和企业在保证贸易交往的他国公民人身利益方面负有责任,公共卫生政策也应显示对这种责任的认同与担当。当然,单个民族国家无法依靠自己的力量单独解决产品安全问题,必须寻求与其他民族国家的协调与合作,而且在协调合作过程中要取得国际组织的支持。

二、产品安全立法问题

法律是一种重要的、成本昂贵的公共服务,是公共政策的一种具体形式,也是公共政策转化为行动的中介。法律之于政治制度,犹如骨骼之于身体。

(一)产品安全立法的价值

消费者购买某种产品,理应从中获益,充分享受产品带来的好处,使他们的状况比不进行交换活动要好。生产活动应该是这样一种活动,它们使买方通过获得产品满足特定需要,比卖方完全不跟他们交往要生活的好些。当然,产品消费者、使用者受益的前提假设是:与他们进行一般社会交往的人必须善意地行为,即那些采取行动的人将在行动中以应有的注意避免给他人造成不合理损害的危险。所以,从道德层面讲,产品生产者应该尽谨慎的注意义务,最大限度地保证消费者、使用者通过交换活动获益。但是,生产者既不是卫生机构也不是社会服务机构,将生产出的产品作为商品销售出去并赚取利润,这是他们最关心的,他们的目标和公共健康的目标并不总是一致。产品是否促进公共健康并非生产者首先考虑的问题,而且生产者为了能够使自己的产品占领市场也许会无视或掩盖事实真相,他们推介自己的产品是为了影响消费者的消费取向而非出于对公共健康的真正关切。例如,在世界范围内正在发生的营养转移的趋势中,体重超标已成为一个严重的公共健康问题,防止体重增加则需要人们减少饮食。事实上,许多国家进口和生产的食品远远超过自身所需,市场经济要把有消费收入的人们转变为大力促销的食品的消费者,各家公司均竭力通过广告、健康声明、新产品、加大食品分量以及针对儿童的促销活动等方式通过竞争来提高销售量,过量饮食的后果它们可以在所不问。在《食品政治》一书中,作者以严谨的学术态度剖析了美国食品工业赤裸裸的自利行为如何影响和损害营养政策和食品安全管理的真相。可见,产品安

全依赖于生产者的合作本能与利己本能之间的均衡,而市场经济本身无法保证这种均衡的实现,正如烟草商如果不是迫于社会的压力不会主动以"吸烟有害于健康"示人一样。因此,国家政治力量获得其介入的必要性与合理性。产品安全法作为专门化的社会控制工具,它的任务就在于建立和保持这种均衡,用极其细致的规定将生产者注意义务具体化,使生产者在保证其产品应有功能的同时防止对消费者、使用者生命健康构成威胁或危害。

具体说来,由法律来决定人们应当吃什么、用什么,判断某种产品是否有利于健康。产品安全法为防止产品含有的有毒有害物质对人体可能造成的损害而设置标准,这种要求具有强制性。如果与产品使用相伴而生的风险对于人们的安全和健康的高水平保护来说是不可接受的,它将不被允许进入市场。这种对来自消费品的可接受的风险作出决定的权力由特定国家机关行使,它们可以责令不安全的产品退出市场和从消费者手中召回产品,甚至可以阻止特定产品进入市场。另外,产品安全法以对侵犯消费者权益的生产者进行法律制裁为公共健康提供保证,侵权责任法是产品安全法的重要组成部分。

案 例:

1992年,79岁的美国老太太斯特拉在麦当劳买了一杯咖啡,她坐在汽车上,将杯子夹在两腿之间,试图打开杯盖往里加糖和奶精,没想到杯子翻了,滚热的咖啡将她的大腿、腹股沟及阴部烫伤,大部分受伤部位达到三度烫伤的程度。经过住院治疗并多次植皮,两年后她才能重新下地行走。老人女儿要求麦当劳赔偿2万元医药费及护理费,这是除保险公司支付之外他们自己付出的金额。麦当劳非常傲慢和短视,只肯赔800块。女儿就请律师上诉到法院,律师起诉的理由是麦当劳出售的咖啡"具有不该有的危险性"和"劣质产品"。法庭要求麦当劳公开公司内部的秘密文件和记录,发现在1982至1992年的十年期间,麦当劳总共收到七百余起咖啡烫伤严重事故的投诉,而麦当劳只是私下给受害者一点补偿了事,一直对该问题漠视不理。于是,法院最终判决麦当劳承担270万美元的惩罚性赔偿,这就是著名的"麦当劳咖啡案"。惩罚性赔偿不是根据受害者的受害程度而是根据被告的支付能力来确定的,其数额要足以起到惩罚的作用。麦当劳咖啡案带来的积极影响是,美国的服务行业从此把顾客的安全放在第一位考虑,汽车制造商受

到启发在车上安装了放饮料杯的装置,使得在汽车上因饮料翻倒引发的事故大大减少。

(二)安全立法的道德困境

1. 产品的多样性与产品安全　现代社会制造业的专业化程度、规模、效率在不断提高,丰富的产品体系既是经济繁荣的结果,也是经济繁荣的原因。超量的产品推动竞争,产品不断更新换代成为市场竞争力的重要体现。研究显示,当食物丰富,而且人们买得起的时候,基本的生理需要不是那么引人注意,而食物选择的决定性因素是人的偏好。在很大程度上,不是消费者推动产品销售,而是行业创造消费者的消费需求。很多行业的努力都用在了琢磨公众"需求"的是什么以及如何满足"需求"上面。于是,产品呈现持续的多样性,这是企业合法的经济行为,而且增加消费者的选择范围并无不当。与此同时,生产商还要努力创造一个对销售有力的规则和政治气候,对那些关于他们的产品可能引发健康和安全风险的最轻微的忠告严加防范。以转基因产品为例,生产、经营转基因食品的公司会投入财力和其他资源与专业营养机构结成伙伴和联盟,资助食品和营养研究,出版经过挑选的对自己有利的研究结果,资助专业杂志和会议,确保有影响的团体、官员、研究人员、医生、护士、教师和媒体,了解他们产品的好处。于是,市场上的产品信息是非对称分布的,卖方比买方关于一个产品知道得更多、更全面。严重的不对称损害市场交易,以至于社会最优很难通过自愿交易来达成。当这种情况发生时,政府的市场干预可以纠正信息不对称以达到近似于最优的交易,甚至会不惜将特定产品驱逐出市场,以损害产品的多样性为代价保证产品安全。

2. 生命价值与消费自由　生命是最基本的价值,是人的一切实践活动和人生其他一切价值的前提。如同世界上一切其他的生命个体一样,人生命的完整成为人的第一的、基本的需要。每个人的生命都是独一无二、不可替代的,具有独立的价值。生命的完整是个体对生命的最基本的要求,每个人对于自己和他人的生命都有珍惜、爱护的责任。

烟草公司著名的辩论是吸烟是个个人选择的事,政府不适当地干涉居民的私生活是错误的。由于消费品发生的危险常常危及使用者本人,多过针对第三方的危险。所以,产品安全立法在保护消费者生命健康权利的同时,通常会对消费者的其他权利构成一定程度的限制或剥夺,这也常常成为生产者抵制产品安全法的理由。例如,产品安全法限制

了消费者选择权;安全的产品往往更为昂贵,消费者要为产品的安全特征支付更多的成本。根据著名的需求法则,当商品的价格上升时,消费者购买的数量会下降;产品安全法可能使消费者不得不放弃自己的个人偏好。当然,依产品安全法进行的社会干预给作为社会成员的人带来的生命健康方面的安全利益远远大于它对作为个人的人引起的这些不便。

第四节　健康监测与选择性知晓

一、健康监测概述

健康监测是指运用物理测量、化学分析、生物和生理生化检验技术等手段持续地对特定群体进行身体检查,以获得较为完整的健康信息,为政府政策制定和调整、医疗保健机构进行医学指导或医学干预以及个人寻求医学帮助提供可靠依据。

(一)健康监测的背景

1. 健康监测的医学背景　现代医学与自然科学保持着极其密切的关系,它从自然科学中吸收了大量的研究成果,改变了人与自身、与疾病、病症以及与死亡的关系,使公共健康状况明显改善,最显著的表现为:婴儿的死亡率下降,人口预期寿命显著增加等等。随着医学科学的发展,越来越多的疾病有了可被认知的病因和可以有效诊断的新技术。于是,一些新疾病被命名,旧疾病被重新解释。预防医学已成为现代医学的重要组成部分,健康监测本身即医学预防观念的重要体现。

新的诊断技术的问世常常伴随着诊断与治疗的背离。也就是说,很多疾病在使用更精确的医学和技术感应系统的情况下能够被诊断出来,但对它们有效的治疗措施尚未出现。于是,在医学最发达的阶段,医学产生了界定为(暂时或永久地)无法治愈的病理状况。这种状况造成了个体全新的生命和危险状况,且跨越了现有社会不平等的体系,即在生命终结之前越来越多的人处于长期的患病状况。可以说,医学将越来越多的人抛入慢性病中,对于他们来说,在医学原初意义上的治疗成为一种期盼。

2. 健康监测的政治背景　现代世界对民主政治体制的接纳越来越广泛,要求医疗、保健系统更加民主化,人人都有均等机会在现有的技术条件下得到尽可能高质量的医学关照。一方面,国家把保护国民健康作为一项政治任务;另一方面,人们已

经将获得医学服务视为一种政治权利、社会福祉和个人福祉。

3. 健康监测的社会背景 现代社会具备大规模工业生产的物质条件,使人的身体作为劳动工具的价值在不断上升。因而,健康监测的一个重要作用在于,保护人们身体健康,满足社会生产对劳动力的需求。如法国思想家福柯所言,在工业资本主义开始统计其劳动力需求的时代,疾病也成了全社会性的了。因为保健、医疗、救济贫穷者、研究病因和起源已成为集体的负担,国家一方面应该承担这种负担,另一方面,还应对其实行监督。由此,身体作为劳动工具而价值上升,人们注意使医学按照其他科学的模式变得合理,努力维持民众身体健康水平,关注起医疗和保持疗效,以及对长期现象的记录。

(二)健康监测的主要内容

1. 新生儿的疾病筛查 新生儿疾病筛查是通过对新生儿的血液进行实验室诊断,以便早期发现某些先天性、遗传性、代谢性疾病,通过及时有效治疗,避免导致患儿智力、体格发育障碍等严重危害发生。

2. 学生体质健康监测 由于青少年肥胖带来的疾病成为公共健康事业所面临的具有重大挑战意义的问题,世界各国先后开始对青少年体质健康水平进行评估与监测。在一些发达国家,已经具备完善标准的体系。自2002年开始,我教育部建立了"全国学生体质健康监测网络",每2年对我国学生体质健康状况进行一次监测。监测项目包括身体形态、生理功能、体能素质、健康状况4个方面的14项指标(身高、体重、胸围、肺活量、脉搏、血压、握力、50米跑、立定跳远、1分钟仰卧起坐、坐位体前屈、台阶试验、视力、龋齿)。

3. 以职工体检为依托的职工健康管理 健康管理是对健康人群、亚健康、疾病患者的健康危险因素,进行全面监测、分析、评估、预防和维护健康的全过程。是通过对个人或群体的健康监测发现存在的健康问题和影响健康的危险因素,利用预防医学知识结合临床医学,运用疾病的三级预防模式,进行全方位的健康管理,从而达到提高生命质量,降低医疗费用的目的。对于保护人群健康,提高劳动力素质,降低医疗费用,促进经济发展和社会进步具有十分重要的现实意义。我国职业病防治法及其配套规章规定,用人单位应当为劳动者建立职业健康监护档案,并按照规定的期限妥善保存。从业人员职业健康监护档案应当包括劳动者的职业史、既往史和职业病危害接触史;相应作业场所职业病危害因素监测结果;职业健康检查结果及处理情况;职业病诊疗等有关个人健康资料。

二、健康监测信息的选择性知晓——以新生儿疾病筛查为例

新生儿疾病筛查在世界上大多数国家进行,发达国家几乎每个孩子都在出生后一周内接受先天性疾病的检查。这个项目最初仅限于为数很少的疾病,如苯丙酮尿症(PKU)。但大多数国家逐渐地扩展检查的范围,新技术也使大量疾病筛查成为可能。

(一)新生儿筛查多乙酰辅酶 A 脱氢酶缺乏(MADD)和中链酰基辅酶 A 脱氢酶缺乏症(MCADD)

新生儿筛查领域已经引入 MS 质谱分析法,它使以一种廉价和有效的方式筛查几十种氨基酸、有机物和脂肪酸失调成为可能。一种可能被筛查出的疾病叫 MCADD,这是一种新陈代谢疾病,能引起嗜睡、呕吐和可能导致昏迷。许多国家已经考虑筛查 MCADD,有些国家已经开展筛查。但是,用质谱分析法筛查 MCADD 有一个突出的问题:它产生的信息不仅有 MCADD,还有 MADD。MADD是稀有的消化系统疾病,与 MCADD 和其他氨基酸缺乏有关系。尽管携带 MADD 的患者可能使用核黄素、肉碱和各种严格的饮食控制有效果,但疾病的复杂性使预后很不乐观。因此,一般考虑不进行医学干预。关于 MADD 阳性检查结果的了解至少对一些父母来说是一个不小的负担。否则,我们可以设想,一些人还是很想知道他们的孩子有一个潜在的严重情况。试问:对检查结果 MADD 我们可以做什么?丢弃这些信息公正吗?或者说,即使没有实际意义,我们有责任保留任何偶然发现的医学信息吗?知情同意程序的将意味着什么?

(二)关于知情同意程序的讨论

首先是父母是否有权利选择他们得到什么信息。在许多国家,对新生儿的筛查措施很少有知情同意程序。这样能够保证一个比较高的筛查率,并且筛查以显示对被检查的孩子明显的好处和小的伤害来证明自身的合理性。但是,当监测项目提供给我们一些数据,其好处很不明确,甚至很可能有害处,这个合理性就没有了。那么,当结果颇有争议时如何进行监测?一个可能的答案是,这样一个筛查要求充分而适当的知情同意程序。父母不仅明白监测 MCADD 的可能性,而且也了解明确

MADD的可能性,应该允许他们在是否知道她们的孩子有MADD方面的情况做出自己的决定。当然,实际上这样的知情同意并没有被实行。

显而易见,新生儿监测如MADD疾病的项目的介绍要求父母付出很大的气力才能理解所提供的信息。当提供的信息越来越复杂,许多父母感觉,当他们同意去检测时他们并不确切知道他们同意了什么。进一步说,这样一个程序对所有参与者来说很可能是浪费时间,并且成本很昂贵。因为我们正处理的疾病非常罕见,所以,为每一个新生儿进行包括MADD的监测项目真正的和合适的知情同意是不可行的,而且是一个负担。既然无法不监测MADD就监测MCADD,监测MCADD也成为问题。

具体的问题如下:第一,父母可能有理由去知道是否他们的孩子有MADD,正如有理由不知道这些;第二,这些信息是可以利用的;第三,他们有权利选择是否知道他们的孩子是否真的有MADD;第四,这个权利由一个合适的知情同意程序来保证;第五,知情同意不可取,不理想,尤其对一个拓展的项目来说;第六,增加MADD筛查项目,会侵犯自主选择权;第七,一个提供给我们MADD信息的监测计划是不可接受的。

三、关于选择知晓权的主张

人们对关系到健康的问题应该做出自己的选择,没有在先的许可就公开或阻止信息是家长式的。选择信息的权利包括:积极的主张知情和消极的不知情的权利。这些权利分别与告知的责任和不去披露的责任相一致。那么,有两种积极的方式侵犯信息选择知晓的权利,一个是主动的信息披露,另一个是未经同意的信息保留。

生活总在继续,没有在先的许可,大量的信息正在被公布,还有更多的信息没有告知我们。所以,一个普遍意义的知晓或不知晓的权利并非恰当的解释。如果主张在没有在先同意的情况下,我所接受或没有接受的所有信息,都是对我自主选择权的侵犯,那将是难以置信的。所以,选择知晓权应该缩小一般性主张的范围,当讨论新生儿疾病筛查时,所指的信息属于私人医学信息。

在新生儿疾病筛查中,被监测和接受信息的不是一个人。因为孩子没有能力,不能理解,父母享有选择权且接受信息。父母有自由甚至是责任去为他们的孩子作出选择,在这种情况下这些选择不会伤害孩子。个体的父母有权利去决定是否接受孩子健康状态方面的信息,尤其是是否他们的孩子正在受到MADD的影响。正如一些权威所指出的,当信息没有什么用处时,父母没有道德义务去接受关于孩子健康状态方面的信息。既然没有义务去获得孩子健康方面的信息,拒绝信息是一件合理的事情。所以,我们必须承认,不在这个事务上给人们选择的机会是一种自主权的侵犯。

四、选择知晓权利的反对声音

在筛查MADD结果为阳性和隐性两种情况之间有一种不对称。选择是否知道只有在有什么东西可以知道的情况下才是个问题,当检查的结果为阳性时才有选择问题。父母一般不在意知道或不知道他们的孩子没有的一种疾病,公开或拒绝告知阴性的检查结果问题并不引起问题。关键是,当信息被认为有害时,情况变得不同。MADD的诊断结论是有害的,恰恰因为它是一个阳性结果。在一个阳性检查结果产生时,才产生披露或拒绝什么的问题。换句话说,当我考虑"我想知道我们孩子是否有MADD?"时,我不问关于孩子的健康状况的一个普通的问题,而是在考虑一个假设:孩子有这样的失调。所以,当一个人"选择知晓"时,知晓的对象是他所力不能及的。他能做的最好的事情就是假设:如果我的孩子有这样或那样的疾病,我想知道吗?

既然在阳性和阴性结果间存在不对称,当信息显示孩子没有MADD时,没有人认为选择权是一种侵权。一旦这个问题得到理解,这意味着,不给一些人了解的机会并不构成一个自主权的侵犯。

我们不能期待每对父母去作出是否对他们的孩子进行几百种疾病的检查决定,其中绝大部分信息如疾病的自然发展是如此罕见以致于医学科学本身还没有确切结论。当然,对父母来说,同意或拒绝对他们的孩子进行筛查或者进行特定疾病的检查都是可能的,但这并非信息选择问题。知晓是很复杂的事情,违背人们不知情的偏好去告知将是一个道德问题。如果有人想知道一些事情却被拒绝,这也会存在道德问题。

实际上,不存在选择性知晓的问题,这绝不意味着所有信息是受欢迎的或将受到欢迎。新生儿健康筛查涉及大量的罕见疾病,我们没有理由去预见某个孩子必然会受到特定疾病的影响。新生儿疾病筛查经过严格的知情同意程序是不必要的或者仅是一个负担？事实并非如此。知情同意有保护自主权以外其他的目标。在评估一个特定的新生儿健康筛查的愿望时会考虑如隐私和幸福等其他情况。如果把讨论仅局限于选择权利的争论，那就丧失了讨论最初的动力，也不能给我们一张王牌去否决 MCADD 的筛查。即使一个筛查项目包括了那些人们不总是去决定的关于他们孩子健康方面可以利用的所有信息，这也不足以全盘否定疾病筛查。我们不能期待父母们去控制他们力所不能及的事情，那么，不去提供他们选择的机会就不必然是家长制。

（边　林）

思 考 题

1. 现代人健康风险的主要内容是什么？预防健康风险有怎样的政治内涵和局限性？

2. 消除卫生不公平的政治价值何在？通过哪些途径去解决？

3. 产品安全立法有哪些价值？存在哪些道德困境？

4. 健康监测的主要内容是什么？父母对新生儿健康筛查是否享有选择知晓的权利？为什么？

延伸阅读书目

1. 贝克. 风险社会. 何博闻, 译. 南京: 译林出版社, 2004.
2. 马塞尔·德吕勒. 健康与社会——健康问题的社会塑造. 王鲲, 译. 南京: 译林出版社, 2009.
3. 罗纳德·德沃金. 至上的美德——平等的理论与实践. 冯克利, 译. 南京: 江苏人民出版社, 2003.

第十四章 医药技术中的哲学问题

在科学技术是第一生产力的今天,"技术"一词家喻户晓,但"技术哲学"(philosophy of technology)一词却较为生僻。它给不少人的直观印象是抽象、枯燥,甚至无用。同样,医学研究生对医药技术有较多的理解,但较少从哲学层面思考其本质、构成要素、特点、风险,等等。本章将要借助批判性思维,开展对医药技术的哲学反思。

第一节 医药技术是什么

伴随着技术自身的发展,人类的技术哲学思想也在萌发、生长。中国古代的《考工记》、《黄帝内经》中就蕴含了某种技术哲学思想。即便是被摒弃的炼丹术包含了一种追求长生不老的哲学理念,炼金术也渗透着一种所有金属可以演变成黄金的技术目的。鲁班、瓦特、爱迪生、乔布斯等发明家对技术有着超人的哲学见解。同样,医药技术在构思、研制和推广使用过程中也会自觉不自觉地渗透着一些哲学、伦理层面的思考。那么,医药技术究竟是什么呢?这是技术哲学首要回答的理论问题。

一、医药技术的定义及要素

在医学高度发达的今天,医药技术无处不在,渗透到预防、诊断、治疗和保健的各个方面,社会生活领域也出现了医学化的迹象。每位到大医院就诊的患者均可深切体会到现代化医药技术的存在。这些种类繁多的新疗法、疫苗、药品和器械都是技术研发产品,是医药技术具体表现形式。那么,我们是否可以给"医药技术"下一个哲学定义呢?让我们首先从"技术"的定义入手吧。

在现有技术哲学或专业技术文献中,有关技术的定义不计其数。法国狄德罗主编的《百科全书》给技术下的定义是:技术被界定为某一目的共同协作组成的各种工具和规则体系。德国技术哲学家米切姆在"技术哲学"(1980年)一文中归纳了4种类型的技术定义:①作为客体的技术,包括装置、工具和机器等;②作为知识的技术,包括技能、规则和理论等;③作为过程的技术,包括发明、设计、制造和使用等;④作为意志的技术,包括意志、动机、需要和意向等。米切姆是在广义上理解技术的,把知识体系、方法和原理、经验窍门、活动本身、工具和装置、目的等均视为技术内涵。不过,给技术下一个普遍公认的定义是比较困难的。因为,同科学、宗教、艺术一样,技术是人类面对的最复杂的社会文化现象之一。研究对象的多样性和复杂性,使得人们对技术概念的内涵和外延的认识存在分歧。

本章为"技术"下的定义是:在干预、控制、改造自然、社会和思维过程中形成的一种以效用为目标的工具、手段或操作性体系。从逻辑学上讲,"技术"的内涵少,外延大;而"医疗技术"的内涵大,外延小。两者属于包含与被包含的关系。借助"属+种差"的方法,在此给出"医药技术"一个定义。顾名思义,"医药技术"是"医疗技术"、"药物技术"以及其他各种融合了医药成分的其他技术形态的总称。医药技术以诊断和治疗疾病为目的,对疾病作出判断和消除疾病、缓解病情、减轻痛苦、改善功能、延长生命、帮助患者恢复健康而采取的诊疗措施。主要包括在疾病的预防、诊断、治疗和保健等方面均离不开医疗技术,具体包括:医学检验技术、影像技术、细胞治疗、假肢矫形技术、电生理技术,等等。药物技术包括:药物制剂技术、药物工程技术、药品技术,等等。"医药技术"与生物技术密切相关,可以通过两本中文学术期刊的名称及特点反映出来。《中国生物技术杂志》专门刊登医药生物技术研发(包括:新技术、新成果、新产品、新专利)和推广应用的原创性论文,而《药物生物技术》专门刊登生物技术在医药卫生、化学和食品工业、农业等相关领域中的最新研究成果及应用进展。

医药技术种类繁多,技术体系庞杂,"医药技术"应体现下列内涵。第一,与医学科学要认识生命现象及其背后的规律,而医药技术要干预、控制或改造生命过程。借助辅助生殖技术而诞生的试管婴儿让不孕不育夫妇有了福音,生殖细胞基因治疗有望根除遗传疾病的代代相传。第二,医药技术所指向的对象主要是生命现象,也包括思维现象。借助生物医学工程手段设计的人工耳蜗、人工心脏瓣膜、心脏起搏器可以弥补人体器官功能的缺陷,而人工智能和神经科学技术研究已经涉及了人的思维领域。第三,医药技术的表现形式不仅包括有形的工具、仪器、设备,也包括无形的知识、经验、窍门等。如手术不等于手术刀和相关高精尖仪器、还包括了医生经验、手术管理流程等。第四,医药技术活动总是包含了某种确定或不确定的技术目的。医药技术的设计、研发和应用总是体现人的意志。它在设计、研发和应用过程中的本意要么促进人群和个体健康,消除疾病,延长寿命,为人类造福,但也可能对人类生存和发展带来某种破坏作用。

通过对技术内部构成要素的剖析会更加清晰地再现技术所包含着丰富内涵。技术要素包括如下3类:实物、知识和经验。表14-1我们将结合医药生物技术具体阐述技术要素构成及相互关系。

第一,以"工具"为标志的实体形态。医药技术离不开工具。黑格尔指出:技术是实现目的的手段或工具。早期的人类就能够制造体现自身意图的复杂工具,如:矛、枪、砍、削等切割性的用具,以及器具、语言等储存性或存留性的工具。这是其他动物所无法媲比的。医药技术的内涵比医疗器械、工具手段要复杂,两者是一种包含与被包含的关系。工具本身不是技术。诗歌是由字母组成的,但字母的简单排列不是诗歌。

第二,以"知识"为标志的知识形态。医药技术知识是人类在同疾病抗争过程中所获得经验的概括总结。医药技术的知识含量越高,附加值就越高。如今的医药技术包含了复杂的技术原理和尖端的精密仪器。同样,计算机体层扫描技术、超声显像诊断技术、核磁共振技术等均需要前沿的科学理论和技术原理的支撑,从而极大地提高了临床诊断的准确度,为治疗疾病提供了可靠的依据。器官移植是用手术方式将一个器官整体或局部在个体间转移的过程。这项技术之所以得到迅速普及的一个重要原因是人类好的了足够的抗排异知识。

第三,以"经验、技能和窍门"为标志的经验形态。医药技术构思、设计、制造、使用离不开经验、技能和窍门。在信息爆炸的时代,知识易得,经验难求。经验或窍门要通过个人的亲身体验、揣摩和领悟。书斋中的闭门苦读可以增长知识,但不会必然积累经验。"只可意会,不可言传"表达了技术传达的经验成分的"隐性"特征。庄子曾经在一则关于桓公和轮扁对话的故事揭示了一个道理:无论斫轮子还是治国,都难以通过书本的字面意义获得,而是通过手的操作或亲身体验来获得经验。医疗技术中的经验部分,是医学知识、工具手段与临床情境有机结合的万能黏合剂。没有经验积累,再先进的医疗仪器设备的功能均难以发挥其尽善尽美的作用。同样一张CT片子,X光医师的临床经验不同,诊断结论可能会大相径庭。医疗技术经验的形成和传承要更多地受到不同社会、经济、传统、文化背景的影响。

表 14-1 医药技术要素及其特点

要素形态	特点	标志	举例
实物要素	有形	工具、装备、仪器、器械等	胃窥镜、手术刀、输血导管、CT
知识要素	无形	经验知识、理论知识、技术构思	借助理论知识分析心电图、检验结果
经验要素	无形	技术设计、研发和使用时的经验、技能和窍门	名老中医的望、闻、问、切

通常,一项医药技术包括了上述3种要素。DNA测序技术的实物要素是DNA测序仪、DNA测序分析软件等,知识要素有分子生物学原理,经验要素包括分析使用中的经验、技能和窍门等。全称聚合酶链式反应(PCR)是一项体外特异性基因扩增技术,它的实物要素是PCR仪,知识要素是PCR技术原理、方法,经验要素包括PCR仪制造、使用中的经验、技能和窍门等。针灸是针法和灸法的合称。用针刺或火灸人体穴位来治疗疾病。针是由金属制成的、形体细长而尖的针刺,针具的长短、大小、式样、材料、方法各不相同,这就构成针灸法的实物形态。针灸法的一个重要的科学假设就是:刺激穴位可改善经络中"气"的流向,在《黄帝内经》记载有十二经脉、十五络脉、十二经筋、十二经别、腧穴、针灸方法、针刺适应证和禁忌证等。皇甫谧撰写的《针灸甲乙经》论述了脏腑经络学说,确定了349个穴位。这就是针灸法的知识要素。针灸法也包括了经验要素,只有那些受过专门训练的才能选准穴位、根据病情确定施针深度。技术要素分析加深人们对技术本质的深刻理解,避免把技术仅仅理解为一种工具或手段,而忽略了其知识和经验。

医药技术要素之间是相互独立,工具代替不了知识,知识代替不了经验;有了高精尖的仪器设备,缺乏经验也无法转化为现实的操作能力。医药技术要素之间又相互作用、相互影响。医学知识与经验之间也是相互补充和相互转化的。诊疗过程中形成的经验,会对医药技术的应用范围有更深刻的认识。成功的经验知识经重复和实践后,通过实验研究,可以提升为医学知识,具有普遍性。技术经验不如科学那样具有普遍性,重复操作性差,只具有局部意义而不具有普遍价值。医学经验中的合理成分经过长期实践和检验,经过去粗取精的加工,有可能上升为科学规范。另外,医药技术体系是稳定性和变异性的统一,这种状况主要是由于医药技术内部各要素的发展不平衡造成的。

二、医药技术的一般特征

医药技术门类种类繁多,具体的技术形态又千变万化,如何简要概括其基本特征呢?这个从特殊到一般、从个性到共性的理性提升过程就离不开哲学思维。下面我们借助辩证唯物主义的基本原理和观点来简要描述医药技术的特征。

(一)自然属性和社会属性的统一

医药技术的自然属性主要体现在两个方面。第一,医药技术的载体是工具,人类主要借助自然存在物来研制新药、设计新的医疗器械、开发新的疫苗,探索新的疗法。第二,医药技术原理要服从自然规律,永动机没有设计成功的原因是违背了热力学原理;始于秦始皇鼎盛于唐朝的炼丹术经久不衰,但谁也没有人开发出长生不老的丹药,那是因为生、老、病、死是自然规律。同样,在西方均盛行一时的炼金术也消失在历史的场合之中,没有人最终把贱金属转化为金银等贵金属。医药技术的自然属性提示人们:无论什么样的奇思妙想,必须要遵循自然规律,符合基本的技术原理,否则就如同空中楼阁,定格在科幻小说甚至伪科学的范畴之内。

医药技术的社会属性体现在三个方面。第一,医药技术要满足人类社会或特定人群改造自然,促进人类生存和发展的特定需要和目的。开山取矿、钻井采油过程中所采用的一系列技术均是满足对矿产资源开发利用的需要。同样,物理诊断技术,从听诊器、血压计、体温计、X光片到CT,人类对人体的生理现象和疾病状况的认识从平面到立体,从定性到定量。第二,医药技术构思、研制和使用过程中体现了人类以往积累的认识成果,包括科学原理和技术方法。研发人员会依据现有技术的优缺点和可行性来革新医药技术,政府或行业协会制定严格的技术标准,消费者或用户会选择性地使用技术。第三,医药技术体系的形成及演进还受到人类社会政治、经济和文化条件的制约。人类从结网捕鱼技术到现代捕捞技术的演变不仅取决于技术要素之间互动,更受到技术原理和配套的技术成熟程度,社会需要和研发力量的影响。第一代CT机采取旋转平移方式进行扫描和收集信息,所采数据少,所需时间长,图像质量差。随后的第二代到第五代CT机将X线束改为扇形,探测器增加,扩大了扫描范围,增加了采集数据,图像质量显著提高。

(二)物质性和精神性的统一

医药技术的物质性表现为工具、机器和其他物质因素。论证的理由同上述对技术的自然属性的论证。技术的精神性表现在如下方面:技术技艺、技能和知识等精神因素。技术是物质和精神之间的中介,是物质变精神、精神变物质的桥梁。技术是追求物质目标的理性程序。技术体现了人对自然的干预。干预自然过程应该是遵从一定的规则和秩序。技术必须建立在人对科学真理的认识之上,受到自然规律的限制。技术不是人的本能活动,而是一种人的理性产物。诸如此类的论述均表明了技术的精神性的一面。

医药技术的物质性和精神性辩证地统一在技术构思、革新的过程中。内镜是一种医疗器械,表现为工具形态。但临床专家在临床知识总结和技术反思之上不断更新内镜的实物形态,以提高上消化道早期肿瘤的诊断和治疗率。机器人手术可帮助外科医生通过操纵机械臂来完成手术过程,但这项革新技术仍处于研发阶段,因为其技术原理和构思不完善,器械笨重、操纵复杂和缺乏触觉反馈系统等缺点需要克服。医药技术的本质不在于使用工具这件事本身,而在于在使用工具之前,设计者就已经将要实践的对象事先做了一种技术构造。也正是这种事先的构造才使得工具的使用是有效的。胎心监护仪的研制就体现了物质性和精神性的统一。助产士用简易的筒状物来听胎儿的心脏跳动,但便捷性和准确性差,工作难度大。如今,胎心记录仪可以让助产士、孕妇均听见胎儿在子宫中的心跳频率,有助于及时发现胎心异常,也可以测量宫缩,显示孕妇的脉搏、血压、血氧和呼吸。

(三)双刃剑效应

埃吕尔认为,社会现实本质上是辩证的,任何技术行动都有正负双重效应,所有技术进步都有其代价,技术社会的自由就是对技术环境的抗争和超越。医药技术正效应表现在如下。第一,医疗技术加强、代替人体器官的某些功能,促进健康、延长寿命、缓解症状。基因增强技术有望通过干预人类自身基因来增强性状和能力,再生医学和干细胞治疗有望克隆出人的器官,人工心脏、人工心脏瓣膜和人工肾更是可以强化甚至取代人体受损器官的功能。第二,医疗技术的普及提高了人群的健康水平,进而促进生产效率、创造更多的物质财富。医药技术产业成为不少国家的支柱产业。第三,医药技术有助于创造更美好更健康的生活。医药技术的正效应也有目共睹。医疗新仪器设备提高了诊疗准确性和诊疗效率,新药和疫苗的研制和大规模生产提高的人群健康。墨家表达了"功"乃为广大平民谋"大功","利"乃为民之"大利"、"公利"的技术思想。

医药技术在生、长、老、病、死等各个环节的正效应是显而易见的。医学影像、超声、核磁共振增加了诊断疾病的能力,有助于查明不明原因的腹痛、心功能的分级、肺部的病理变化。又如,经外周静脉穿刺中心静脉置管(PICC)是利用导管从外周手臂的静脉进行穿刺,导管直达靠近心脏的大静脉,避免化疗药物与手臂静脉的直接接触,加上大静脉的血流速度很快,可以迅速冲稀化疗药物,防止药物对血管的刺激,因此能够有效保护上肢静脉,减少静脉炎的发生,减轻患者的疼痛,提高患者的生命质量。

技术负效应表现在多个方面。第一,现代技术消耗大量的自然资源,造成环境污染和生态破坏。第二,原子弹、生化武器用于战争,导致大量的人员伤亡。第三,新技术的研发和应用对人类社会正统的价值观念造成冲突,引发思想混乱。医药生物技术的负效应也比比皆是,如:滥用抗生素,过度依赖仪器检查,重复检查,大处方。新的诊疗技术的推广应用难免会以某种专业知识技能被遗忘为代价。当产科大夫或助产士熟练掌握安全便捷的剖宫产技术后,千百年来接生婆采用的顺产技术就难以在现代化医院中得到传承。克隆技术用于"复制"人类自身冲击着正常的家庭伦理观念,亵渎了人的生命尊严。

生物医药技术在生、长、老、病、死等各个环节的负效应是显而易见的。医患关系的物化,医患之间缺少了情感交流,看病成本增加。早期是医生直接接触患者,如今技术成为医生与患者接触的中介。医疗技术越发达,医生远离了患者。神志清醒但伴随着呼吸衰竭的患者在使用呼吸机时,因气管被插了管子而不能正常交流,造成身心痛苦。呼吸机维持了生命,但降低了生活质量和生命质量。长期使用呼吸机让人失去语言表达能力,相对而言临终关怀就人性化多了。此外,如果医生对新诊断技术的依赖性高,触诊、叩诊和听诊减少,加重了患者就医负担的同时,医患之间的情感交流减少,医患之间不信任程度增加。

避免医药技术负效应的策略包括如下方面:①处理正确的科学技术观,避免对医药技术的狭隘崇拜,防止进入技术至上论的思想误区;②转变医学模式:生物医学到生物医学社会心理环境模式,倡导积极健康的生活方式;③加强对高风险或存在伦理争议的医药技术的监督管理。

三、医药技术负载人类价值

医药技术是否承载着人类价值呢?一种观点认为,医药技术是价值中立或与价值无关:它只是工具或手段,在政治、文化、伦理上是中立的,无所谓是非、善恶之分。与之相反的观点主张:医药技术是价值负荷的,即:技术不只是一种中性的方法或手段,而是负荷了特定社会中人的价值,包含了是非、善恶的价值判断。折中的观点主张:医药技术的一些方面是价值中立的,另一些方面是价值负荷的;也有人说,医药技术作为知识形态是价值中立的,但作为活动、过程、产品及产品的运用是价值负荷的。

本文从技术要素视角分析介入这一场论争。如上所述,一项医药技术要包括知识、经验和实体等三方面的要素。如果仅仅考察医药技术所包含的知识部分,那是科学或医学认知的范畴。科学揭示自然本身的客观规律,在总体上是价值无涉的。有关人体生理、病理知识是客观的和中性的。但是,研发人员或工程师借助人类已经掌握的各种知识,研制出来各种诊断手段、或者开发出新的治疗方法或疫苗,这些有形的工具、仪器和设备负载着人类的特定意图,要实现具体的预防、诊断和治疗目的。为此,医疗技术负载人类价值的观点更符合逻辑,也有更充分的现实依据。

20世纪60年代以来,核灾难的威胁和全球性问题的日益凸显,"技术价值中立说"受到普遍质疑,技术负荷价值论占了上风。技术负荷价值论坚持技术本身都蕴含着一定的善恶、对错甚至好坏的价值取向。的确,医药技术从设计、研发、推广等全过程都是渗透着价值,医疗技术不是一种纯粹的个性工具,而是一种出现在特定社会文化情景之中的复杂社会活动。医疗技术的应用也像任何其他事情一样,有得必有失。人们需要从其后果所包含的"得"与"失"内容进行比较和权衡。当然,在那些赞同技术负载人类价值观点的人,人们依据的理论基础和提供的论证理由或许也不尽相同。技术现象学者伊代从体现关系和释义关系出发得出技术非中立的观点。

"价值"是客体对主体(人)的意义,以及主体(人)对客体的评价。价值是从人们对待满足自身需要的外界物质的关系中产生的。技术价值是社会主体同技术活动及其成果(作为客体)所具有的属性与功能之间的需求与满足关系。技术价值既存在于技术的内在关系中,又存在于技术与社会的相互关系中。因此,医疗技术的价值可分为"内在价值"和"社会价值"两方面。医疗技术的内在价值指:技术在与主体发生作用的过程中,通过技术设计和发明,技术的自然属性显现出来的价值,例如:B超、CT等影像技术可诊断疾病;放疗、化疗可治疗疾病;输血、人工呼吸可抢救生命。医药技术内在价值是技术文化的核心。医学工程技术人员按照价值标准来评价技术研发中的动机、目的、方法、体系建构、技术评价等方面。医疗技术的社会价值指:医药技术与主体发生相互作用中,开发和生产、技术的应用和普及中,所产生的实际效用。它是由医疗技术的社会属性规定的。医疗技术的社会价值主要是通过人类健康水平的提高和生活质量的改善这两个方面来实现的。

医药技术价值从何而来? 一是来自社会文化情境,医药技术不能摆脱社会文化情境。传统医学有内在的和外在的价值。例如,在中国和越南,"传统医学"主要指草药、针灸和其他一些推拿或按摩疗法。在欧美国家,不同名目的"补充及替代疗法"的很多,包括草药、针灸、顺势疗法、整骨术、脊柱推拿疗法等。传统医学与现代医学是有区别的:一些人类学甚至认为两者是完全不同的世界观或生活世界;也有把两者视为两种竞争的范式,对同样的疾病开出不同的药方。二是来自医药技术本身。医药技术成为一个人和世界之间在实践意义上的沟通和交流的桥梁。不同的感知方式,不同的文化背景,不同的心理取向和心理预期,不同的操作意向,医药技术都会带来不同的世界图景和构造。某些医药技术的正负价值可以分开,如生殖性克隆技术可以用来克隆人,冒犯人类尊严,而治疗性克隆技术可以制造器官,极大缓解器官供求不平衡状况。

四、"医药技术"与"医学科学"的区别

古希腊的"scientia"一词指的是反映客观事物的理性知识,而"techne"包含了"技能"、"技艺"之类的意思。"技艺"一词表达的是一种人后天习得的,且带有实用性技能、技巧和方法。总体而言,古代和近代的科学和技术是彼此独立发展的。18世纪瓦特发明蒸汽机时热力学基本定律尚未被发现。陈昌曙教授从性质与功能、结构和组成、研究过程与方法、实现目标和结果、相邻领域和相关知识、衡量成功的标准、劳动特点、人才素质和成长、发展和进展水平、社会价值和意义等方面论证了科学与技术的区别。

在生命科学领域,DNA双螺旋结构是客观存在的,无论病毒、青蛙、猕猴还是人体自身均存在遗传物质。1953年,沃森和克里克提出了DNA双螺旋结构,揭示了自然生命的奥秘,开启了分子生物学的大门,这是生命科学的范畴。60年代科学家破解了遗传密码,提出了中心法则,催生了70年代的DNA剪接技术,80年代人类社会借助基因转移技术制造出转基因种植物,这是生物技术的范畴。生物技术以生命科学为基础,利用生物物质(器官、组织、细胞、基因等)的特性和功能,设计、构建具有预期性能的新材料、新物质或新品系,以及与工程原理相结合,加工产品或提供服务的综合性技术。

医学既是科学又是技术,它是一种认识生命活动规律,保持和增进健康,预防和治疗疾病,促进人类实现身体、心理和社会适应上全面健康的科学知识体系与实践活动。医学科学以研究疾病为对象,而医药技术以维护和恢复健康为目的。临床医疗技术根据患者的临床表现,从整体出发结合研究疾病的病因、发病机制和病理过程,进而确定诊断,通过治疗和预防以消除疾病、减轻痛苦、恢复健康。医疗技术的主体是那些在医疗服务工作中掌握特殊医疗技能的人,具体包括临床医生、医学影像技师、呼吸治疗师、康复治疗师、听力师、视光师、营养治疗师等。

杜治政在《医学与哲学》上刊登的"论医学技术的主体化"(2011)和"当代医学技术演进若干问题的探讨"(2014)等论文中系统论述中系统论述了医学技术的特质,也讨论了医学技术与医学科学的区

别。本文借助下表来进一步展开论述"医学科学" 和"医学技术"的区别,详见表14-2。

表 14-2 医学科学与医药技术的区别

	医学科学	医药技术
追求目标	以追求真知为目标,属于认识范畴	以去除疾病、增进健康为目标;属于实践范畴
研究对象	以人体细胞、组织、器官或人体生理、病理现象(如:生殖、发育、衰老;感染、发炎、化脓、梗阻)为对象	以构思、研制、应用医疗设备仪器、工具、药物、疫苗开发程序等预先设想的人造物为对象
动力源泉	以揭示生命或疾病的本质和规律为内生动力,追求科学发现的优先权	以预防、诊断、治疗和保健等健康需求为推力,追求发明专利和推广
关注重点	回答"是什么"和"为什么"之类的问题	回答"做什么"、"如何做"、"怎样做的更好"之类的问题
研究方法	通过科学观察、实验获取科学事实,借助逻辑思维和非逻辑思维进行科学抽象,提出、验证或证伪假说	借助逻辑思维和非逻辑思维方法,开展技术构思、设计程序和规则,开展试验
最终结果	对自然界新的现象、规律、知识的发现,是系统化的知识体系,包括:新概念、假说、定律、原理或理论体系	物质化的新产品、新工具、新工艺,包括:治疗疾病的各种药物、仪器、治疗程序、疫苗等
评判标准及方式	主要借助可重复的观察和实验,以及逻辑检验,来考察其真理性、解释的全面性、逻辑自洽性	主要借助医疗实践来检验其有效、可行、可靠、经济、便捷、适宜
学术规范	科学知识的普遍性、公有性、无功利性、有组织的怀疑	在技术研发、应用等各个环节设定技术的及伦理的标准、规则或规范
价值蕴含	作为知识体系,其价值往往是中立的	渗透价值;技术均有双刃剑效应,汲取研发有禁区

医学科学与医药技术有许多相通之处。医学进步需要借助技术手段更新研究设备、技术要借助科学提供理论支持、扩大发明视野、开辟新的技术领域。许多医疗技术就是由医学科学直接演变而成的。人体解剖学和胚胎学等方面的科学发现,哈维的血液循环理论,施莱登和施旺的细胞学说,孟德尔的遗传学说,巴斯德的微生物学,都直接催生了大量医疗技术的诞生。20世纪以来,医疗技术科学化和科学技术化的趋势明显。医药领域的基础研究、应用研究和开发研究之间的关系越来越紧密,转换周期也越来越短。医药技术已模糊了传统意义上的科学与技术的界线,日趋一体化。医学科学为医药技术创新做知识准备,没有重大的医学发现就难以有重大的医药技术发明。医药技术的发展为医学的发展提供了新的课题、研究工具和物化基础,医药技术上的需要进一步成为医学进步的动力。例如,疫苗技术的研制离不开微生物学、免疫学、流行病学、生物化学、分子生物学和遗传学等一

系列医学科学的理论支撑。当今的医学科学和医药技术处于加速的一体化进程中。

第二节 医药技术哲学研究进路

医药技术研发和应用中存在着诸多哲学问题。具体包括:新药研发的机制是什么?技术体系的演进的过程和规律有哪些?转基因作物、嵌合体研究是否违反自然规律?人类为何要禁止克隆人的降生?植入前遗传诊断技术是否意味着人类不恰当地扮演了上帝的角色?医学增强技术是否破坏了人的整体性?仅仅靠呼吸机来维持脆弱的生命存在是否背离了医学创新的初衷?对于这些复杂问题的解析和回答需要包括技术哲学在内的多学科协同攻关,共同应对。假如能够把技术哲学家深邃的思想、方法和观点有机地引入到医药生物技术之中,上述问题或许就有了解答思路。本节引入技术哲学的两种研究进路,简要评介马克思、马尔库塞

和海德格尔等人的观点,为分析医药技术哲学问题提供基本的思维框架。

一、技术哲学的兴起

技术哲学是对技术的哲学观察、分析和反思。从古希腊的柏拉图和亚里士多德,中国古代的墨家和道家,到近代的培根、莱布尼兹均论及技术哲学问题。18世纪狄德罗在《百科全书》的条目中列有"技术",讨论了技术的起源、分类和目的。1822年,德国人奥古斯特·科洛出版了《技术系统》提出"技术系统"的概念,指出技术的组成:材料、工具、劳动(操作)和产品。

1877年德国人卡普出版了《技术哲学纲要》,首次提出了"技术哲学"这一术语,并勾勒了技术哲学的研究范围,即:对技术的哲学反思;对技术的社会价值研究。卡普试图证明:技术是人认识自身躯体结构的一种特殊形式,人无意识地把自己的躯体形式、功能关系以及肢体之间的正常比例套用到自己的手制造出来的产品上。卡普把这一无意识的物化过程称为"器官投影"。卡普提出的"器官投影论"的基本思想是:技术是人性的再现,人类通过技术更好地认识自我。"这样大量的精神创造物突然从手、臂和牙齿中涌现出来。弯曲的手指变成了一只钩子,手的凹陷成为一只碗;人们从刀、矛、桨、铲、耙、犁和锹等,看到了臂、手和手指的各种各样的姿势,很显然,它们适合于打猎、捕鱼,从园艺,以及耕作。"卡普代表了一个在欧洲自启蒙运动以来的技术乐观主义思潮。

19世纪以来,实践问题在西方哲学的地位凸显,时间、语言、自由以及技术受到重视。马克思的许多著作中包含了对大量技术问题的哲学思考与经济学分析。在《1844年经济学-哲学手稿》、《哲学的贫困》(1847年)、《机器、自然力和科学的应用》(1861~1863年)和《资本论》(1867年)等著作中,马克思从哲学、经济学和工艺学的多角度考察和总结了技术发展史,阐述了机器发展的进程和规律,技术本质和发展规律,技术与人、自然、社会互动规律,形成了系统的技术观。马克思从劳动过程和工艺学方面提出了关于"劳动手段的人体器官延长论",劳动过程中工具或机器作为劳动资料被人当作人的活动器官或生产器官,作用于劳动对象,是人的器官延伸。器官和工具之间的关系是技术主体和技术手段之间的关系。马克思的理论体系中包含着技术本质、技术作用、技术异化等方面的技术哲学思想。

"二战"以后,技术与社会成为技术哲学研究的主流。1957年,德国哲学家和人类学家格伦以《技

术时代的灵魂》为题,探讨了工业社会引发的社会心理问题。技术折射着人类社会面临的所有重大问题,无论是技术引发的问题或需要技术来解决问题。70年代,技术哲学家开始系统反思技术的复杂性,代表著作包括:拉普的《分析性技术哲学》(1978年)、罗波尔的《技术系统论》(1979年)、萨克斯的《技术人类学:论人在世界的地位》(1978年)。80年代以来,技术哲学开始关注现代技术带来的生态环境问题。伦克在《技术的社会哲学》(1982年)一书中明确指出:"我们已不能继续忽视技术及其应用科学的紧迫的伦理为题。"伦克把"责任"看作这一新型伦理的核心,当代人还必须为未来人类承担责任。

此外,杜威的实用主义技术论、芒福德的技术文明论、海德格尔的存在技术观、法兰克福学派的批判理论、艾鲁尔的技术系统论、科塔宾斯基的技术行动学、温纳的自主技术论、伊德的实践技术论和费恩伯格的技术批判理论、星野芳郎的技术论等均推动了技术哲学的发展。吴国盛教授在《技术哲学经典读本》(2008年)编者前言,将技术哲学归纳为4种研究传统:社会-政治批判传统、哲学-现象学批判传统、人类学-文化批判传统和工程-分析传统。当今国际技术哲学研究活跃,主题紧扣时代脉搏。例如,成立于1976年的国际技术哲学学会(SPT)的所召开的年会主题有:技术哲学的进展、技术空间、技术与自然、技术与全球社会、技术与设计、技术与安全等、信息时代的技术。

技术哲学研究在中国的发展始于20世纪80年代。1986年德国技术哲学家拉普的论著《技术哲学导论》被翻译为中文。1996年,刘文海在其博士论文之上出版了《技术的政治价值》,系统论述了技术和政治的关系。1999年,东北大学陈昌曙教授的《技术哲学引论》的出版,开创了有中国特色的技术思想体系。在2002年第1期的《自然辩证法研究》上,张华夏和张志林发文《关于技术和技术哲学的对话——也与陈昌曙、远德玉教授商谈》,从语用学角度讨论如何界定技术的方法论问题,分析当代技术哲学中的多种技术定义,指出技术哲学的三个学派:技术工具论学派、技术实体论学派及技术社会批判学派。2004年由东北大学陈凡担任主编了《技术与哲学研究》出版了第一辑,此后成为展示中外技术哲学的一个重要平台。2007年,殷瑞钰、汪应洛和李伯聪等人著的《工程哲学》首次对我国工程哲学研究成果进行了系统总结。2009年,吴国盛出版了专著《技术哲学讲演录》。2009年普通

高等教育"十一五"国家级规划教材《技术哲学导论》出版。我国技术哲学研究主题研究扩展至技术与伦理、技术价值论、技术与工程等顺应技术哲学发展的走向,当代技术哲学工作者认识到其研究对象是技术整体及"技术-人文-社会-自然"综合体,开展交叉学科研究,对现有技术哲学分支领域进行深入发掘,结合21世纪技术发展的总趋势,重点开展信息技术哲学、生物医药技术哲学和环境技术哲学3方面的研究。

二、两种研究进路

应该如何开展技术哲学研究呢?德国人卡普在《技术哲学纲要》中提出了两种研究进路:对技术的哲学反思;对技术的社会价值研究。美国人米切姆在《技术哲学概论》一书中也有类似的表述。日本人三木清在《技术哲学》一书论析了技术的本质及其与工具、程序、方法的关系,阐释了技术与科学、发明与发现的关系以及技术的社会功能、技术所引起的社会性和道德性问题、技术工作者的社会责任等。在我国,到底应该坚持怎样的技术哲学研究纲领呢?陈昌曙和远德玉主张,当代技术哲学研究的中心是技术价值论,而张华夏和张志林主张技术哲学研究的核心是以技术认识论。两派观点以学术争鸣的方式发表在《自然辩证法研究》上,推动了学界对技术哲学基本问题的思考。2007年刘大椿在《教学与研究》发文"关于技术哲学的两个传统"赞同从本质论的角度把技术哲学划分为工程学传统与人文主义传统,但强调技术哲学应多研究一些问题,少贴一些标签。本章结合技术哲学家的基本观点,沿用卡普的技术哲学研究进路。

(一) 偏重于技术的研究进路

这种研究主要从技术内部结构出发,解析技术的概念、原理和方法、认识结构和本质等问题。这种风格进路一般是在"技术(的)"的标签下进行的。如:哈贝马斯的《作为意识形态的技术和哲学》要回答的问题有:什么是技术? 技术的要素及内在联系是什么? 技术知识和科学知识的区分? 技术创新的方法和机制是什么? 技术知识增长的机制是什么? 国家生物医药技术创新体系是如何构建? 这一研究传统有助于揭示技术的概念、方法论程序、知识结构及其表达方式等。在本章的其他部分也会讨论上述偏重技术本身的哲学问题。结合我国技术史的实例分析来体会一下这种研究进路的特点,以求掌握其要领。

中国农业社会的技术发达,早在先秦时期用于生产、生活的技术就初步成形。在技术哲学的视野下,我们可以反思这些对中华文明作出巨大贡献的技术是什么? 其技术要素有哪些? 要素之间是如何互动的? 这些技术是如何传承和发展的? 例如,春秋战国时期的《考工记》中对先秦时期的等工匠技艺进行了系统整理,形成了木工、金工、皮革、染色、刮磨、陶瓷等6大类30个工种,提出一套指导实践的工艺规范。春秋战国的手工业传承了已有的操作工艺,又有创新。工艺更加精细,生产技术更加丰富。学术思想百家争鸣,渗透了对技术的哲学思考。对生产经验和技术思想进行总结。技术内容既具有实践性,又富有"理想性",在《考工记》中既体现了技术的传承与创新,又体现了科学和技术之间朴素的结合。这些工艺规范包含了数学、地理学、力学、声学、建筑学等方面的知识和生产经验总结,但并非建立在科学原理之上。

医药技术既体现了人对生命的自然规律的遵从,又创造性制造出一系列的工具手段,提出一系列的规则、规范来有目的地干预自然进程。在重大医药技术的诞生和成长过程中,哲学思维起关键作用。剖析中医药技术与阴阳五行说之间的辩证关系,有助于体会朴素的技术哲学思想。阴阳学说主张对立双方互相依存、消长和转化。《系辞》"一阴一阳之谓道"《庄子》有"阴阳,气之大者也"。五行学说将事物属性的五行归类,及生克规律。《尚书·洪范》:"木生火、火生土、土生金、金生水、水生木","水胜火、火胜金、金胜木、木胜土、土胜水"。阴阳五行说对中医药的脏象学说影响深远。人体以脏腑、经络、气血津液等物质基础。从人体的变化规律,用取象比类的方法,来分析、研究、解释人体的生理活动和病变及人体内外关系,指导临床辨证与治疗。人体各脏腑、组织、器官的生理功能、病理变化及相互联系。以五脏为中心,通过经络沟通,配合六腑,联系皮、肉、筋、骨、脉及目、舌、口、鼻、耳,人体内各脏腑、组织、器官构成一个有机整体。

(二) 偏重于人文的研究传统

这种研究进路关注的是:从技术和社会、历史、文化的互动入手,讨论技术的社会、文化、伦理等方面的意义和价值,以及技术与伦理、政治、宗教间的关系等。人文主义技术哲学以海德格尔、埃吕尔、法兰克福学派为主要代表。这一学派的代表反技术居多。这种风格一般是在"技术与……"标签下进行的,如《技术与文明》、《人与技术》等。它要回答的问题有:影响技术创新的社会文化因素有哪些？技术的扩散机制是什么？技术引发的负效应的表现及其根源是什么？技术进步和伦理规范的互动关系是什么？技术是价值中立的吗？技术人员的社会责任是什么？

马克思考察了当时科学技术发展和产业革命的历史，明确提出了"生产力中也包括科学"的著名论断。每一项科学发明，都成了技术新的发明或生产方法的新的改进的基础。马克思在未发表的著作《关于技术的笔记》（1861～1863 年）中分析了技术的生产力和经济价值，并指出了技术对社会变革的革命性意义。马克思和恩格斯曾多次阐明了技术对社会历史发展有决定性意义的观点。这种有决定性意义的作用又是社会对技术发展的制约相互依存的。马克思观察到：技术与社会、文化之间客观上是一种互动的关系。因此，马克思主义的技术观可以理解为一种受社会制约的技术决定论。

医疗技术本身也带有很强的人文特性。医疗技术作为人类认识、干预或改造生命并与疾病抗争过程中形成了的一笔精神财富，是人类种族繁衍、健康发展的强大动力。医疗技术的研发和推广邪勇促进了人类健康水平的提高，是人们相信医学，破除迷信，远离不健康生活方式的精神武器。医药技术革新和推广应用也为提高医务人员的操作技能，弘扬专业精神，转变思维方式，确立新观念的注入强大的动力源泉。

三、医药技术的社会批判

法兰克福学派的代表人物霍克海默在《理性的丧失》（1947 年）中提出，技术手段在日益完善的同时，丧失了客观理性的目标。马尔库塞在《单向度的人》（1964 年）中指出技术已使社会生活全方位异化，技术理性使社会、人、思想都成为一切服从于技术的单向度的状态；哈贝马斯在《作为意识形态的技术和哲学》（1968 年）中提出技术因素被错误地利用来维护客观上过时的权力结构，剥夺了人的某些基本权利。

马尔库塞构造了独树一帜的人本主义社会批判理论体系，尤其对技术理性带给人的异化问题给予了尖锐的批判。他敏锐地观察到：发达的工业社会，批判意识已消失殆尽，个人已丧失了合理地批判社会现实的能力。由于技术的单向度，束缚了人向思想、政治、文化等领域的多向度发，形成了由技术统治的存在诸多悖论的单向度社会。单向度社会能给人带来物质的繁荣和经济的发展，但不能解决存在的意义与价值问题。人的解放就是要打破

技术理性对爱欲的束缚，为此，他提出了运用"新技术"来解决单向度技术带给人的异化问题。面对资本主义社会强有力的全面统治，马尔库塞找不到可以推翻资本主义社会的动力和目标，走向悲观。

马尔库塞的观点对当代的医药生物技术研发和应用有何启发呢？马尔库塞深刻地指出：技术具有先验的控制本质，技术对人的异化过程；控制、操纵、支配，是技术的本质规定性；事物一旦被纳入技术的逻辑，就成为被规定、被操作的存在物，要按照实现确定的理性程序和方法运行。那么，医疗界对医疗高新技术丧失批判意识？大医院购进大型进口仪器、扩大规模，CT 的占有率已超过发达国家，在职业道德、敬业精神、社区医疗、常见病及慢性病防治等方面差距拉大。国家每年要支出上百亿外汇求购西方治疗心血管的各种仪器设备，名目繁多、价格不菲的调血脂、降血压、降血糖、扩血管等进口药充斥医院药房。"有机事者必有机心"。对于现代技术的过度依赖，将引导我们进入一个单一意义的世界。医疗界对医疗高新技术的倾向。面对汹涌而来的医疗高新技术，医疗界不应丧失批判意识，有时"有所不为"也是一种明智的选择，适宜、简便、廉价永远是技术追求的基本目标。

马尔库塞、埃吕尔、格伦和多数的技术悲观论者往往夸大技术的内在连续性和继承性，认为技术是自主的，技术有一种内在的逻辑性，技术的发展不依赖于外部因素，并作为一种驱动社会变革的力量，决定和支配着人的思维和社会状况。埃吕尔指出，技术已经成为一个系统，执行自主功能，按自身的逻辑和目标发展，成了类似于政治的某种力量。辩证地看，技术的发展是一个内外因相结合的过程。但是，人们也要防止如同马尔库塞这样的技术批判理论家的一些激进的理论倾向：不要把医药技术神秘化而忽视其客观内容；医药技术不是全部社会逻辑，只是生产力系统的一个构成要素；医药技术逻辑并不能支配社会经济、政治、文化领域运行的唯一规则。

第三节　医药技术风险及规避

基于医疗技术的负效应，人们不禁会想到是否应该为技术研发设定禁区？人类社会如何应对医药技术引发的社会、伦理和法律问题？医药技术发现及规避问题就成为一个重要的技术哲学研究命题。

一、限定医药技术创新的社会因素

1912年，创新理论的奠基人熊彼特把技术过程划分为发明、创新、推广和选择等4个阶段。他给"创新"下的定义是：建立一种新的生产函数，即实现生产要素的一种新的组合。技术创新包括：创新概念、制度创新与技术创新、技术创新中的组织和管理、技术创新中的行动环境和信息过程，到知识与人力资本之间的关系。技术创新分为如下几个阶段：①根据社会需求和科技自身发展需求，发现和提出技术问题；②确定技术研究项目，提出和发现技术问题，进行预先的综合评价，确定研究开发的项目；③设定技术目的，为以后技术创新活动提供方向；④技术原理的构思；⑤技术方案设计和评价；⑥技术研制和技术试验阶段。

形象地说，一项医药技术的生命周期包括4个阶段：①研发阶段：技术构思、雏形，研发投入没有回报、失败率高；②成长阶段：技术基本成形，在市场上逐步达到A点，技术的市场渗透度依赖创新的速度与市场对此新技术的需求；③成熟阶段：回报高且稳定，在市场上逐渐达到饱和，衰退阶段：被新技术取代、或因自身缺陷明显，退出市场。从技术史看，蒸汽机技术、计算机技术、医药生物技术均有其生命周期。

医药技术创新分3类：①基础性、共性或关键性技术的发明及其应用的原始性技术创新。它具有明显的新颖性、创新性和广阔的应用前景。②集成性技术创新是通过综合和集成现有的技术成果，经过构思，设计和研制，开发出具有特定功能的新产品、新工艺。③转移性技术创新是借鉴移植其他学科的技术，通过消化吸收，实现再创新。这实际上是一种跨国家、跨地区或跨学科、跨领域的技术性转移。如何修复与重建受损器官仍是生物医学面临的一项难题。干细胞和组织工程技术是一种基础性的创新，具体体现在：使受损的组织器官获得再生，或在体外复制出所需要的组织或器官进行替代性治疗。

国家医药创新体系是指：在一个经济体中，由支持医学科学及医药技术进步进程相关人员、政策和机构构成的复杂网络系统。狭义上，它包括直接参与到研究和开发活动的组织机构，如：大学和实验室。广义上，它包括所有影响到学习、研究和开发活动的经济的、政治的和社会机构的总称，包括：国家的医学科研资助系统、科技创新型的民营企业，等等。当前我国高层次医药创新人才少、研究人才多，开发人才少，单打独斗多，团队合作少；专业间的综合协调能力和合作意识弱。在创建医药技术体系时，要探讨技术创新、普及和推广中所面临的各种障碍因素，包括医疗体制、社会偏见、技术局限性等等。

应用医药技术创新和应用的因素有：社会稳定程度、政策和体制、资金、人才队伍、创新思想、市场需求和当下社会经济、科技发展水平。此外，不同的利益相关者的诉求、影响力等也影响着医药技术创新活动的开展。具体讲，限制医药技术创新的因素有如下方面。第一，相关科学原理的成熟度。只有对人类功能基因组的结构和功能有深刻的认识之后，并充分了解基因调控机制和疾病的分子机制，才有可能在基因治疗、基因检测、基因疫苗等方面取得突破。第二，技术的新颖性、可操作性、性价比或局限性。第三，技术研发与伦理规范之间的张力。第四，科技体制及创新氛围。研发资金问题。第五，社会需求量及市场竞争程度。

二、医药技术风险及其规避

风险（risk）是一个不良事件（伤害、疾病或死亡）的概率乘以该事件的后果（死亡数字、疾病类型和严重程度）。1954年法国将二碘二乙基锡用于治疗疮疖与炎症患者，造成神经毒与中毒性脑炎及失明者270人，110人死亡。1959年，美国推出血脂新药三苯乙醇，数万人服用后，不但发生脱发等毒副反应，且1000余人患白内障。

估算医药技术风险的公式：

$$Risk = \sum_{i=1}^{n} x_i f_i$$

- i　i^{th}第 i 种风险（伤害）
- f_i　致病几率的大小
- x_i　风险（伤害）的程度

"风险"本身不等于"危险"（danger）或"灾难"（disaster），而是一种危险和灾难的可能性。不确定性是一种特定的情形，即：当缺乏充分的评价一种确切、具体结果的可能性时的情形。在缺乏公开、透明和责任心的政策环境下，这些不确定的技术风险可能被忽视，被低估、被高估或被有意回避。20世纪50年代，DDT被极力推广。《寂静的春天》用难忘的语言让人们关注农药和杀虫剂的危害。"全世界有史以来第一次，所有人都受到危险化学物质的威胁，从出生到死亡。""很可能在未出生婴儿的体内也含有这些物质"国际环保运动，1972年DDT被禁用。但2001年以来，穷国把DDT作为防治疟疾的措施。没有显著证据表明DDT使得癌症患者数量剧增，或对人体产生其他不良反应。

对可能性和结果的认知程度，医药技术风险可分为4种类型：第一，可能性风险（probabilistic risk），即：可能性和结果均被合理地理解和界定。第二，模糊性（ambiguity），即：可能性被较好地理解，但人们对技术后果及其不良影响方面的知识有限，不同的社会团体会对技术后果进行优先性考虑和权重，由此加重了政策选择的模糊性；第三，不确定性（uncertainty），即：后果被很好的理解，但各种后果发生的可能性未知，原因可能是缺乏经验数据和证据或相关理论模型的缺陷（如：与全球气候变化相关的理论不足）；第四，无知（ignorance），即：对技术后果可能性及其政策选择的影响缺乏基本的认知。

医药技术风险不是孤立的，它的影响将波及全社会。现代传媒高度发达，因风险和灾难所导致的恐惧感和不信任感，会快速地在全社会传播，引发社会公众的广泛议论和不安。社会公众会对技术风险做出估计自己的估计，有时对通常不必担心的事件（如：乘坐飞机）产生恐惧，而对本应警惕的生活事件（如：抽烟、缺乏锻炼）掉以轻心。医药技术风险既是一种客观的伤害或威胁，又是文化和社会体验的结果。由此导致了风险的社会放大或缩小。风险的社会放大是指：有些风险事件所造成的次级影响远远超出事件最初的影响。针对一个技术风险事件，估计风险事件被放大的可能性和负面影响，构建一个有广泛基础的公正公开的参与程序，寻求个体的和社会的共识，提供多重选择方案，尽可能避免技术风险的社会放大效应。

医药技术风险是可以规避的，而"风险—受益"分析为防范风险提供了重要的方法论基础。它要求首先精确计算各种行动方案的后果；克服替代方案的高外部性，估算开销大小和谁承担成本；重视科学，依赖专家决策；纠正专家和大众对风险认识的偏颇。专家和外行是视角不同，对风险的认知、态度、判断和行为等方面存在较大差异，有时甚至意见相左。专家在构建知识时遵循的是科学规则。社会公众凭借生活经验也对风险有基本的评估。专家的意见有时不被风险承担者所接受，外行人的风险知识有时是有效的。英国于2003～2004年组织了一场围绕"转基因国家"的大讨论，目的是要社会公众参与协商是否引入转基因技术，是否对转基因作物发放许可证。政府决策者和监管部门难以决定何种水平的风险为可接受。技术风险-受益分析的宗旨是追求可控性、安全、技术体系的可靠性

和进步，以及最终将风险较小到可接受的水平。对于那些因果关系清晰，预期伤害、损失或破坏可测量，原因和结果可以控制和分离的风险来说，理性的客观计算方法很适用。

三、医药技术风险分析二则

现代医药技术改变了人们的提问方式，从"我们能做到吗？"到"我们应该做吗？"我们应该增强自身的性状和能力吗？你是否希望通过改变基因来提高婴儿的身高吗？产前遗传诊断的必要性，是否在人为操纵生命？是否为了医学目的，而选择性流产？干细胞治疗是研究或临床试验？他做了风险-受益的评价了吗？在这个案例中风险-受益比合适吗？存在着利益冲突吗？什么因素影响着他对患者的合适判断？

（一）辅助生殖技术

生殖技术包括两方面：控制生育技术和辅助生殖技术；前者将性从生殖分离开，而后者将生殖从性分离开。辅助生殖技术主要包括：人工授精、体外受精、胚胎移植、卵、精子和胚胎的冷冻保存、配子输卵管移植、代理母亲、单精子卵胞浆内显微注射、植入前遗传学诊断助孕、无性生殖或人的生殖性克隆等。辅助生殖技术主要解决不育问题，有时也用于防止出生缺陷。全世界10％的夫妇不育症，单纯药物疗效有限。

辅助生殖技术有正效应，也有负效应。或者说，它在临床应用中存在一定的风险。辅助生殖的成功率较低。其次配子短缺，超排卵对女性的健康有损害。多胎妊娠导致婴儿早产、低体重、死亡率和发病率增高，孕妇妊娠和分娩并发症增高，妇女心理社会负担加重。这些辅助生殖带来的技术风险早在1978年罗伯特·爱德华兹仍借助体外受精技术催生世界上首例试管婴儿前后就在西方社会引发了广泛议论。截至2010年全球约有500万试管婴儿诞生。人们普遍担心这些试管婴儿的先天性异常的比例是否比普通婴儿大。正是主要基于对试管婴儿技术风险的普遍担忧，2010年爱德华兹才有幸获得诺贝尔生理学和医学奖，距离他划时代的技术创新已经过去了整整32年，要知道同年获得物理学奖颁的海姆和诺沃肖洛夫的获奖理由是：二人于2004年制成石墨烯材料是世界上最薄的材料。

2003年发表在国际著名的学术刊物JAMA上的一项研究成果佐证了对辅助生殖技术引发的技术风险进行了定量研究，打消了人们的不少疑虑。

来自英国、瑞典和美国的研究者通过瑞典全国健康登记档,分析了 1982～2007 年间出生的 3 万多人属于试管婴儿,占总数的 1.2%;近 7000 人患有自闭症,其中 100 多人为试管婴儿;约 1.6 万人患有智力障碍,其中 180 人为试管婴儿。与自然受孕出生的婴儿相比,单胞胎试管婴儿并不会增加自闭症的风险,但出现智力障碍的风险约有 18% 的小幅增加。卵浆内单精子显微注射技术出生的儿童出现智力障碍的风险会上升 51%。可见,传统的体外受精技术更安全。研究只是为家长与医院提供了有关体外受精技术风险的必要信息,以供他们作出最好的选择。当人类行动可导致道德上不可接受的伤害,这种伤害在科学上是合理的,但又是不确定的,就应该采取行动来避免或减少这种伤害。对人的生命或健康或环境造成严重和不可逆的伤害在道德上不可接受的。在伤害发生前采取的行动或干预是谋求避免或减少伤害。

辅助生殖技术还存在道德风险。试管婴儿是否意味着人在扮演上帝? 精子或卵子是否可以商品化? 如何保护捐卵者和捐精者的个人隐私? 那些提供精子或卵的人,有资格称为孩子的"父亲"或"母亲"吗? 依靠第三方的遗传物质生出的孩子,是否应该知道真相? 在临床上,辅助生殖专家要熟练掌握"风险-受益"分析工具,遵循知情同意原则,向不育者如实、详细说明受益与风险,让其自主、自愿选择,尽量避免对孩子和家庭的伤害,不加重他们的经济负担。

(二) 合成生命技术

2002 年 Wimmer 宣布用 DNA 片断化学合成有感染活力的脊髓灰质炎病毒,开辟了从寡核苷酸化学合成具有感染活性病毒的先例。2004 年美国的《技术评论》杂志将合成生物学评为改变世界的十大新技术之一。2005 年加拿大、美国和日本的科学家人工合成了流感病毒。2008 年文特尔研究团队首次用化学法合成并装配了简单微生物的基因组。2010 年文特尔及其团队在 Science 杂志上发表论文称合成了可自我复制的细胞,"辛西娅"(Synthia)。这意味着人类设计、合成、装配及移植合成基因组将成为可能。合成生命引发的技术风险问题有:现有的评估和监管手段能否应付合成微生物释放到环境时引发的生物安全和生物防护问题? 合成生命能否申请专利及其伦理辩护?

合成生命技术的潜在风险包括两类:生物安全(biosafety)和生物防护(biosecurity)。生物安全主要是指:合成有机体与环境或其他生物互动而引发对人类或其他动物的健康和生态环境的风险。合成微生物如果从实验室释放到本来就脆弱的生态系统时,引起基因水平转移,对人类生存的环境潜在的破坏。生物防护是指:因人为误用或滥用合成生物学成果而在公共安全和国家安全等方面引发的风险或伤害。若恐怖主义分子也有能力制造出这种致命的合成病毒(如:合成天花病毒),就有可能制造颇具杀伤力的生物恐怖袭击。有人主张诸如那些抗鼠疫的基因工程疫苗或人工合成小儿麻痹病毒的研究成果不应公开发表。的确,在互联网时代,任何人可以在因特网上进入公共的 DNA 数据库,免费下载 DNA 设计软件,订购合成的 DNA。公共 DNA 数据库应禁止或限制那些指向生物武器的合成生物学信息公之于众,与致病微生物或严重危险性的合成生物学产品应严格限制。鉴于合成生命技术的具有显著的双重使用的特点,既要强调科学家的自律,又要加强外部监管和公众监督,构建一个综合性的治理机制。另外,合成生命的生物防护策略也可借鉴各国政府和国际组织在防止恐怖分子获得生化的、辐射和核材料等方面的成功做法。

合成生命技术也存在道德风险。它是否挑战了传统上的生命观念? 合成生命能否得到伦理上的辩护? 在不同的理论语境下,人们对"生命"概念的诠释不同。生命是自生、自成、自在的,那么合成生命会不会破坏关于生命属性的信念呢? 合成生物学、转基因种植物技术将可能打破"生命"与"非生命"、"自然"和"人工"、"进化"和"设计"之间的天然界限,在技术上做到"无中生有、创造生命",势必会对传统"生命"含义、本质、价值和意义等观念构成巨大冲击。一种观点认为,科学家不应该"扮演上帝的角色"。美国天主教会就警告说:生命是唯一的,科学家不应冒犯生命的尊严,人类没有权利制造新的生命形态。第二种观点认为,创造出自然界没有的新生命是"不自然"的行径,在道德上得不到辩护。假如合成的有机体逸出到大自然中,形成了一种强大的破坏力,造成生态系统的不稳定,对自然物种构成实质性威胁,则这种"不自然"的合成生命在伦理上是不可接受的。不过,"不自然"论证不必然得出合成生命得不到伦理辩护的结论。

在全球多元文化背景下,对合成生命的不同态度,反映了不同的宗教、习俗和文化。我们既要坚持理性态度,在相关哲学-伦理问题充分探讨基础上做出妥善决策;也要在不同文化代表之间加强协商与沟通,获得更大的社会支持。因此,我们的观点是:人类社会要慎重对待合成生物学研究和应用,但不应对合成生命下道德禁令。人类社会要以一种开放包容的心态对待新鲜事物。同时,也应该看到:贬低自然生命固有的价值,丧失对自然生命的敬畏感,乃全球生态环境灾难和环境危机的哲学根源之一。因此,人类应当慎重对待人工生命。开展合成生命的环境和健康风险评估,也要进行道德风险评估。

(张新庆)

思 考 题

1. 以一项具体的医药技术为例,剖析其要素构成及演变。

2. 结合具体事例讨论医学科学和医药技术的区别?

3. 试辨析一些医药技术哲学的两种研究进路的区别。

4. 试剖析一项具体的医药生物技术的风险及规避方法?

延伸阅读书目

1. 自然辩证法百科全书编委会. 自然辩证法百科全书. 北京:中国大百科全书出版社,1994.
2. 陈昌曙. 技术哲学引论. 北京:科学出版社,1999.
3. 马克思. 机器、自然力和科学的应用. 北京:人民出版社,1979.
4. 李文潮,刘则渊. 德国技术哲学研究. 沈阳:辽宁人民出版社,2004.